U0198342

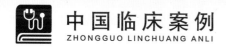

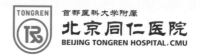

临床实践与教学丛书

总主编 金子兵

神经眼科病例精解

主 编 姜利斌 陈春丽

上海科学技术文献出版社
Shanghai Scientific and Technological Literature Press

图书在版编目（CIP）数据

　　神经眼科病例精解 / 姜利斌，陈春丽主编 . -- 上海：
上海科学技术文献出版社，2024
　　（中国临床案例）
　　ISBN 978-7-5439-9029-6

　　Ⅰ . ①神… Ⅱ . ①姜… ②陈… Ⅲ . ①神经眼科学—
病案—分析 Ⅳ . ① R774

　　中国国家版本馆 CIP 数据核字（2024）第 062317 号

策划编辑：张　　树
责任编辑：应丽春
封面设计：李　　楠

神经眼科病例精解

SHENJING YANKE BINGLI JINGJIE

主　　编：姜利斌　　陈春丽
出版发行：上海科学技术文献出版社
地　　址：上海市淮海中路 1329 号 4 楼
邮政编码：200031
经　　销：全国新华书店
印　　刷：河北朗祥印刷有限公司
开　　本：787mm×1092mm　　1/16
印　　张：17.5
版　　次：2024 年 4 月第 1 版　　2024 年 4 月第 1 次印刷
书　　号：ISBN 978-7-5439-9029-6
定　　价：228.00 元

http://www.sstlp.com

《神经眼科病例精解》
编委会

总主编

金子兵　首都医科大学附属北京同仁医院眼科

主　编

姜利斌　首都医科大学附属北京同仁医院眼科
陈春丽　首都医科大学附属北京同仁医院眼科

副主编

江汉秋　首都医科大学附属北京同仁医院神经内科
傅　涛　首都医科大学附属北京同仁医院眼科

编　委
（按姓氏拼音排序）

常　笛　首都医科大学附属北京同仁医院眼科
陈　菲　滕州市中心人民医院眼科
陈　玥　北京市普仁医院眼科
程璐瑶　首都医科大学附属北京同仁医院眼科
崔世磊　首都医科大学附属北京同仁医院神经内科
郭思彤　首都医科大学附属北京友谊医院眼科
金　淼　首都医科大学附属北京同仁医院眼科
刘　祎　应急总医院眼科
刘洪娟　首都医科大学附属北京同仁医院眼科
刘志瀚　首都医科大学附属北京同仁医院眼科
彭静婷　首都医科大学附属北京同仁医院神经内科

邵永慧　首都医科大学附属北京同仁医院眼科

王奎吉　首都医科大学附属北京同仁医院耳鼻咽喉头颈外科

杨本涛　首都医科大学附属北京同仁医院放射科

张　婧　北京市普仁医院眼科

张露尹　首都医科大学附属北京同仁医院眼科

赵　蕊　中国人民解放军总医院第六医学中心神经内科

学术秘书

金　淼　首都医科大学附属北京同仁医院眼科

■ 主编简介

姜利斌，医学博士，主任医师，教授，博士研究生导师。北京市亦麒麟新创工程领军人才，北京市卫生系统高层次卫生技术人才，北京市科技新星，北京市东城区优秀人才，美国*UCHealth Eye Center，University of Colorado*访问学者，北美神经眼科学会(NANOS)国际会员。现任中华医学会眼科学分会神经眼科学组副组长，中国医师协会眼科医师分会神经眼科专业委员会副主任委员，中国研究型医院学会神经眼科专业委员会副主任委员，海峡两岸医药卫生交流协会眼科学专业委员会视神经炎学组副组长，中国罕见病联盟/北京罕见病诊疗与保障学会眼科分会常务委员。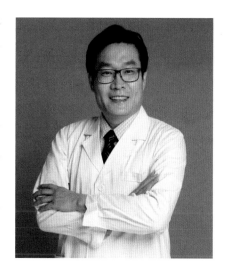

从事眼科临床一线工作20余年，敬业、勤奋、严谨，用精湛的技术使无数患者重见光明，赢得了患者和同行的高度赞誉。多年来致力于视神经疾病防治的基础和临床研究，尤其是视神经炎的诊治在神经眼科疾病领域颇有建树。时刻关注与学习国内外最新的研究进展，其高超的诊治水平在业内具有较大的影响力。

主持或共同主持国家级项目4项，省部级课题8项。以主要参与人身份曾获"中华医学科技奖"一等奖，"高等学校科学研究优秀成果自然科学类"二等奖，国家级发明专利1项，出版著作8部。

临床研究领域：神经眼科学，眼眶病学。

基础研究方向：视神经功能保护及检测。

■ 主编简介

陈春丽，医学博士，副主任医师，北京同仁医院博士后。主要研究领域为眼底病、葡萄膜炎、神经眼科。海峡两岸医药卫生交流协会眼科专业委员会小儿视网膜学组委员。《国际眼科杂志》《眼科杂志》审稿人。获北京同仁医院"突出贡献奖"、北京同仁医院青年临床医疗技术骨干"同仁飞跃"奖等荣誉称号。以第一作者或通讯作者身份在国内外学术期刊发表文章60余篇，其中在*JAMA Ophthalmology*、*Retina*、*Ocular Immunology and Inflammation*等杂志发表SCI文章22篇。主持国家青年科学基金项目、北京市博士后基金项目等5项基金；主要参与国家科学基金面上项目1项（第二位）。

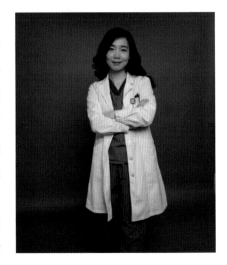

■ 前言

　　神经眼科是一门交叉学科，涉及眼科、神经内科、神经外科、耳鼻喉科、内分泌科和医学影像等多个学科。按照涉及的解剖结构和生理功能，神经眼科疾病主要分为视觉传入系统疾病和视觉传出系统疾病两大类。神经眼科疾病的诊治要求建立病变定位、定性和定因三者结合的诊断思维方式，并在相关学科协作下为患者制订最终的治疗方案，必要时应向相应科室转诊，这体现了神经眼科作为交叉学科的本质特点。因此，神经眼科疾病与其他眼病的诊治存在差异，临床医生不仅要关注患者的眼部表现，更要关注其他系统的异常。

　　首都医科大学附属北京同仁医院眼科是教育部国家重点学科，拥有国际上最先进的眼科诊疗设备和技术，日门急诊接诊量可达上万人次。我们团队在神经眼科临床工作中积累了丰富的诊疗经验，对一些疾病提出了新的治疗理念。以此为基础，本书采用临床病例报道的形式，从病历摘要、疾病介绍、病例点评、延伸阅读四个方面，对临床病例进行详细介绍。本书共收集神经眼科典型病例32例，包括影响视觉传入系统的视神经炎性病变、原发及继发性视神经肿瘤、遗传性视神经疾病、误诊为视神经疾病的其他眼部疾病，以及影响视觉传出系统的肌肉源性病变、肌肉—神经接头源性病变、周围神经源性病变和中枢神经源性病变。

　　本书内容均为主编所在团队原创，依据的原始资料均由团队在日常临床工作中所收集和整理。每个病例均配有高质量图片，以辅助相关临床知识和治疗理念的有效表达。每个病例后都有延伸阅读内容，读者可以此了解相应疾病在国际上的治疗技术与趋势。为了提高病例报道的科学性和严谨性，每个病例都附上相应的参考文献。希望本书能够加深临床医生对神经眼科疾病的认识，为神经眼科临床诊疗思维的建立及临床诊疗水平的提高奠定必要的基础。

　　感谢上海科学技术文献出版社诸位编辑及时、高效地完成书稿的编辑工作。由于编者水平有限，文中不足之处在所难免，希望广大读者海涵并不吝指正。

姜利斌　　陈春丽

首都医科大学附属北京同仁医院

2023年10月

■ 目录

第一章　视觉传入系统疾病

第二章　视觉传出系统疾病

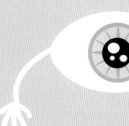

PART 01

第一章

视觉传入系统疾病

第一节　视神经炎性病变

病例1　AQP4抗体阳性视神经脊髓炎相关性视神经炎

一、病历摘要

（一）病例1

1. 基本信息

（1）患者女性，61岁。

（2）主诉：左眼球突发转动痛伴视物模糊10天，加重1天。

（3）现病史：10天前无明显诱因出现左眼眶周疼痛伴视物模糊，于当地医院诊断为"左眼视神经炎"，予注射用甲泼尼龙琥珀酸钠1000mg/d，共3天冲击治疗，继而改为口服甲泼尼龙60mg/d，自觉效果不佳。1天前左眼视物模糊再次加重，视力很快降至无光感。

（4）既往史：2016年曾发作右眼视神经周围炎，予激素冲击并口服减量治疗后右眼视力恢复至1.0。同年髋关节MRI发现双侧股骨头缺血性坏死。否认其他慢性病史及手术、外伤史，否认遗传、家族性疾病史。

2. 专科检查　①视力：右眼0.5，矫正0.8；左眼无光感。②眼压：双眼14mmHg。③左眼瞳孔RAPD（+），余前节未见明显异常。④眼底：右眼视盘色略淡，边界尚清，杯盘比（C/D）稍大，视网膜及黄斑未见明显异常；左眼视盘充血水肿，边界欠清，杯盘比（C/D）0.3，视网膜及黄斑未见明显异常（病例1图1）。

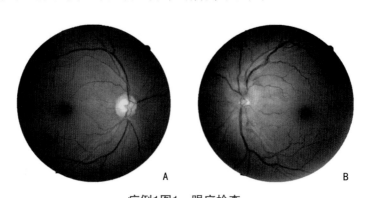

病例1图1　眼底检查

A. 右眼视盘色略淡，边界尚清；B. 左眼视盘充血水肿

3．辅助检查

（1）OCT检查：右眼视网膜神经纤维层厚度及右眼神经节细胞厚度变薄。视野示右眼周边环形视野缺损，VFI 71%，MD −13.48dB，左眼视野近完全缺失（病例1图2）。

（2）影像学检查：①颅脑MRI：左侧视神经增粗，右侧视神经萎缩变细，少许脑缺血灶。②脊髓MRI显示形态及信号未见异常。

（3）化验检查：血尿常规、生化检查及感染四项（乙肝、丙肝、梅毒、艾滋病）均阴性。血沉及ANA、ENA等自身免疫相关抗体未见异常。血清抗AQP4-IgG阳性（1：32），抗MBP及抗MOG抗体阴性。

（4）腰椎穿刺：脑脊液常规及生化显示单个核细胞80%降低，多个核细胞20%升高，24小时IgG鞘内合成率及寡克隆区带均阴性。

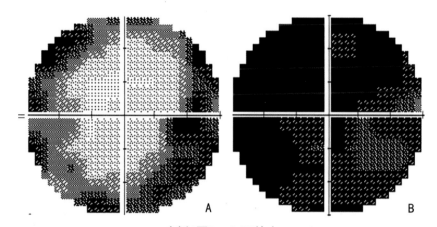

病例1图2　OCT检查

A．右眼周边环形缺损；B．左眼视野近全缺失

4．最终诊断

（1）双眼视神经脊髓炎相关性视神经炎（AQP4抗体阳性）

（2）视神经脊髓炎谱系病

（3）右眼视神经萎缩

（4）双侧股骨头缺血性坏死

5．诊疗经过　请风湿免疫科会诊，治疗方案调整为：激素序贯减量，加免疫抑制剂环磷酰胺（400mg，每周一次静脉滴注），同时使用生物制剂托珠单抗注射（640mg，每月1次静脉滴注）。骨化三醇（0.25μg口服，每日2次）治疗骨质疏松、磺胺甲噁唑（0.5g口服，每日2次）预防感染，联合甲钴胺片（0.5g口服，每日3次）等神经营养剂、钾剂（氯化钾缓释片0.5g口服，每日2次）、钙剂、保护胃黏膜（法莫替丁20mg口服，每日2次）等药物治疗，左眼视力由无光感恢复至0.01。

（二）病例2

1．基本信息

（1）患者女性，75岁。

（2）主诉：感冒发热后突发双眼视物不见伴色觉异常6天。

（3）现病史：患者于6天前感冒发热后（体温最高37.5℃）突发双眼视物不清伴视物呈黑白色，不伴明显眼红、眼球转动痛、头痛、呕吐等不适，外院误诊为"缺血性视神经病变"，给予活血化瘀、营养神经治疗（具体不详），效果不佳。

（4）既往史：否认眼病史，否认糖尿病、心脑血管等慢性病病史；10年前双侧泪道阻塞，曾行泪囊炎手术治疗。否认外伤史，否认药物过敏及家族遗传病史。

2．专科检查　①视力：右眼0.02，矫正0.03；左眼眼前指数（矫正不提高）。②眼压：右眼12.0mmHg，左眼14.0mmHg。③双眼眼睑及眼位大致正常；双眼晶状体混浊，余前节未见明显异常。④眼底：双眼视盘色可边界清，视网膜动脉细；左眼黄斑区色素紊乱，右眼黄斑区未见明显异常（病例1图3）。

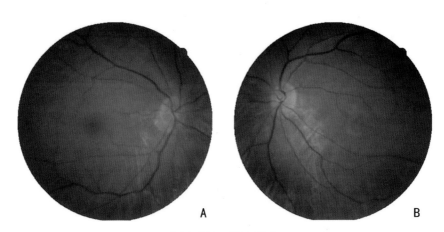

病例1图3　眼底检查

A. 右眼，B. 左眼

3．辅助检查　完善视野检查、扫频光学相干断层扫描（SS-OCT）、血流OCT（OCTA）、眼眶MRI检查。

（1）Humphrey视野检查：双眼视野近完全缺失。

（2）SS-OCT及血流OCT：双眼视盘水肿不明显；右眼黄斑区视网膜结构尚完整，左眼黄斑区视网膜变薄，椭圆体带缺失，RPE呈双层征，OCTA可见眼底脉络膜新生血管（CNV）（病例1图4）。

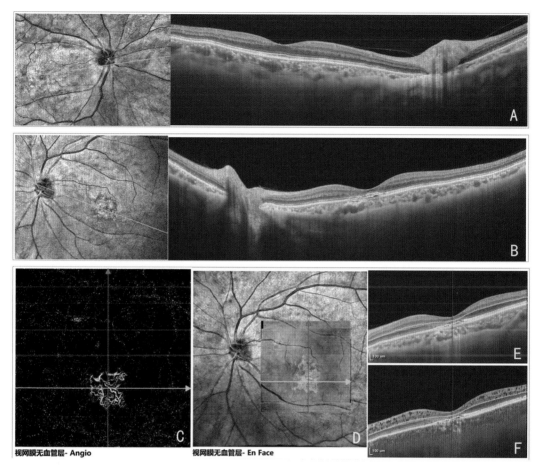

病例1图4　SS-OCT及OCTA检查

A～B. SS-OCT检查；C～F. 血流OCT检查

（3）眼眶MRI（平扫＋增强）：双侧视神经增粗、增强（病例1图5）。

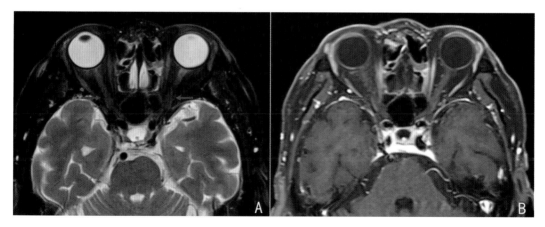

病例1图5　眼眶MRI检查

A. T_2WI抑脂像示双侧视神经信号异常；B. T_1WI增强像示双侧视神经增粗伴强化

4．最终诊断

（1）双眼视神经脊髓炎相关性视神经炎（AQP4抗体阳性）

（2）视神经脊髓炎谱系病

（3）左眼老年性黄斑变性

（4）双眼老年性白内障

（5）双侧泪囊炎手术后

5．诊疗经过　患者经仔细排查无明确的全身基础性疾病，考虑老年高龄因素，故给予甲泼尼龙琥珀酸钠500mg，静脉冲击5天后改为口服序贯减量，右眼视力提高至0.01，左眼视力仍为眼前指数。为进一步改善患者视力预后，治疗方案调整为：激素序贯减量联合生物制剂托珠单抗（8mg/kg静脉滴注）及免疫抑制剂吗替麦考酚酯0.5g口服、每日2次治疗，1个月后矫正视力右眼提高至0.3，左眼0.1，治疗效果满意。

二、疾病介绍

视神经脊髓炎谱系疾病（neuromyelitis optica spectrum disorders，NMOSD）是一种以视神经炎或横断性脊髓炎反复发作为特征的中枢神经系统炎性自身免疫脱髓鞘性疾病，可导致成年人严重的视力丧失及偏瘫等残疾[1]。曾被认为是多发性硬化症的特殊亚型，2004年发现了水通道蛋白-4（Aquaporin-4，AQP4）抗体是该病特异性的血清标记物，因此被医学界认定为独立的一类疾病[2]。另一种血清髓鞘少突胶质细胞糖蛋白（myelin oligodendrocyte glycoprotein，MOG）抗体发现初期被认为是视神经脊髓炎的一种特殊亚型，但因其临床表现和治疗预后等与AQP4抗体阳性NMOSD多处不同，2022年在*Lancet Neurology*杂志发表了"视神经炎诊断和分类"的国际标准[3]，对视神经炎（optic neuritis，ON）分类进一步修正和规范，将MOG抗体相关疾病从NMOSD中分离开来，成为独立的一类脱髓鞘性视神经炎。本节主要讨论AQP4抗体相关NMOSD。

AQP4蛋白存在于星形胶质细胞和Müller细胞的水通道上。AQP4-IgG由外周B细胞和浆母细胞产生，并由血-脑屏障渗漏或损伤区域进入中枢神经系统。根据最新的国际和国内的NMOSD诊断标准[3, 4]，将其分为AQP4抗体阳性NMOSD、AQP4抗体阴性NMOSD，或AQP4抗体状态未知的NMOSD。其中70%～80%患者AQP4-IgG表达阳性[5, 6]。NMOSD有三种主要发病类型：急性脊髓炎、视神经炎、脑后区综合征（累及大脑呕吐中枢可导致顽固性恶心、呕吐和呃逆）。其他发病类型包括急性脑干综合征、症状性嗜睡症或急性间脑临床综合征、伴有NMOSD典型脑损伤的症状性脑综合征[4]。AQP4-IgG阳性患者的视神经炎或其他特定中枢神经系统病变有80%复发的风险。

NMOSD可发生于任何年龄，通常以青壮年居多，中位年龄为40岁，以女性为主；

女男比例约为（9～11）：1[1]。全球范围内NMOSD平均患病率约为（0.5～4）/（10万人/年），东亚和黑人比白种人和其他亚洲种族更容易感染[7]，且易复发。2020年我国基于住院登记的数据，显示NMOSD发病率约为0.278/（10万人/年）[8]。目前认为NMOSD的发病机制主要与外周体液免疫有关，细胞免疫也有参与，许多因素如感染、免疫紊乱、氧化应激和环境都可能与其发病相关[1]。

据2021年《中国脱髓鞘性视神经炎诊断和治疗循证指南》[8]，视神经炎急性发作期首选的治疗方案为大剂量糖皮质激素静脉冲击。急性期推荐甲泼尼龙每日1g静脉输液，共3～5天；视病情改为泼尼松片口服1mg/（kg·d），后序贯阶梯减量，在缓解期激素减量过程中需联合免疫抑制剂预防疾病复发。但对于激素抵抗或激素治疗效果欠佳的患者，急性期二线选择的治疗方案，包括血浆置换（PE）、免疫吸附（IA）、静脉注射人免疫球蛋白（IVIG）或单克隆抗体治疗等[9]。

三、病例点评

两位患者均为老年女性，双眼先后急性发作视物不见，血清检测AQP4抗体阳性，且通过血液及脑脊液检查排除了其他引起视力急性下降的病因，双眼视神经脊髓炎相关性视神经炎诊断明确，且均属于难治性NMOSD。病例一中患者在外院给予糖皮质激素冲击治疗效果不佳，口服激素后视力进一步下降至无光感，双侧股骨头已出现缺血坏死表现，故存在激素使用禁忌，病情危急。最终治疗方案调整为生物制剂托珠单抗注射联合快速起效的免疫抑制剂环磷酰胺静脉滴注。

病例二亦为老年性患者，双眼短期内视力急剧下降至近失明状态，眼底视盘无水肿等表现，在拟诊脱髓鞘性视神经炎之前仍需谨慎鉴别感染性、肿瘤性、压迫性、浸润性、后部缺血性视神经损伤等多种病因，同时密切观察眼底视网膜改变，排除视网膜病变引起的视力损害，患者左眼存在老年性黄斑变性，血流OCT可见明确双层征及异常脉络膜血管，对其左眼的视力预后存在一定影响。经仔细排查无明显全身基础性疾病及激素使用禁忌，考虑高龄因素，给予甲泼尼龙琥珀酸钠静脉冲击后口服序贯减量，视力提高并不理想。为进一步改善视力预后，治疗方案调整为：激素冲击联合生物制剂托珠单抗静脉滴注及口服免疫抑制剂治疗，1个月后视力矫正满意。

NMOSD急性期最有效的一线治疗方案为大剂量糖皮质激素静脉冲击，然而临床中我们经常会遇到高龄患者、合并大量基础疾病、存在明确激素使用禁忌或使用激素抵抗等复杂的病例，在明确诊断后经及时正确的治疗视力仍持续下降或无明显改善，提示一线治疗无效，可尝试采用血浆置换、丙种球蛋白静脉滴注及单克隆抗体生物制剂等二线治疗手段，尽可能地挽救患者的视功能。国内外报道在急性期血浆置换治疗能有效清除致病性AQP4抗体，具有一定治疗效果。在国内，由于受到血浆来源不足的影响，血浆置换治疗应用和推广受到较大限制。因此，目前单克隆抗体类生物制剂的使用越来越受到神经科和眼科医生的重视。

四、延伸阅读

近年来，一些新兴治疗靶点的单克隆抗体药物被认为对NMOSD患者具有显著疗效（病例1表1），国际上已有三种药物被美国FDA或欧盟正式批准用于治疗NMOSD，包括B淋巴细胞耗竭剂、白介素6（IL-6）受体阻断剂及补体抑制剂[8]。对于AQP4-IgG阳性及AQP4-IgG未知或阴性、复发病程的NMOSD患者，确诊后排除感染等禁忌证，可尽早开始单克隆抗体或免疫抑制剂进行治疗，并应持续治疗[8]。

托珠单抗（TCZ）是重组人源化抗IL-6受体单克隆抗体[10]。IL-6是促炎细胞因子，是AQP4-IgG血清阳性NMOSD发病机制中的关键因素。NMOSD患者急性发作期间IL-6水平升高[11~13]，AQP4-IgG结合能促进星形胶质细胞释放IL-6[14]，IL-6可作用于B细胞，促进B细胞浆母细胞分化，反过来增强AQP4-IgG的分泌[15]、促进幼稚T细胞向促炎Th17细胞分化和维持，抑制调节性T细胞的激活[16]及增加血-脑屏障渗透性[14]等多种途径参与NMOSD发病。研究表明，TCZ可特异性地与IL-6受体结合阻断炎症反应的信号传导通路，显著改善患者残疾状态量表评分并降低其年复发率。给药方案为：8mg/kg，0.9%的无菌生理盐水稀释至100ml静脉缓慢滴注，时间1小时以上，使用期间监测心率、呼吸、血压等生命体征变化，据文献报导，每4周静脉滴注一次，根据病情严重程度，可连续治疗1年以上。托珠单抗作为单克隆抗体生物制剂，具有治疗高度选择性、起效快、长期使用不良反应小、能缓解慢性神经性疼痛等优点，其不良反应主要在于增加感染机会，导致血细胞减少、转氨酶及血脂升高等，因此使用期间需定期监测血常规及肝肾功能。据文献报导，长疗程使用TCZ用于难治性NMOSD是一种有效的方法，具有较高的安全性[17]。目前常见用于临床的单克隆抗体总结于下表[18~19]。

病例1表1　目前治疗视神经脊髓炎谱系病的单克隆抗体种类及临床特点

分类	药品名称	英文名称	靶点	用法	不良反应
B细胞消耗剂	利妥昔单抗	Rituximab（RTX）	CD20	静脉注射	发热，上呼吸道感染和血细胞降低，心律失常
	奥法妥木单抗	Ofatumummab	CD20	皮下或静脉注射	上呼吸道和尿路感染风险，乙肝病毒再活化
	奥瑞珠单抗	Ocrelizumab	CD20	静脉注射	心动过速，低血压，上呼吸道和机会性感染

续表

分类	药品名称	英文名称	靶点	用法	不良反应
B 细胞消耗剂	伊奈利珠单抗（FDA 批准，我国已上市）	Inebilizumab	CD19	静脉注射	尿路感染、鼻咽炎、输注反应、关节痛和头痛
IL-6 受体阻断剂	托珠单抗	Tocilizumab（TCZ）	IL-6	皮下或静脉注射	上呼吸道，泌尿道感染，血细胞减少，疲劳
	萨特利珠单抗（FDA 批准）	Satralizumab	IL-6	皮下注射	上呼吸道感染，头痛
补体抑制剂	依库珠单抗（FDA 批准）	Eculizumab	补体 C5	静脉注射	发热，上呼吸道感染，血细胞减少

（病例提供者：张　婧　北京市普仁医院眼科）

（点评专家：姜利斌　首都医科大学附属北京同仁医院眼科）

参考文献

[1]Ma X，Kermode A G，Hu X，et al.NMOSD acute attack：understanding，treatment and innovative treatment prospect[J].Journal of neuroimmunology，2020，348：577387.

[2]Lennon VA，Wingerchuk DM，Kryzer TJ，et al.A serum autoantibody marker of neuromyelitis optica：distinction from multiple sclerosis[J].Lancet（London，England），2004，364（9451）：2106-2112.

[3]Petzold A，Fraser CL，Abegg M，et al.Diagnosis and classification of optic neuritis[J].The Lancet Neurology，2022，21（12）：1120-1134.

[4]Wingerchuk DM，Banwell B，Bennett JL，et al.International consensus diagnostic criteria for neuromyelitis optica spectrum disorders[J].Neurology，2015，85（2）：177-189.

[5]Papp V，Magyari M，Aktas O，et al.Worldwide incidence and prevalence of neuromyelitis optica：a systematic review[J].Neurology，2021，96（2）：59-77.

[6]Tian DC，Li Z，Yuan M，et al.Incidence of neuromyelitis optica spectrum disorder（NMOSD）in China：a national population-based study[J].The Lancet regional health Western Pacific，2020，2：100021.

[7]Hor JY，Asgari N，Nakashima I，et al.Epidemiology of neuromyelitis optica spectrum disorder and its prevalence and incidence worldwide[J].Frontiers in neurology，2020，11：501.

[8]中华医学会眼科学分会神经眼科学组，兰州大学循证医学中心/世界卫生组织指南实施与知识转化合作中心.中国脱髓鞘性视神经炎诊断和治疗循证指南（2021年）[J].中华眼科杂志，2021，57（3）：171-186.

[9]Wu Y，Zhong L，Geng J.Visual impairment in neuromyelitis optica spectrum disorders（NMOSD）

[J].Journal of chemical neuroanatomy，2019，97：66-70.

[10]Bonnan M，Valentino R，Debeugny S，et al.Short delay to initiate plasma exchange is the strongest predictor of outcome in severe attacks of NMO spectrum disorders[J].Journal of neurology，neurosurgery and psychiatry，2018，89：346-351.

[11]Rcdcnbaugh V，Flanagan EP.Monoclonal antibody therapies beyond complement for NMOSD and MOGAD[J].Neurotherapeutics，2022，19（3）：808-822.

[12]Fujihara K，Bennett JL，Seze JD，et al.Interleukin-6 in neuromyelitis optica spectrum disorder pathophysiology[J].Neurology（R）neuroimmunology & neuroinflammation，2020，7（5）：e841.

[13]Wang H，Wang K，Zhong X，et al.Notable increased cerebrospinal fluid levels of soluble interleukin-6 receptors in neuromyelitis optica[J].Neuroimmunomodulation，2012，19（5）：304-308.

[14]Takeshita Y，Obermeier B，Cotleur AC，et al.Effects of neuromyelitis optica-IgG at the blood-brain barrier in vitro[J].Neurology（R）neuroimmunology & neuroinflammation，2017，4（1）：e311.

[15]Wilson R，Makuch M，Kienzler A-K，et al.Condition-dependent generation of aquaporin-4 antibodies from circulating B cells in neuromyelitis optica[J].Brain：a journal of neurology，2018，141（4）：1063-1074.

[16]Nicolas P，Ruiz A，Cobo-Calvo A，et al.The balance in T follicular helper cell subsets is altered in neuromyelitis optica spectrum disorder patients and restored by rituximab[J].Frontiers in immunology，2019，10：2686.

[17]Araki M，Matsuoka T，Miyamoto K，et al.Efficacy of the anti-IL-6 receptor antibody tocilizumab in neuromyelitis optica：a pilot study[J].Neurology，2014，82（15）：1302-1306.

[18]Furman MJ，Meuth SG，Albrecht P，et al.B cell targeted therapies in inflammatory autoimmune disease of the central nervous system[J].Frontiers in immunology，2023，14：1129906.

[19]Chu YC，Huang TL.What's new in neuromyelitis optica spectrum disorder treatment？[J].Taiwan journal of ophthalmology，2022，12（3）：249-263.

病例2　MOG抗体相关性视神经炎合并Leber相关基因异常

一、病历摘要

（一）基本信息

患者男性，9岁。

主诉：双眼先后视力下降10天。

现病史：患儿10天前无明显诱因突发左眼球转动痛伴视物模糊，从上方开始逐渐加重，不伴眼红、头痛、恶心、呕吐等不适症状，4天前右眼出现相同症状。

既往史：足月顺产，否认生后吸氧史，否认家族性遗传、肿瘤性疾病史。

（二）专科检查

①视力：右眼眼前手动，左眼眼前指数，矫正均不提高。②眼压：右眼15mmHg，左眼14mmHg。双眼瞳孔约4mm，直接和间接对光反射均迟钝，余前节未见明显异常。③眼底：双眼视盘边界不清，轻度水肿，视网膜未见渗出、出血，黄斑中心凹反光存在（病例2图1）。

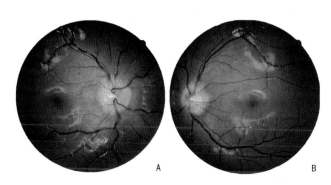

病例2图1　眼底检查

A. 右眼；B. 左眼

（三）辅助检查

完善血液及荧光素眼底血管造影（FFA）、光学相干断层扫描（OCT）、视觉诱发电位（VEP）、视野，以及眼眶、胸椎、颈椎MRI检查。

1. 血液检查　血尿常规、肝肾功能、感染四项均阴性，结核γ-干扰素释放试验（－），血沉10mm/h；叶酸3.61ng/ml↓；抗ANA、ENA谱（－）；血抗MOG抗体（MOG-IgG）1∶100，抗AQP4抗体（AQP4-IgG）（－）。

2. OCT检查　双眼视盘水肿、双眼视盘周围视网膜水肿增厚（病例2图2）。

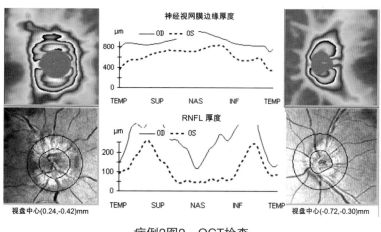

病例2图2　OCT检查

3．FFA检查　双眼视盘表面毛细血管荧光素明显渗漏，晚期视盘呈高荧光（病例2图3）。

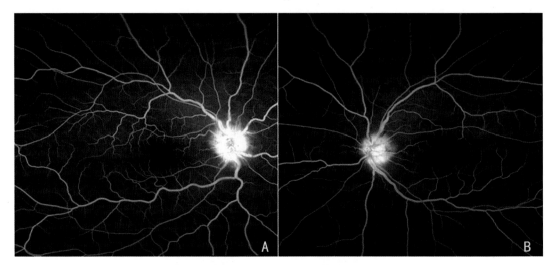

病例2图3　双眼FFA检查

A. 右眼；B. 左眼

4．Humphrey视野检查　双眼下方视野缺损，累及中心，右眼重于左眼（病例2图4）。

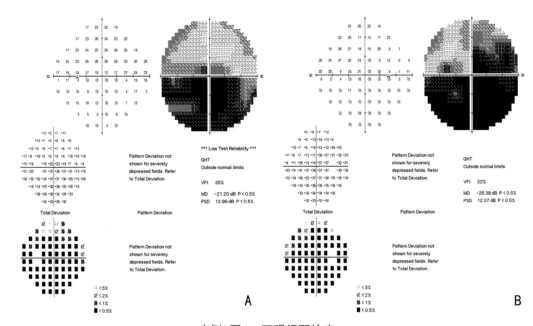

病例2图4　双眼视野检查

A. 左眼；B. 右眼

5. 视觉诱发电位 双眼F-VEP示主波振幅降低，P-VEP示右眼P100波潜伏期延长，振幅重度降低，左眼在各SF近似无波形（病例2图5）。

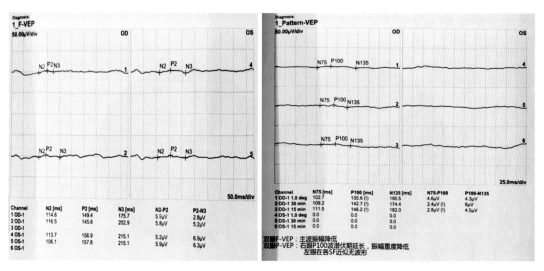

病例2图5 视觉诱发电位（VEP）检查

6. 影像学检查 颅脑及脊髓MRI未见异常。眼眶MRI示双眼视神经眶内段、管内段、颅内段异常信号伴强化，视神经炎可能性大（病例2图6）。

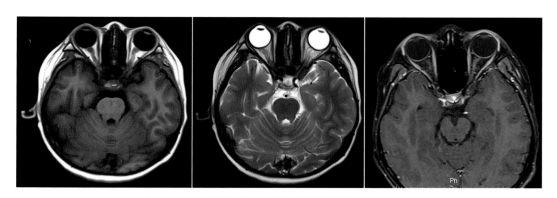

病例2图6 颅脑及眼眶MRI

双眼T_1WI、T_2WI及T_1WI增强像均可见视神经眶内段、管内段、颅内段异常信号，并有强化，视神经炎可能性大

（四）诊断

1. 双眼MOG抗体相关性视神经炎

2. 双眼屈光不正

3. 叶酸缺乏

（五）治疗经过

给予甲泼尼龙琥珀酸钠0.5g静脉滴注，3天后改为口服甲泼尼龙片32mg缓慢减量。

1周后复查视力，右眼0.01，矫正后0.1，左眼0.02，矫正后0.1，眼底示双眼视盘水肿充血较前明显减轻（病例2图7）。患儿治疗后视功能恢复较慢，基因检测结果示先证者携带MT-ND5 m.12338T＞C纯质突变，为ClinVar数据库收录的与Leber's视神经萎缩相关的致病变异，外显率约为10.8%（病例2图8）。其母亲为纯质突变型。

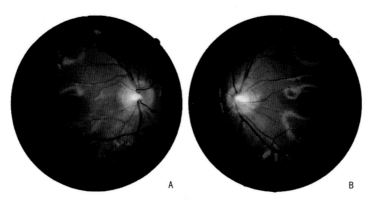

病例2图7　眼底检查

A. 右眼；B. 左眼

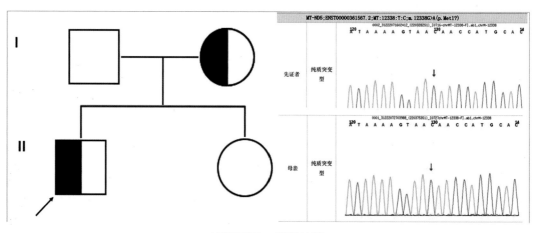

病例2图8　基因检测

二、疾病介绍

髓鞘少突胶质细胞糖蛋白免疫球蛋白G抗体相关性疾病（MOG-IgG associated disorders，MOGAD）是近年来提出的一种免疫介导的中枢神经系统炎性脱髓鞘疾病。MOGAD的临床表现多种多样，从孤立性视神经炎或脊髓炎到多灶性中枢神经系统脱髓鞘病等多种形式表现[1]。

MOGAD男女发病比例为1∶2～1∶1，与其他自身免疫疾病［包括视神经脊髓炎谱系疾病（NMOSD）］和多发性硬化（MS）中通常观察到的女性优势较为不同[2]。起病前可有感染或疫苗接种等诱因，诱因出现后4天至4周内发病[2]。任何年龄都可发病，但是MOGAD在儿童发病率高于成人[1]。

MOGAD临床表现存在年龄相关性特征，儿童多表现为急性播散性脑脊髓炎（acute disseminate dencephalomyelitis，ADEM）样表型（ADEM、ADEM相关性ON、多时相ADEM和脑炎），而成人多表现为视神经–脊髓表型（ON，脊髓炎）和脑干脑炎[2]。视神经炎通常单独发生，可表现为双侧同时或先后发病，视力下降（可降至指数），但视功能通常预后很好，视力恢复明显好于NMOSD[3]。部分患者在视力下降前出现严重的眶周和额颞部头痛[4]。眼底检查通常表现为视盘水肿，有时伴有出血。眼眶MRI可见视神经广泛受累[3]，视交叉受累在少数MOGAD患者中可见[1]。尽管MOG相关ON和NMOSD相关ON在双侧和纵向广泛视神经受累方面的影像学表现相似，但50%～80%的MOGAD患者存在视神经鞘和眶周脂肪增强，这一特征在AQP4-IgG+或MS相关ON中较少报道[5]。

MOG相关ON通常对类固醇治疗反应良好，复查MRI可见视神经水肿或肿胀消退，呈T_2高信号或视神经萎缩改变[6]。视神经炎是MOGAD复发最常见的表现[7～9]。

MOGAD的病程可为单相或复发。值得我们注意的是，血清MOG-IgG可能在初次发作时呈短暂阳性，而后续检测中变为抗体阴性。持续的MOG-IgG血清阳性可能预示着病程的复发[10～12]。与NMOSD患者相比，MOGAD患者的单次发作恢复更好，但可能会出现严重的永久性残疾[13]。

MOGAD发作通常用大剂量静脉注射皮质类固醇，后续口服减量，对类固醇反应不充分的患者可以采用血浆置换或免疫球蛋白治疗，缓解期使用各种免疫药物，如硫唑嘌呤、吗替麦考酚酯、利妥昔单抗和甲氨蝶呤等，可能会降低MOGAD患者的复发风险[13]。部分MOGAD患者对激素依赖，减量过程中可出现病情多次反复。对这部分患者激素减量要慢，并可与免疫抑制剂联合使用[2, 13]。已出现复发的患者联合免疫抑制剂治疗可能会降低患者的复发风险[2]。然而，这些疗法在MOGAD中的疗效尚未在临床试验中进行评估，其使用的证据是基于临床经验和观察性研究。

三、病例点评

本病例为男性儿童，双眼先后视力明显下降10天伴眼球转动痛，眼底视盘充血水肿，视野显示双眼下方损伤较重，MRI示双眼视神经眶内段、管内段、视交叉均有增粗及强化，且血清MOG抗体阳性，故诊断为"双眼MOG抗体相关性视神经炎"，予甲强龙0.5g静脉滴注3天后改为口服甲泼尼龙片32mg缓慢减量，但患儿视功能恢复较其他MOG相关ON的患者更慢。由于患者为男性儿童，因此还通过FFA及线粒体DNA检测等与Leber遗传性视神经病变（leber hereditary optic neuropathy，LHON）相鉴别。详细询问患儿家属，未发现LHON相关家族史，行基因检测示先证者携带的MT-ND5 m.12338T＞C纯质突变，为ClinVar数据库收录的与leber遗传性视神经病变相关的致病变异，外显率约为10.8%，其父亲基因检测显示为纯质野生型，母亲为纯质突变型。因此，本例患儿的特点为MOG抗体相关视神经炎合并Leber遗传基因异常。该患儿激素治疗后，视力恢复较慢是否与MT-ND5 m.12338T＞C突变有关，尚待进一步证实。

四、延伸阅读

虽然目前抗MOG抗体产生的触发因素尚不清楚，并且没有发现疾病特异性病原体，但普遍认为感染后的自身免疫反应是可能的发病诱因[14]。在MOG特异性滤泡辅助性T细胞的介导下，B细胞可分化为特异性浆细胞，从而产生MOG-IgG，通过受损的血—脑屏障进入中枢，可结合髓磷脂上表达的髓鞘少突胶质细胞糖蛋白，并导致髓磷脂损伤和随后的脱髓鞘。与此同时，浆细胞也可促进CD4+ T细胞分化为辅助性T细胞，分泌大量细胞因子如INF-α、IL-6、G-CSF及趋化因子如BAFF、APRIL、CCL19等，从而导致不同种类免疫细胞聚集，造成少突胶质细胞损伤及脱髓鞘病变[14]。

Leber遗传性视神经病变是一种进行性视神经病变，其特征为双侧无痛亚急性视力丧失，发生于青少年时期[15]。大多数LHON病例主要由线粒体DNA（mtDNA）的原发性和继发性突变引起。三种最具致病性的突变有M.11778G＞A（MT-ND4），M.14484T＞C（MT-ND6）和M.3460G＞A（MT-ND1）[15]。此外，还存在其他导致高外显率的继发性突变，包括M.3394T＞C（MT-ND1）、M.11696G＞A（MT-ND4）、M.12338T＞C（MT-ND5）和M.15951A＞G（MT-TT）等，通常与M.11778G＞A或M.14484T＞C或M.3460G＞A协同作用[16]。LHON的外显率，临床表现和发病是可变的，并且经常与其他眼外症状相关。疾病表型通常取决于原发性和继发性mtDNA突变。目前国际上仍缺乏评估LHON临床特征与继发性mtDNA突变之间关系的研究，主要由于个体数量相对较少，因为LHON是一种罕见的疾病，而且症状的时间变化，需要终身随访以了解所有症状。因此建立继发性mtDNA突变与LHON临床表型之间的直接关联仍旧是具有挑战性的问题[17]。

本病例为MOG抗体相关性视神经炎合并LHON相关基因异常，当LHON与多发性硬化（MS）共存时，被称为哈丁综合征（Harding's syndrome）。哈丁综合征中的视神经炎被定义为一种非典型的LHON表型，大多数患者没有疼痛，视力恢复不佳，50%表现为失明并伴有两种或两种以上的视功能异常。通常为双眼，两眼之间发病时间间隔约为20个月[18]。在大多数哈丁综合征患者中，与LHON一致的视力丧失先于脱髓鞘疾病的发展，这种疾病与多发性硬化症难以区分，具有典型的MRI表现[19]。

本病例为MT-ND5 M.12338T＞C纯质突变，经查阅相关文献，有两例LHON并发MOG

相关疾病的病例报道[20, 21]，其中一例患者携带12811基因突变，经激素冲击后视力恢复至0.8以上，另一例患者携带14502基因突变，治疗后视力未见明显改善。因此可以推测本患者治疗后视功能恢复不佳可能与LHON相关基因突变相关，但目前国内外文献报道尚少，还需进一步研究得以证实。

（病例提供者：刘　祎　应急总医院眼科；

张　婧　北京市普仁医院眼科）

（点评专家：姜利斌　首都医科大学附属北京同仁医院眼科）

参考文献

[1]Sechi E，Cacciaguerra L，Chen JJ，et al.Myelin oligodendrocyte glycoprotein antibody-associated disease（MOGAD）：a review of clinical and MRI features，diagnosis，and management[J]. Frontiers in neurology，2022，13：885218.

[2]中国免疫学会神经免疫分会，邱伟，徐雁.抗髓鞘少突胶质细胞糖蛋白免疫球蛋白G抗体相关疾病诊断和治疗中国专家共识[J].中国神经免疫学和神经病学杂志，2020，27（2）：86-95.

[3]Chen JJ，Flanagan EP，Jitprapaikulsan J，et al.Myelin oligodendrocyte glycoprotein antibody-positive optic neuritis：clinical characteristics，radiologic clues，and outcome[J].American journal of ophthalmology，2018，195：8-15.

[4]Asseyer S，Hamblin J，Messina S，et al.Prodromal headache in MOG-antibody positive optic neuritis[J].Multiple sclerosis and related disorders，2020，40：101965.

[5]Ramanathan S，Prelog K，Barnes EH，et al.Radiological differentiation of optic neuritis with myelin oligodendrocyte glycoprotein antibodies，aquaporin-4 antibodies，and multiple sclerosis[J].Multiple sclerosis（Houndmills，Basingstoke，England），2016，22（4）：470-482.

[6]Matsuda R，Kezuka T，Umazume A，et al.Clinical profile of Anti-Myelin oligodendrocyte glycoprotein antibody seropositive cases of optic neuritis[J].Neuro-ophthalmology（Aeolus Press），2015，39（5）：213-219.

[7]Mariotto S，Ferrari S，Monaco S，et al.Clinical spectrum and IgG subclass analysis of anti-myelin oligodendrocyte glycoprotein antibody-associated syndromes：a multicenter study[J].Journal of neurology，2017，264（12）：2420-2430.

[8]Cobo-Calvo Á，Ruiz A，D'Indy H，et al.MOG antibody-related disorders：common features and uncommon presentations[J].Journal of neurology，2017，264（9）：1945-1955.

[9]Jarous S，Metz I，König FB，et al.Screening for MOG-IgG and 27 other anti-glial and anti-neuronal autoantibodies in 'patternⅡmultiple sclerosis' and brain biopsy findings in a MOG-IgG-positive case[J]. Multiple sclerosis（Houndmills，Basingstoke，England），2016，22（12）：1541-1549.

[10]Armangue T，Olive-Cirera G，Martinez-Hernandez E，et al.Associations of paediatric

demyelinating and encephalitic syndromes with myelin oligodendrocyte glycoprotein antibodies: a multicentre observational study[J].The Lancet Neurology, 2020, 19（3）: 234-246.

[11]Lopez-Chiriboga AS, Majed M, Fryer J, et al.Association of MOG-IgG Serostatus with relapse after acute disseminated encephalomyelitis and proposed diagnostic criteria for MOG-IgG-Associated disorders[J].JAMA neurology, 2018, 75（11）: 1355-1363.

[12]Hyun JW, Woodhall MR, Kim SH, et al.Longitudinal analysis of myelin oligodendrocyte glycoprotein antibodies in CNS inflammatory diseases[J].Journal of neurology, neurosurgery, and psychiatry, 2017, 88（10）: 811-817.

[13]Shahriari M, Sotirchos ES, Newsome SD, et al.MOGAD: how it differs from and resembles other neuroinflammatory disorders[J].AJR American journal of roentgenology, 2021, 216（4）: 1031-1039.

[14]Marignier R, Hacohen Y, Cobo-Calvo A, et al.Myelin-oligodendrocyte glycoprotein antibody-associated disease[J].The Lancet Neurology, 2021, 20（9）: 762-772.

[15]Seong MW, Choi J, Park SS, et al.Novel MT-ND5 gene mutation identified in Leber's hereditary optic neuropathy patient using mitochondrial genome sequencing[J].Journal of the neurological sciences, 2017, 375: 301-303.

[16]Dai Y, Wang C, Nie Z, et al.Mutation analysis of Leber's hereditary optic neuropathy using a multi-gene panel[J].Biomedical reports, 2018, 8（1）: 51-58.

[17]Jancic J, Rovcanin B, Djuric V, et al.Analysis of secondary mtDNA mutations in families with Leber's hereditary optic neuropathy: four novel variants and their association with clinical presentation[J].Mitochondrion, 2020, 50: 132-138.

[18]Rosciszewska-Żukowska I, Bartosik-Psujek H.Optic nerve atrophy and whole and regional brain atrophy in Leber's hereditary optic neuropathy with multiple sclerosis-like disease with m.11778G> A mutation[J].Multiple sclerosis and related disorders, 2020, 42: 102071.

[19]Parry-Jones AR, Mitchell JD, Gunarwardena WJ, et al.Leber's hereditary optic neuropathy associated with multiple sclerosis: Harding's syndrome[J].Practical neurology, 2008, 8（2）: 118-121.

[20]Bittner F, Falardeau J, Spain RI.Myelin oligodendrocyte glycoprotein Antibody-Associated demyelination comorbid with leber hereditary optic neuropathy[J].JAMA neurology, 2019, 76（2）: 227-228.

[21]Sun MM, Zhou HF, Sun Q, et al.Leber's hereditary optic neuropathy companied with multiple-related diseases[J].Frontiers in human neuroscience, 2022, 16: 964550.

病例3　首诊为双眼视神经萎缩的梅毒性视神经炎

一、病历摘要

（一）基本信息

患者男性，27岁。

主诉：右眼无痛性进行性视力下降伴闪光感及色觉障碍4个月余。

现病史：患者于2年前左眼曾出现上睑下垂，无视力变化，怀疑动眼神经麻痹，针灸治疗后好转。自诉发病前双眼视力正常，但未行眼科正规检查，否认其余眼疾史。

既往史：既往体健，否认肝炎及结核史，否认手术史，否认家族遗传性及肿瘤性疾病史。

（二）专科检查

①视力：右眼眼前光感（仅颞侧），矫正视力不提高，左眼1.0。②眼压：右眼13mmHg，左眼11mmHg。③眼前节：双眼瞳孔不等大，右眼直径2mm，左眼直径3mm，对光反射迟钝，余未见明显异常（病例3图1A～B）。④眼底：双眼视盘色苍白，边界清，黄斑中心凹反光存，视网膜平伏，余未见明显异常（病例3图1C～D）。

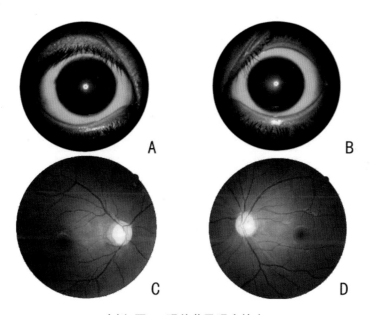

病例3图1　眼前节及眼底检查

A～B. 眼前节检查；C～D. 眼底检查

（三）辅助检查

完善眼底OCT检查、视野检查，行颅脑、垂体、眼眶MRI检查，血液检查，最后行腰椎穿刺检查脑脊液。

1. OCT检查　双眼盘周RNFL、GCL、黄斑区视网膜均显著薄变（病例3图2）。

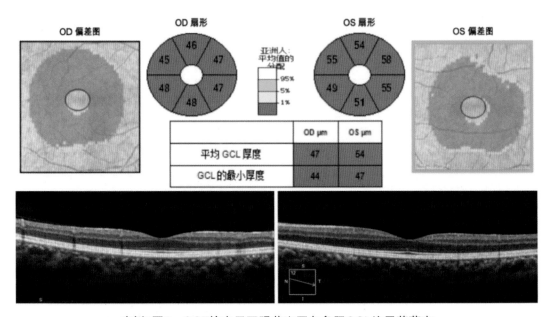

病例3图2　OCT检查示双眼黄斑区各象限GCL均显著薄变

2. Humphrey视野检查　双眼视野弥漫性缺损（病例3图3）。

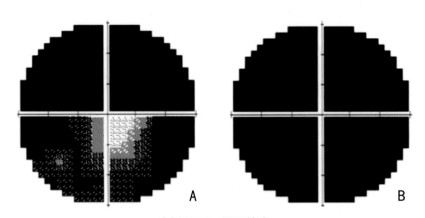

病例3图3　视野检查

A. 左眼仅残留中心下方视野；B. 右眼弥漫性缺损

3. 影像学检查　颅脑及垂体MRI检查（外院）未见明显异常；眼眶MRI（平扫＋增强）示双侧视神经变细，轻度强化（病例3图4）。

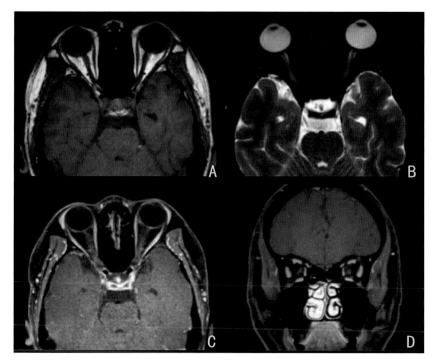

病例3图4　眼眶MRI检查

A~B. 双侧视神经眶内段、管内段均变细；C~D. 增强后视神经轻度强化

4. 血液检查　血尿常规、肝肾功能、血沉正常，自身免疫相关抗体（ANA、ENA抗体）均阴性，外周血视神经炎特异性抗体AQP4-IgG和MOG-IgG检查均为阴性；视神经萎缩相关基因检测，包括mt-DNA和OPA1等，亦未见异常。感染相关检查（乙肝、丙肝、艾滋病）均阴性，但梅毒螺旋体抗体（TPPA）80.341（S/CO）（+），快速梅毒血清反应素（RPR）阴性。

（四）治疗经过

详细询问患者个人史及冶游史，得知4年前已发现生殖器周围有皮肤溃疡，但未重视及规律诊治。为进一步确定梅毒感染的情况及分期，完善腰椎穿刺行脑脊液检查，脑脊液开放压力为170mmH$_2$O，脑脊液常规示白细胞111×10^6/L↑，脑脊液生化示总蛋白923（mg/L）↑，脑脊液TPPA（+），RPR为1∶1。请皮肤性病科及传染病医院专家会诊，考虑患者梅毒病史已超过2年，确定为晚期梅毒，虽然血液中RPR（-），脑脊液中梅毒RPR（1∶1）滴度很低，但患者双眼视野损害严重，既往从未规律驱梅治疗，且脑脊液中白细胞和蛋白明显升高，提示中枢神经系统梅毒感染病程长且仍有活动性，故建议进行一疗程规律驱梅治疗。患者因对水溶性青霉素过敏，故使用头孢曲松钠2.0g静脉滴注2周，3个月后复查示脑脊液白细胞和蛋白明显下降接近正常。双眼视力无明显改变。

（五）最终诊断

1. 双眼视神经萎缩
2. 双眼梅毒性视神经炎
3. 晚期梅毒

二、疾病介绍

梅毒性视神经炎（syphilitic optic neuritis，SON）属于感染相关性视神经炎。SON的病原体为苍白密螺旋体，患者感染后侵犯视神经及其周围鞘膜，属于眼梅毒的一部分。眼梅毒可累及眼部任何结构，包括眼睑、眼眶、结膜、巩膜、角膜、葡萄膜、视网膜、视网膜血管、视神经、瞳孔运动通路及参与眼球运动的颅神经等[1]。视网膜和视神经的发育起源于神经外胚层，组织学上属于中枢神经系统，因此，SON是神经梅毒的一部分，一般建议将SON和眼梅毒患者归入神经梅毒进行管理[1]。眼梅毒可表现为结膜炎、巩膜炎、虹膜睫状体炎、眼内炎及视神经炎等。Argyll-Robertson瞳孔是一种神经梅毒患者常见的瞳孔异常，其特征是瞳孔往往缩小固定，瞳孔对光反射消失或迟缓，但对近距离调节仍然保持正常收缩。其机制与神经梅毒病变有关，梅毒病原体侵犯了脑干的前部，导致瞳孔对光反射的中枢性调节功能受损，但瞳孔对近距离调节的反射仍然正常。本患者发病时曾有一过性上睑下垂及瞳孔的特征性表现，在患者的早期诊断及鉴别诊断中有一定帮助。但需要注意的是，Argyll-Robertson瞳孔并非神经梅毒的特异性表现，它也可以出现在其他疾病中，如脑膜炎、脑脓肿、脑瘤等。

神经梅毒的临床表现多样，且随着抗生素的广泛使用，不典型表现逐渐增多，已不能单纯凭借临床特征来作为诊断依据，而梅毒血清学检查及脑脊液检查对神经梅毒的诊断有重要价值。梅毒的血清学诊断常依赖梅毒螺旋体血清学试验，包括两大类：梅毒螺旋体血清学试验（又称梅毒特异性抗体试验），如TPPA、TPHA等和非梅毒螺旋体血清学试验（又称梅毒非特异性抗体），包括VDRL、RPR或TRUST等。由于梅毒特异性抗体在多数患者体内终身存在，可作为梅毒确诊的标准。非梅毒螺旋体血清学试验敏感性较高，RPR或TRUST主要用于现正梅毒感染患者的诊断，其滴度随治疗会逐渐下降，可作为疗效及是否再感染的监测指标；但在肿瘤及免疫异常患者或老年人中亦存在阳性反应情况（假阳性）。

在欧美地区及我国神经梅毒诊断的相关指南中，均表明脑脊液中白细胞及蛋白含量异常可作为神经梅毒的重要诊断指标[2~3]。在我国，脑脊液中白细胞增多（≥10×10^6/L）、蛋白含量升高（>500mg/L）提示血-脑屏障破坏，颅内存在炎性反应，且无其他引起这些异常的原因，对神经梅毒的确诊有辅助作用[3]，结合脑脊液VDRL/RPR/TRUST

试验或TPPA/TPHA试验等阳性作为神经梅毒实验室确诊的条件。

三、病例点评

梅毒螺旋体素有"臭名昭著的模仿者"之称，可累及神经系统各个部位，单从临床和影像学表现上很容易误诊为其他疾病，血清学标记物是其诊断的突破口。本病例为青年男性患者，双眼先后发病，右眼重于左眼，呈慢性病程，来诊时已发生双眼视神经萎缩，对于首诊为视神经萎缩的患者，需要排查多种病因，且患者往往隐瞒或不及时提供梅毒感染病史，为病因查找带来了难度。该患者自眼部出现视觉症状到明确诊断先后在多家医院、经过了4个多月的求医诊治历程，逐步排除了视神经炎、颅内及眶内占位压迫、遗传性视神经病变，视神经原发性肿瘤等多种疾病，最终通过血清及脑脊液检查确诊。

SON应及早发现并接受规范的驱梅治疗，越早治疗效果越好。药物剂量足够、足疗程者预后较好，不规律治疗可增加复发风险或促使晚期神经梅毒损害提前发生。SON治疗后还要经过足够长时间的追踪随访观察，其性伴侣应同时进行检查及治疗。水溶性青霉素因其易通过血-脑屏障进入中枢神经系统，是治疗神经梅毒及SON的首选药物[4~5]。由于SON可能发生于中、晚期梅毒，伴有全身多系统严重损伤表现，如心血管系统梅毒、神经梅毒、耳梅毒等，因此应开展多学科联合诊治，以制订科学、合理、规范、个性化的诊疗方案。对于已出现视神经萎缩的患者，虽然进行规范的抗生素治疗很难为视力带来获益，但仍应进行驱梅治疗，对于保护患者的现存视功能有重要意义。

四、延伸阅读

近年来，随着易感人群如男男性行为、艾滋病毒感染人群的增加，神经梅毒发病率连年上升[6]。在中国，从1990年到2017年，梅毒的发病率从百万分之0.9上升到34.49，在传染病中仅次于病毒性肝炎和结核病[7]。梅毒性视神经炎的发病率在梅毒患者中占比不高，但有研究表明，梅毒性视神经炎的发病率在艾滋病患者中明显升高[8]。此外，梅毒性视神经炎的患病率也与梅毒感染的病程有关，晚期梅毒患者患病率更高[9]。

梅毒根据临床表现分为一期梅毒（硬下疳）、二期梅毒（梅毒疹和淋巴结肿大）和三期梅毒（树胶样肿等）。既往认为神经梅毒是梅毒晚期的表现，近期研究显示[10]：神经梅毒可发生于梅毒的各个时期，可分为无症状性神经梅毒、脑脊膜梅毒、脑脊膜血管梅毒、脊髓痨、麻痹性痴呆和梅毒性树胶肿，上述各型并非孤立存在，可以出现在神经梅毒的各个时期。

根据国外疾病预防控制中心和中国《梅毒诊断标准》指南共识[11~12]，血清学检查是确诊梅毒的重要证据，但血清中出现一定数量的抗体需在人体感染梅毒螺旋体后4～10周，在此期间，临床无法检测出感染患者，称为检测的窗口期。在抗原与抗体检测过程中还会出现假阴性的情况，如前带现象，即在非梅毒螺旋体血清学试验（如RPR试验）中，由于血清抗体水平过高，抗原抗体比例不合适，而出现假阴性或弱阳性结果，将此血清稀释后再做血清学试验，即出现真实的阳性结果。因此，不论血液还是脑脊液的梅毒检测，建议进行血清的梯度稀释才能获取更准确的滴度水平。

梅毒患者经过规范的驱梅治疗，仍需要定期随访（一期梅毒随访1年，二期梅毒随访2年，晚期梅毒随访3年），非梅毒螺旋体血清学抗体滴度每次在同一机构复查均维持在一定水平（一般在1∶8或以下），排除再感染、神经梅毒、心血管梅毒和生物学假阳性等，即出现了梅毒血清固定，这种情况提示患者病情是稳定的。因此，对于有规范驱梅治疗史的患者，血清学RPR等滴度弱阳性，不能轻易认定病情具有活动性，需要结合临床表现和脑脊液情况等进行综合判断。

目前神经梅毒的治疗首选大剂量水溶性青霉素1800-2400万U/d，静脉滴注连续两周，及时足量、足疗程的治疗对无症状和有症状的神经梅毒患者均安全有效。使用抗生素治疗前1天口服泼尼松片20～30mg，共3天，可以预防赫氏反应。赫氏反应系抗菌药物治疗过程中，大量梅毒螺旋体被杀死后可释放出大量异体蛋白，进而引起患者高热、头痛、寒战、肌痛、心率和呼吸加快等症状[13]。对于青霉素过敏者，可选择头孢曲松钠2.0g静脉注射10～14天，伴眼梅毒或视神经病变的患者联合应用糖皮质激素效果更佳。治疗后每6个月进行脑脊液检查，直至脑脊液白细胞计数正常，若治疗6个月后脑脊液白细胞数量无下降或治疗后2年未达到正常水平，应予重复治疗。

梅毒视神经炎的患者多亚急性起病，中老年男性高发，多累及双眼，梅毒感染中枢神经系统后，临床特点复杂多变，极易造成漏诊和误诊[14]，最终导致视功能及神经系统不可逆性损伤，甚至痴呆、死亡等严重后果，在临床中应引起重视。

梅毒螺旋体的特定亚型更容易诱发神经梅毒，如梅毒螺旋体14d亚型是中国最常见的神经梅毒相关基因型[15]。宿主携带的特定基因也决定了他们对神经梅毒的易感性，包括Toll样受体TLR1、TLR2、TLR6和白介素10（IL-10）启动子上的一些单核苷酸多态性[16, 17]。

（病例提供者：赵　蕊　中国人民解放军总医院第六医学中心神经内科；

张　婧　北京市普仁医院眼科）

（点评专家：姜利斌　首都医科大学附属北京同仁医院眼科）

参考文献

[1]Tsan GL，Claiborne RT.Ocular syphilis[J].Clinical & experimental optometry，2021，104（7）：756-759.

[2]Workowski KA，Bolan GA.Centers for disease control and prevention.Sexually transmitted diseases treatment guidelines[J].Morbidity and mortality weekly report.Recommendations and reports，2015，64（RR-03）：1-137.

[3]中国性病艾滋病防治协会.性传播疾病诊疗指南[M].北京：人民卫生出版社，2014.

[4]Workowski KA，Bachmann LH，Chan PA，et al.Sexually transmitted infections treatment guidelines 2021[J].Morbidity and mortality weekly report.Recommendations and reports，2021，70（4）：1-187.

[5]Janier M，Unemo M，Dupin N，et al.2020 European guideline on the management of syphilis[J].Journal of the European Academy of Dermatology and Venereology：JEADV，2021，35（3）：574-588.

[6]De Voux A，Kidd S，Torrone EA.Reported cases of neurosyphilis among early syphilis cases-United States，2009 to 2015[J].Sexually transmitted diseases，2018，45（1）：39-41.

[7]田婷婷，侯雅宣，李雨晴，等.中国梅毒发病率的时空分布特征分析[J].上海交通大学学报（医学版），2021，41（5）：648-652.

[8]Dutta MP，Chen EJ，Shah J，et al.Ocular syphilis：an update[J].Ophthalmic Epidemiology，2019，26：71-79.

[9]Ghanem E.Ocular syphilis：a review[J].Ocular immunology and inflammation，2020，28：1-8.

[10]WHO Guidelines Approved by the Guidelines Review Committee.WHO Guidelines for the treatment of treponoma pallidum（syphilis）[S].Geneva：World Health Organization，2016.

[11]Kimberly A，Workowski KA，Bolan GA.Sexually transmitted diseases：summary of 2015 CDC treatment guidelines[J].Miss State Med Assoc，2015，56（12）：372-375.

[12]杨炳文、王雷、刘红雨，等.梅毒性视神经炎的临床特点及诊治[J].国际眼科杂志，2018，18（6）：1132-1136.

[13]曹珊珊、李红阳、徐全刚，等.以视神经炎为首发的神经梅毒的临床观察[J].中华眼科杂志，2016，52（12）：898-904.

[14]Dai T，Li K，Lu H，et al.Molecular typing of treponema pallidum：a 5-year surveillance in Shanghai，China[J].Clinical microbiology and infection，2012，50（11）：3674-3677.

[15]Marra CM，Sahi SK，Tantalo LC，et al.Toll-like receptor polymorphisms are associated with increased neurosyphilis risk[J].Sexually Transmitted Diseases，2014，41（7）：440-446.

[16]Pastuszczak M，Jakiela B，Jaworek AK，et al.Association of Interleukin-10 promoter polymorphisms with neurosyphilis[J].Human Immunology，2015，76（7）：469-472.

病例4　侵袭性真菌蝶窦炎致眶尖综合征

一、病历摘要

（一）基本信息

患者女性，53岁。

主诉：右侧头痛、眼痛7个月，突发眼球固定伴视力丧失1个月。

现病史：患者近7个月来先后出现头痛、眼痛、牙痛、眼球固定及视力丧失，需口服大量止痛、助眠药物入睡，疼痛专家评定为10级痛，身体极度消瘦。患者来诊前，曾转诊多家医院，于口腔科和神经内科就诊，并经拔牙、杀神经及抗生素和激素治疗均无明显效果，症状不断加重。

既往史：既往有高血压病史，口服药物血压控制平稳，否认糖尿病病史，否认手术史、外伤史，否家族遗传病史。

（二）专科检查

视力右眼无光感，左眼0.8；右眼上睑下垂至瞳孔缘下方，眼球固定，各方向转动均受限（病例4图1），角膜、前房及晶状体未见明显异常，瞳孔直径4mm，直接、间接对光反射消失，视盘边界清色略淡，视网膜及黄斑未见异常（病例4图2）。左眼球各方向运动正常，瞳孔直径2.5mm，直接对光反射存在，间接对光反射消失，眼底未见明显异常。生命体征基本平稳，神经科查体未见明显异常。

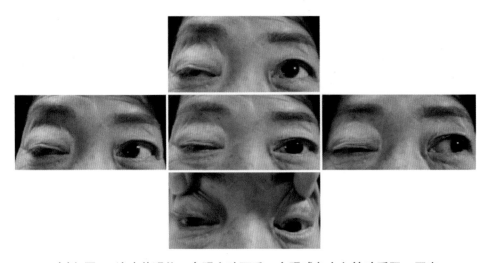

病例4图1　治疗前眼位：右眼上睑下垂，右眼球各方向转动受限、固定

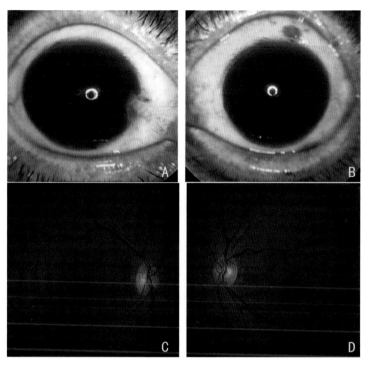

病例4图2　眼前节及眼底检查

A、B. 外眼像示右眼瞳孔约4mm，较左眼瞳孔大；C、D. 双眼底像示双眼视盘边界清，
右眼视盘色略淡，视网膜动脉细

（三）辅助检查

1. **实验室检查**　①血常规：白细胞21.07×10^9/L，中性粒细胞百分比84.4%，C反
应蛋白75.3mg/L，血沉54mm/h，均明显升高。血红蛋白97g/L，血清铁3.5μmol/l，叶酸
1.05ng/ml，血钾2.66mmol/L，均明显降低。②感染四项、肝肾功能、糖化血红蛋白均阴
性，甲功七项、免疫全项、抗心磷脂抗体、ANCA、抗ANA、ENA抗体等自身免疫学指标
均正常。单纯疱疹病毒、风疹病毒、巨细胞病毒IgG略高，余病毒系列结果阴性。

2. **腰椎穿刺检查**　颅内压85mmH$_2$O，脑脊液常规及生化示白细胞2×10^6/L（略
高），蛋白0.9g/L含量略高，葡萄糖3.86mmol/L和氯化物115.3mmol/L正常；脑脊液细菌涂
片、培养，新型隐球菌墨汁染色阴性。芯片癌检无异常。

3. **影像学检查**　眼眶CT：双侧筛窦及蝶窦内均见软组织密度影，右侧筛窦后壁骨
质有破坏（病例4图3A、B）。眼眶MRI（平扫＋增强）：右侧眶尖、海绵窦周围大片软
组织占位，向下延伸入翼腭窝，向上至硬脑膜增厚，向内突入筛窦，向外沿蝶骨大翼延
伸，向后包绕颈内动脉海绵窦段，向前伸入眶内，蝶窦及筛窦黏膜增厚，视神经肿胀，
不除外恶性肿瘤侵犯可能（病例4图3C、D）。PET-CT示右侧眶尖、海绵窦、翼腭窝、
蝶窦、筛窦组织肿胀，葡萄糖代谢异常增高，病变广泛累及视神经孔和眶上裂，不除外

恶性肿瘤或炎性病变可能（病例4图4）。颅脑MRI：未见异常。

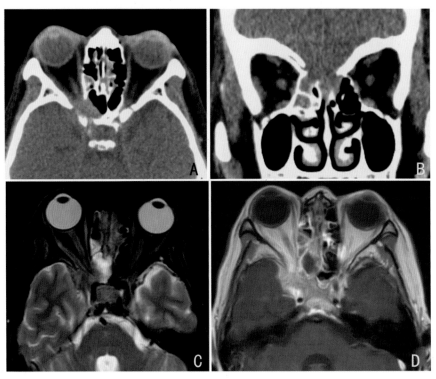

病例4图3　眼眶CT及MRI检查

A、B. 眼眶CT示右侧眶尖及蝶窦炎性病变，双侧筛窦及蝶窦内软组织密度影，右侧筛窦后壁骨质破坏；A为水平位，B为冠状位。C、D. 眼眶MRI（平扫＋增强）示右眼眶尖部弥漫不规则异常信号，病灶明显强化，C为水平位T_2WI脂肪抑制像，D为水平位T_1WI增强像

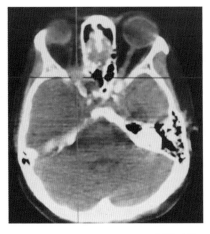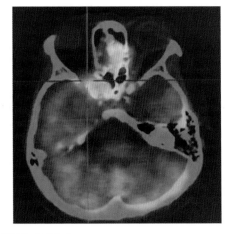

病例4图4　PET-CT检查

检查示右侧眶尖、海绵窦、翼腭窝、蝶窦、筛窦组织肿胀，相对应的部位葡萄糖代谢异常增高，病变广泛累及视神经孔和眶上裂

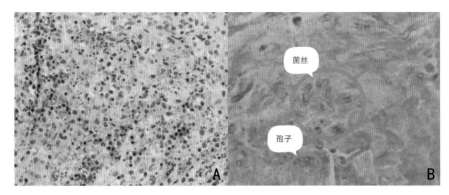

病例4图5　眶尖及蝶窦病理检查

A．HE染色低倍×10；B．化脓性坏死灶PAS染色，高倍×100：可见真菌菌丝和孢子，形态符合曲霉菌，周围中性粒细胞和浆细胞浸润

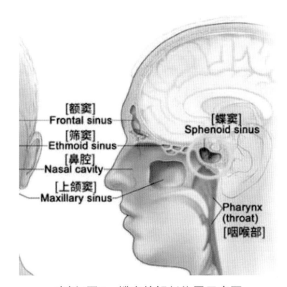

病例4图6　蝶窦的解剖位置示意图

（四）治疗经过

多学科会诊（MDT），请神经外科和耳鼻喉科会诊，最终行"鼻内镜下蝶窦病变切开引流术"。术中冰冻病理（N101287）：（鼻咽黏膜）重度急慢性炎症伴脓肿形成；（蝶窦肿物）符合化脓性肉芽肿改变，PAS染色找到真菌体（形态符合曲霉菌）（病例4图5）。石蜡切片（N101274）免疫组化：CD20（＋），CD3（＋），CD56（－），CD68（＋），CDla（－），GrB（－），ki-67（＋），S-100（－），TIA-1（＋），特殊染色：W-S（－），PAS（－），进一步排除肿瘤病变可能。

最终治疗选择针对曲霉菌敏感的抗真菌药物：泊沙康唑混悬液（200mg口服，每日3次）。治疗1周后头痛、眼痛症状完全消失。抗真菌治疗1个月，上睑下垂、眼球运动完全恢复（病例4图7）。半年后停用抗真菌药，眶尖病灶大部分吸收（病例4图8）。随访3年，病情稳定，但右眼仍无光感，呈视神经萎缩改变。

（五）最终诊断

1. 右侧鼻、眶、颅底侵袭性真菌感染（曲霉菌）
2. 右侧眶尖综合征

二、疾病介绍

眶尖综合征亦称眶上裂视神经孔综合征[1]，该部位走行有重要的血管和神经组织，眶尖受累会出现上睑下垂、眼球运动障碍、瞳孔散大、视力急剧丧失等严重症状。其病因复杂，以肿瘤、外伤最常见，该患者否认外伤及手术史，眼球运动异常伴极度消瘦、纳差，眶尖、海绵窦软组织病灶范围较大，需鉴别原发或转移性肿瘤，如淋巴瘤、鼻咽癌、视神经肿瘤等；其次眶尖综合征还见于眼眶非特异性炎症、Tolosa-Hunt综合征或全身急慢性肉芽肿性血管炎等，但该患者曾使用激素试验性治疗，效果不佳可排除；还需鉴别的有非典型性视神经炎、感染或浸润、压迫性视神经病变，以及其他罕见病因，包括眼眶细菌、病毒、寄生虫感染或颈动脉海绵窦血栓、动脉瘤等血管性疾病[2]。病因诊断非常重要，查找病因需要联合病史、症状体征、实验室及影像学检查等进行综合判断，但明确诊断依然十分困难。

本例患者早期怀疑为隐匿性肿瘤或罕见性感染，PET-CT也无法明确，最终经鼻内镜取病理明确诊断为侵袭性真菌（曲霉菌）感染。

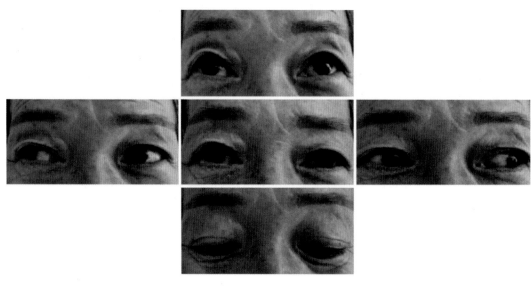

病例4图7　抗真菌治疗后眼位

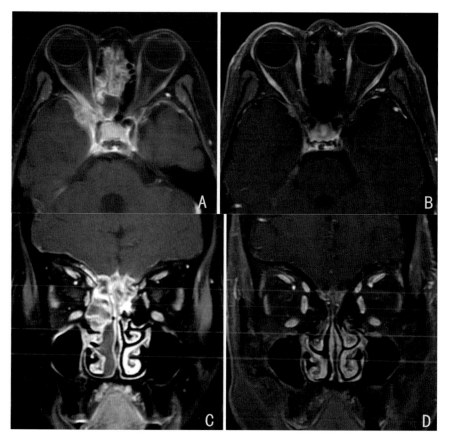

病例4图8　眼眶MRI检查

抗真菌治疗半年眶尖、海绵窦及鼻窦炎症明显消退。A、B：水平位治疗前后对比；C、D：冠状位治疗前后对比

三、病例点评

该病例的特点是老年女性患者，以渐进性加重的头痛、眼痛为主诉，病程长达7个月，虽多处求医治疗，仍未找到疼痛的根源，病情不断加重，最终出现眶尖综合征，右眼视力丧失。追踪早期影像资料发现头痛的根源为真菌性蝶窦炎。蝶窦解剖位置隐蔽，窦口极易堵塞发炎（病例4图6），蝶窦炎难以定位和定性[1]，普通鼻内镜不易发现，极易误诊和漏诊而延误治疗。后期疼痛加重，乃至严重影响了饮食和睡眠。剧烈头痛的原因系与侵袭性真菌侵蚀骨壁、突破蝶窦壁，扩散至视神经管、眶尖及海绵窦等处，刺激三叉神经、眶尖睫状神经、颅底硬脑膜等有关。不断扩散的感染病灶还引起该狭小区域的组织肿胀、炎性侵润，压迫和侵蚀眶尖处神经和血管[2]，而导致眶尖综合征的发生。疼痛不断加剧则表明病情在持续进展和侵袭，如延误治疗甚至有危及生命的风险。虽然该患者最终明确了诊断，并予以相应的治疗，且治疗效果相对满意，但非常遗憾的是没有挽

救住患者的视力，发生了视神经萎缩。因此，该类患者早期及时的诊断是十分重要的。

四、延伸阅读

73%的蝶窦炎[3]早期即有顽固头痛，表现为眼球后、眶周、颞颞部或顶枕部位置不确定的疼痛。因蝶窦紧邻颅内，其外侧壁构成视神经管的内侧壁，该处骨质菲薄，甚至有3%患者骨质缺如，蝶窦的炎症可直接侵犯视神经而引起感染性视神经炎，继续进展则引起眶尖、海绵窦、翼颚窝及颅内多处侵袭性病灶。

鼻、眶、颅底侵袭性真菌感染在临床少见，且发病凶险，治疗不及时死亡率高达90%。临床表现有剧烈头痛、恶心、呕吐、发热、流涕、眼痛、眼动障碍、视力减退等眼、鼻和神经系统多部位受累症状。主要致病菌有曲霉菌和毛霉菌，曲霉菌是深部条件致病菌，当糖尿病、恶性肿瘤或长期使用免疫抑制剂患者易致病[4]。该患者为中老年女性，无流涕等鼻部病史，且否认糖尿病、使用免疫抑制剂等情况，在诊断时易误诊和漏诊，后期出现眼眶及颅底侵袭，病情凶险。

近年因肿瘤化疗及免疫抑制疗法的快速发展，侵袭性真菌感染发生率不断上升，尤其老年患者。蝶窦侵袭性真菌感染患者的视力下降迅速，且对视神经损害严重，Parija等[5]报道其检索的蝶窦侵袭性真菌19例，最终79.9%患者视力丧失且治疗无改善。影像学检查对早期诊断至关重要，眼眶CT可见蝶窦充盈及黏膜增厚，且对骨质破坏敏感；Choi等[6]认为对疑似痛性眼肌麻痹的病例，如伴视神经处蝶窦黏膜增厚超过8mm，眼眶MRI能发现特征性蝶窦真菌病变。因此，对突发视力下降的老年女性，尤其伴糖尿病或免疫功能异常者，应用糖皮质激素治疗前，首先应通过影像学检查排除真菌蝶窦炎可能。确诊真菌感染后需行内镜下彻底鼻窦清创、引流和冲洗窦腔内病灶，联合敏感的抗真菌药物治疗，如治疗及时，可有效保留视功能。

鼻腔本身存在一些真菌，临床中支持真菌感染的证据较少，目前诊断真菌感染的金标准仍是通过病理找到明确的真菌病原体[7]，在疾病早期易误诊而使用抗生素和激素，反而导致感染加速扩散。临床中对剧烈、顽固性头痛、眼痛的患者要想到真菌性蝶窦炎的可能。一旦确诊需尽快使用敏感抗真菌药物，并坚持较长时间的治疗，否则真菌感染极易复发[8]。该病为跨学科疾病，需多学科MDT联合诊治，综合制订方案，全身的支持治疗对患者恢复也有非常重要的意义。

（病例提供者：张　婧　北京市普仁医院眼科）

（点评专家：姜利斌　首都医科大学附属北京同仁医院眼科）

参考文献

[1]Yuan M，Tandon A，Li A，et al.Orbital apex syndrome secondary to invasive aspergillus infection：a case series and literature review[J].Journal of neuro-ophthalmology，2021，41（4）：e631-e638.

[2]Chang YS，Chen PL，Hung JH，et al.Orbital complications of paranasal sinusitis in Taiwan，1988 through 2015：Acute ophthalmological manifestations，diagnosis，and management[J].PLoS One，2017，12（10）：e0184477.

[3]Coutel M，Duprez T，Huart C，et al.Invasive fungal sinusitis with ophthalmological complications：case series and review of the literature[J].Neuro-ophthalmology（Aeolus Press），2021，45（3）：193-204.

[4]邵永慧，黄谦，陈玥，等.真菌性蝶窦炎所致视觉功能损伤的临床特征与预后分析[J].中华眼底病杂志，2021（11）：872-878.

[5]Parija S，Banerjee A.Invasive fungal disease misdiagnosed as tumour in association with orbital apex syndrome[J].BMJ case reports，2021，14（1）：e237626.

[6]Choi YR，Kim JH，Min HS，et al.Acute invasive fungal rhinosinusitis：MR imaging features and their impact on prognosis[J].Neuroradiology，2018，60（7）：715-723.

[7]Hematologists CA，Group CIFIW.The Chinese guidelines for the diagnosis and treatment of invasive fungal disease in patients with hematological disorders and cancers（the 6th revision）[J].Zhonghua nei ke za zhi，2020，59（10）：754-763.

[8]Promsopa C，Polwiang P，Chinpairoj S，et al.Complications of isolated fungal sphenoiditis：patient clinical characteristics[J].ORL；journal for oto-rhino-laryngology and its related specialties，2020，82（1）：15-24.

第二节　原发性视神经肿瘤

病例5　误诊为视神经炎的视神经鞘脑膜瘤

一、病历摘要

（一）基本信息

患者男性，55岁。

主诉：左眼视野遮挡伴视力下降半年。

现病史：患者半年前无明显诱因突然发觉左眼眼前鼻侧有黑影遮挡，无眼胀痛、头痛等不适，无眼球突出等异常感觉，当时未予重视。此后左眼眼前黑影进行性加重，并逐渐出现左眼中心视力的下降，无眼痛、头痛等症状，于当地医院就诊检查示左眼眼底为视神经萎缩改变，考虑为"左眼可疑青光眼"，尚未予治疗。现为进一步诊治特来我院就诊。

既往史：否认高血压、糖尿病、心脑血管等疾病史。否认全身疾病史。

个人史：否认烟酒嗜好，否认其他药物滥用史。

家族史：否认相关眼病家族史。

（二）专科检查

视力：右眼1.0，左眼0.5，矫正不提高。眼压：右眼20.0mmHg，左眼16.2mmHg。右眼前后节未见明显异常，左眼RAPD（＋）。眼底：左眼视盘界清色苍白，C/D＝0.7，余未见明显异常（病例5图1）。

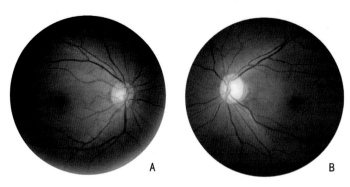

病例5图1　眼底检查

A. 右眼；B. 左眼

（三）辅助检查

完善患者Humphery视野、眼后节OCT、眼眶磁共振（MRI）、血液检查。

1. Humphery视野检查　左眼与生理盲点相连的上方视野缺损；右眼未见显著异常（病例5图2）。

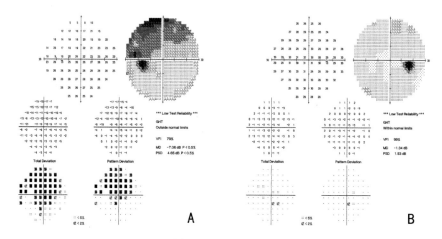

病例5图2　视野检查

A. 右眼；B. 左眼

2. 眼后节OCT检查　双眼后极部视网膜未见明显异常；左眼颞下RNFL显著变薄，黄斑厚度及神经节细胞层显著变薄（病例5图3）。

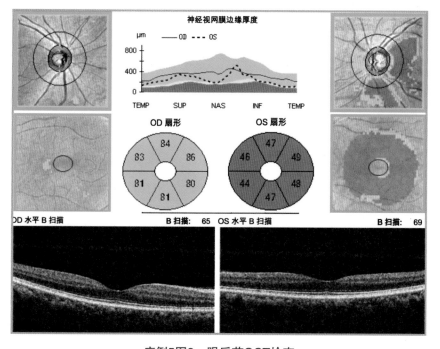

病例5图3　眼后节OCT检查

3. 眼眶MRI＋增强检查　左侧视神经眶内段、管内段、颅内段略细，视神经萎缩？左侧视神经眶内段后部及管内段周围鞘膜增厚、强化，炎症？脑膜瘤？建议随诊复查。右侧筛窦黏膜下囊肿（病例5图4）。

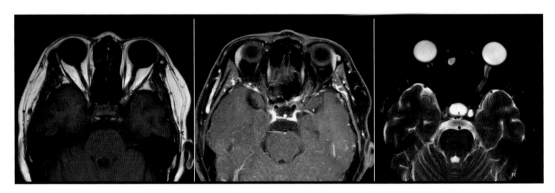

病例5图4　眼眶MRI＋增强检查
左侧视神经眶内段后部及管内段周围鞘膜增厚、强化（红色箭头）

4. 血液检测　血常规＋CRP（-）；免疫四项（-）；ESR：20（0～20）mm/h；AQP4-IgG（-），MOG-IgG（-）；TPPA（-）。

（四）初步诊疗

初步诊断为"左眼视神经萎缩，左眼视神经炎可能性大，视神经鞘脑膜瘤不除外"。为进一步确诊，给予甲强龙500mg×3天激素冲击治疗，密切观察患者病情变化。

（五）随访

2个月后门诊复查情况如下：

1. 体格检查　视力：右眼1.0，左眼0.8，矫正不提高。眼压：右眼18.0mmHg，左眼17.0mmHg。右眼前后节未见明显异常。左眼RAPD（＋），眼底视盘界清色苍白，C/D＝0.7，余未见明显异常（病例5图5）。

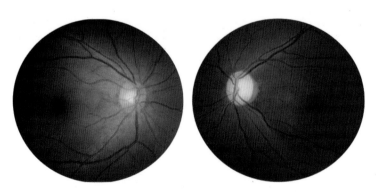

病例5图5　双眼眼底检查
检查显示较2个月前未见明显改变

2. 辅助检查　复查眼眶MRI平扫＋增强、Humphery视野。

（1）眼眶MRI＋增强：左侧视神经眶内段后部及管内段依然可见周围鞘膜增厚和强化，呈"双轨征"，较2个月前无明显改变（病例5图6）。

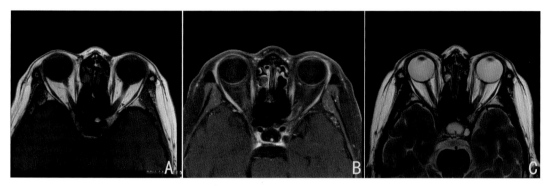

病例5图6　眼眶MRI＋增强复查

左侧视神经眶内段、管内段及颅内段信号增高，边缘模糊，呈低T$_1$WI（A）稍高T$_2$WI信号（C），T$_1$WI增强后（B）左侧视神经眶内段后部和管内段明显强化，视神经鞘增厚、强化，呈"双轨征"（红色箭头）

（2）Humphery视野：左眼上方视野缺损较2个月前范围加重（病例5图7）。

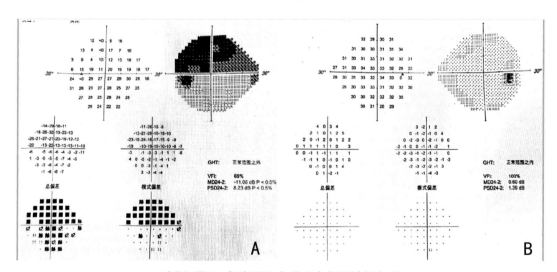

病例5图7　复查显示左眼上方视野缺损加重

A. 左眼；B. 右眼

患者短期大剂量激素冲击治疗后2个月随访观察发现，患者左眼视力虽稍有提升，但视神经鞘膜强化信号仍然存在，且视野遮挡进一步加重。综合分析患者病史、体征及辅助检查结果，最终确诊为左眼视神经鞘脑膜瘤（ONSM）。考虑患者左眼肿瘤局限眶内，且视力尚可，建议可随访观察，半年后再次复查眼眶MRI及视野、视力等检查，根据情况选择继续随访观察或立体定向放射治疗。

（六）最终诊断

1. 左眼视神经萎缩
2. 左眼视神经鞘脑膜瘤

二、疾病介绍

视神经鞘脑膜瘤（optic nerve sheath meningioma，ONSM）是原发性视神经肿瘤的常见疾病之一，多为良性，病程进展多缓慢。按照肿瘤初始发生部位的不同分为原发性和继发性[1]。ONSM好发于成年女性，平均年龄为41岁，多单眼发病，主要临床症状和体征包括无痛性进行性视力丧失、眼球突出、视野缺损、色觉障碍、视盘水肿和眼球运动障碍等，其中进行性无痛性视力丧失、视神经萎缩和视神经睫状分流血管形成为ONSM典型三联征，但多不会同时发生或在疾病晚期才会出现[2]。

MRI影像更能清楚地显示该肿瘤的结构和其周围软组织关系。在形态学主要包括管状（64%）、球状（25%）、梭形（10%）和局灶型（1%）。其中管状生长最常见。增强MRI脂肪抑制成像中，视神经两侧瘤体强化，中心的视神经不强化，可呈现出典型的"双轨征"或"袖管征"，对于诊断ONSM具有重要价值，如肿瘤偏心性生长，可以表现出不典型的"双轨征"（病例5图8）。CT检查虽对该疾病的鉴别诊断价值有限，但对病灶的钙化和骨骼解剖的评估更具优势，视神经鞘的钙化可以在CT上显示出"双轨征"[2~4]。

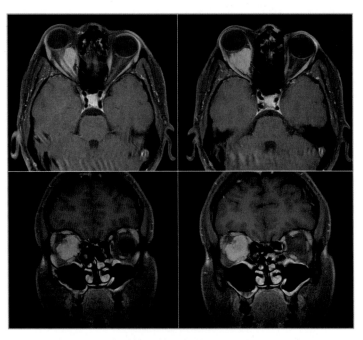

病例5图8　右眼偏心性生长的ONSM眼眶MRI表现

典型视神经炎通常表现为急性痛性单眼视力丧失，视神经可见强化，而ONSM多为渐进性无痛性视力丧失，影像学表现为视神经明显增粗、肿物及"双轨征"，两者之间易于鉴别。但对于某些非典型性视神经炎患者，可同样表现为进行性视力下降，眼痛或转动痛不明显，影像学表现为视神经鞘膜增强而出现"双轨征"，因此与ONSM鉴别十分困难。这种情况下，一般建议先按视神经炎治疗，在控制炎症一段时间后（如2~3个月），再次复查MRI并比较患眼治疗前后的结果，如视神经强化程度较前减弱或消失、视神经增粗改善，则考虑为视神经炎；如无改变或加重，则要考虑为ONSM[5]。由于病理活检具有与手术相同的风险，视力丧失风险较高，因此对ONSM诊断一般不推荐组织活检。只有诊断不明确，或怀疑恶性病变，或呈侵袭性病程，出现进行性视力丧失，临床和放射学上呈非典型改变时才可考虑活检。

ONSM的治疗目的是在控制肿瘤生长的同时，维持或改善患者现存的视功能。目前ONSM治疗尚无明确的有效药物，因此其治疗手段主要是手术和放疗，其中放疗是ONSM首选的治疗手段。

三、病例点评

本病例根据患者首诊时的临床表现及所有影像学检查结果初步诊断为"左眼视神经萎缩，左眼视神经炎可能性大，视神经鞘脑膜瘤不除外"。为进一步明确病变性质，对患者行各项实验室检查，结果均为阴性，但无法排除非典型性视神经周围炎的可能。因此暂给予患者试行短期大剂量激素冲击治疗，虽左眼视力稍有提升，但3个月后复查眼眶MRI＋增强发现视神经鞘膜强化信号仍然存在，复查Humphery视野遮挡范围进一步扩大并加重。综合分析患者病史、体征及辅助检查结果，修正诊断为"左眼视神经萎缩，左眼ONSM"。

本例患者容易被误诊为视神经炎，原因主要有：①患者左眼视神经已萎缩，眼眶MRI＋增强可见视神经周围强化，易与非典型视神经炎如视神经周围炎相混淆；②患者经过短暂的大剂量激素冲击后，左眼视力可见提升；③过多依赖于影像学检查报告，忽视本身阅片，导致误诊。

视神经周围炎（optic perineuritis，OPN）是指涉及视神经鞘膜的一系列病理性炎症，通常为单眼发病及特发性，少部分与感染和自身免疫性疾病相关。影像学检查对于该病诊断必不可少，其特征性表现为眶内视神经鞘的对比强化，在轴位上表现为"轨道征"，在冠状位上表现为"甜甜圈征"（病例5图9）[6]。通常OPN对皮质类固醇的反应显著。当OPN与ONSM难以鉴别时，可先按视神经炎治疗，2~3个月后根据患者病灶变化确定诊断。

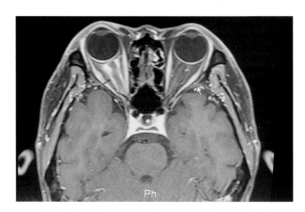

病例5图9　右眼视神经周围炎眼眶MRI表现

四、延伸阅读

既往ONSM的一线治疗方案包括观察、显微外科手术或放疗。如果患眼视功能损伤较轻且肿物局限于眼眶内者，可首选随访观察，尤其针对视力0.5及以上的患者，应定期密切随访[5]。

当患眼视力已经丧失，且眼球突出明显影响外观，或肿瘤有向对侧或颅内蔓延风险时，可考虑将视神经与肿瘤一起全部切除，但应尽量保留眼动功能。此外，对于继发性ONSM患者，即由颅内向视神经蔓延的脑膜瘤，由于肿瘤与视神经鞘膜分开，可以完全切除肿瘤而不损伤视神经。ONSM患者手术时机的选择至关重要。这是由于ONSM与视神经共享血液供应，切除肿瘤时也同时会剥夺视神经的血液供应，失明几乎是一种几乎不可避免的并发症。因此在患眼有一定视力时不宜采用手术治疗。

随着科技的发展，放疗逐渐占据ONSM治疗的主导地位。由于传统放疗技术可能会导致多种并发症的发生，分次的三维适形放疗逐渐替代了普通的外放疗方法，其主要包括立体定向放射外科（SRS）、立体定向放疗（SRT）和调强放疗（IMRT）。SRT是SRS的发展，两者是利用立体定向技术进行病灶定位，照射靶区的放疗技术，但SRS是单次、大剂量照射，SRT是分次照射，对肿瘤周围正常组织损伤更小。Paulsen等[7]研究入组了109例ONSM患者（113只眼）接受分次的三维适形放疗，放疗中位剂量为54Gy，经中位时间为53.7个月的随访观察，5只眼肿瘤消退，4只眼肿瘤进展，104只眼病情稳定；91只眼可配合视力评估，其中12只眼视力提高，11只眼视力恶化，68只眼视力稳定。3年内影像学肿瘤控制率为100%。放疗后3年患眼视力保留率为94.8%，5年后视力保留率可达90.9%。

IMRT是三维适形放疗技术的进一步发展，尤其适用于形状不规则的病变。Sasano等[8]研究发现，15例ONSM患者在IMRT治疗后8～57个月肿瘤均未见明显增大。不同于传统的放疗方法，发展中的适形放疗技术，为控制肿瘤生长减少视神经功能的损伤提供了可能[9]。

（病例提供者：刘洪娟　首都医科大学附属北京同仁医院眼科）
（点评专家：姜利斌　首都医科大学附属北京同仁医院眼科）

参考文献

[1]Misra S，Misra N，Gogri P，et al.A rare case of bilateral optic nerve sheath meningioma[J].Indian Journal of Ophthalmology，2014，62（6）：728-730.

[2]Parker RT，Ovens CA，Fraser CL，et al.Optic nerve sheath meningiomas：prevalence，impact，and management strategies[J].Eye Brain，2018，10：85-99.

[3]Campen CJ，Gutmann DH.Optic pathway gliomas in neurofibromatosis type 1[J].Journal of Child Neurology，2018，33（1）：73-81.

[4]Marsault P，Ducassou S，Menut F，et al.Diagnostic performance of an unenhanced MRI exam for tumor follow-up of the optic pathway gliomas in children[J].Neuroradiology，2019，61（6）：711-720.

[5]Bloch O，Sun M，Kaur G，et al.Fractionated radiotherapy for optic nerve sheath meningiomas[J].Journal of Clinical Neuroscience，2012，19（9）：1210-1215.

[6]Saitakis G，Chwalisz BK.Optic perineuritis[J].Current Opinion in Ophthalmology，2022，33（6）：519-524.

[7]Paulsen F，Doerr S，Wilhelm H，et al.Fractionated stereotactic radiotherapy in patients with optic nerve sheath meningioma[J].International Journal of Radiation Oncology-Biology-Physics，2012，82（2）：773-778.

[8]Sasano H，Shikishima K，Aoki M，et al.Efficacy of intensity-modulated radiation therapy for optic nerve sheath meningioma[J].Graefe's Archive for Clinical and Experimental Ophthalmology，2019，257（10）：2297-2306.

[9]Pintea B，Bostrom A，Katsigiannis S，et al.Prognostic factors for functional outcome of patients with optic nerve sheath meningiomas treated with stereotactic radiotherapy-evaluation of own and Meta-Analysis of published data[J].Cancers（Basel），2021，13（3）：522.

病例6　误诊为视神经炎的成人视神经胶质瘤

一、病历摘要

（一）基本信息

患者女性，26岁。

主诉：发现右眼视物不清，并进行性加重1个月余。

现病史：患者1个月余前发觉右眼视物不清，并有进行性加重，时伴有间断性头痛，但无恶心、呕吐等不适症状，也无眼球突出异常感觉。曾于当地医院就诊，考虑为"右眼视神经炎"并给予激素冲击治疗（具体剂量不详），间断性头痛有好转，但视觉症状无明显改善。

既往史：否认糖尿病、恶性肿瘤等全身疾病史，否认阳性家族史。

（二）专科检查

视力：右眼无光感，矫正不提高；左眼1.0。眼压：右眼14.0mmHg，左眼15.0mmHg。右眼瞳孔RAPD（+）。眼底：右眼视盘水肿，可见盘沿出血，动静脉迂曲，中周部视网膜散在片状出血，后极部视网膜皱褶。左眼前节及眼底未见异常（病例6图1）。

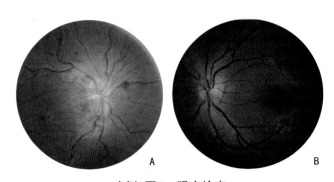

病例6图1　眼底检查

A. 右眼；B. 左眼

（三）辅助检查

完善眼后节OCT、眼眶磁共振（MRI）、眼眶CT检查。

1. 眼后节OCT　右眼视盘水肿，黄斑区神经纤维层皱褶不平整，内丛状层多处点状高反射信号，RPE层皱褶；左眼未见显著异常（病例6图2）。

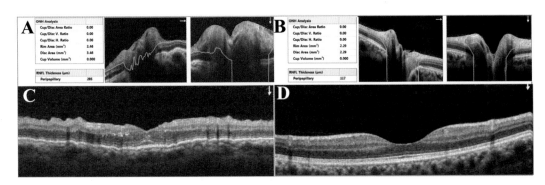

病例6图2　眼后节OCT检查

2. 眼眶MRI＋增强　右侧视神经全程（球内段、眶内段、管内段、颅内段）、视交叉右侧及右侧视束明显增粗，呈低T_1WI高T_2WI信号，增强后眶内段呈边缘强化，颅内段、视交叉及视束部分不均匀强化；视神经鞘膜增厚并强化。视乳头隆起。眼球后极受压变平（病例6图3）。

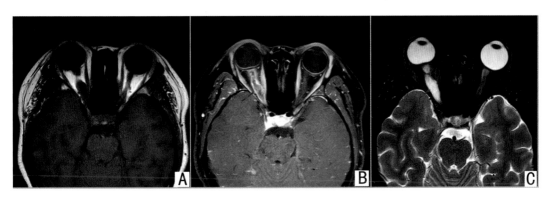

病例6图3　眼眶MRI检查

右侧视路肿物，呈低T_1WI（A）高T_2WI信号（C），胶质瘤可能性大；右侧视神经鞘膜增厚、强化，考虑反应性改变（B）

3. 眼眶CT　右侧视神经全程（球内段、眶内段、管内段、颅内段）、视交叉右侧及右侧视束明显增粗，视乳头隆起，眼球后极受压变平。眼眶各壁骨质连续性好，未见明显异常征象（病例6图4）。

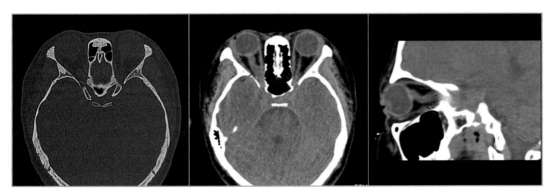

病例6图4　眼眶CT检查

右侧视神经较左侧明显增粗，结合眼眶MR考虑视神经胶质瘤可能性大

（四）初步诊疗

初步考虑右眼视神经病变，右眼颅眶沟通肿瘤，视神经胶质瘤可能性大。患者右眼无光感，为明确诊断并保护左侧视功能，与患者及其家属充分交代手术必要性，眼科联合神经外科行右眼颅眶肿瘤切除术，肿物病理结果显示：

1. 冰冻＋石蜡诊断　（视神经肿瘤）视神经胶质瘤（符合WHO I 级）。

2. 免疫组化结果：GFAP（＋），S100（＋），Olig-2（－），NSE（－），NF（－），CK（－），Vimentin（＋），EMA（－），P53（－），Ki-67（5%），CD34（血管＋），EGFR（－）。

3. 病理诊断：①（颅内视神经囊变）视神经胶质瘤黏液样变。②（颅内视神经）视神经内见肿瘤组织。③（眶内视神经）视神经内见肿瘤组织。④（视神经管肿瘤）视神经胶质瘤，WHO I 级，局灶增生较活跃，局灶视神经鞘膜细胞增生伴沙粒体形成。

4. 免疫组化结果：S100（＋），GFAP（＋），Ki-67（局灶热点区约5%），EMA（小灶＋），PE（小灶＋）。

（五）最终诊断

右眼视神经胶质瘤（WHO I 级）

二、疾病介绍

视神经胶质瘤（optic nerve glioma，ONG）主要起源于视神经胶质细胞，属于良性或低度恶性肿瘤，在中枢神经系统中较为少见，占颅内肿瘤的0.6%～1.2%。根据发病年龄分为两组：儿童ONG和成人ONG。儿童ONG患者约占90%，主要为低级别即高分化的毛细胞型星形细胞瘤（WHO I 级），平均发病年龄为5～6岁，70%在10岁以下发病，90%在20岁以下发病[1]。其中，根据患儿是否同时合并 I 型神经纤维瘤病（Neurofibromatosis type 1，NF1）又可分为NF-1型ONG和散发型ONG。NF-1型ONG占30%～50%，为良性自限性肿瘤，患者病情长期稳定，甚至可见自然消退[2]。关于此现象有学者提出多个假说，分析其与细胞因子介导的肿瘤血管萎缩导致体积减小有关或肿瘤细胞引发免疫反应从而导致肿瘤细胞被清除等可能。散发型ONG发病年龄稍大（多10岁以内），肿物生长较快，具有侵袭性，预后差，相对更易出现视力下降，66%～74%患儿会出现视力丧失[3]。

成人ONG恶性程度较儿童更高，多数为侵袭性的高级别多形性胶质母细胞瘤和间变性星形细胞瘤等。患者多为中年男性，表现为快速进行性视力丧失，视力恶化往往会在数周内发生。与肿瘤相关的死亡通常会在发病后数月内发生[4]。有研究显示成人恶性ONG患者诊断时的中位年龄为62.5岁，未经治疗患者中位生存期为2个月，而化疗的中位生存期为4个月，联合放疗和化疗的中位生存期也仅为11个月。此类患者虽然各种治疗会增加生存时间，但无论采取何种干预措施，预后通常都很差[5, 6]。

目前关于视神经胶质瘤的发病机制尚未明确。有研究表明，在NF-1发病过程中，控制细胞增生、存活和分化的肿瘤抑制基因被激活。而这一控制机制是通过丝裂原活化的细胞外信号调节激酶（mitogen-activated extracellular signal-regulated kinase，MEK）和哺乳动物雷帕霉素靶点（mammalian target of rapamycin，mTOR）途径发挥作用。正常情况下，NF-1基因的产物（神经纤维素）与RAS结合，从而使其失活并控制细胞分裂。因此，NF-1基因的失活导致了RAS的结构性激活和细胞的无节制增生。另外，散发型ONG还表现为丝氨酸-苏氨酸蛋白激酶B-RAF基因的重排[1, 7]。

ONG临床上多为单侧发病，生长缓慢，可数年内变化不大，但也可突然增大并沿视神经侵及颅内视神经、视交叉及视束，但一般不会引起血行和淋巴转移。其临床表现多样，通常与疾病发生部位、进展程度等有关。眼部临床表现包括视力下降、视野缺损、眼痛、眼球突出、眼球运动障碍、斜视、复视等。如果侵及颅内可出现头痛、恶心、呕吐、脑积水等颅内压升高的症状和体征。如累及下丘脑可出现下丘脑损伤性症状，如性早熟、肥胖、多饮、多尿等内分泌改变[1, 2, 8]。

影像学对于肿瘤的发现、评估和诊断具有重要意义[9]。MRI检查对软组织的分辨力强，能清楚显示ONG的形态及位置，典型表现为视神经呈梭形或者椭圆形膨大，边界较为清晰；T$_1$加权像肿瘤呈等或低信号，T$_2$加权像呈高信号；增强扫描见多数肿瘤呈轻至中度均匀强化，部分肿瘤可见周边强化，中心呈坏死或囊变而不强化。当视神经胶质瘤同时累及眶内段、管内段及颅内段则可表现为"哑铃形"。颅脑CT表现为与脑实质密度一致的软组织影，呈"纺锤"形、"梨"形或者椭圆形，约10%的患者肿瘤中心可见钙化，部分患者可见视神经管增宽[1, 10]（病例6图5）。

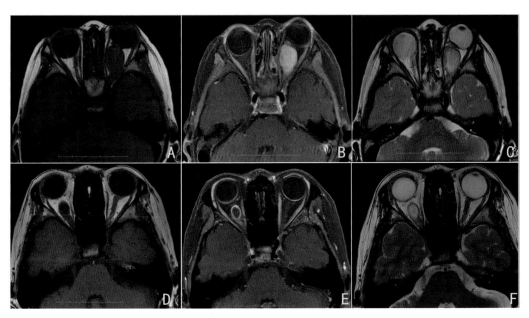

病例6图5　ONG典型MRI表现

A ~ C：左眼视神经胶质瘤呈梭形膨大，增强后均匀强化；D ~ F：右眼视神经胶质瘤呈椭圆形，肿物边缘可见强化，中心坏死或囊变而不强化

关于视神经胶质瘤的治疗，应根据患者的年龄、发病部位、临床表现及影像学检查进行综合分析，制定个性化治疗方案。如初诊患者视力较好，可密切随访观察，定期进行神经眼科检查和影像学评估；如果出现严重视力下降或发现病情进展，应积极治疗干预，手段包括化疗、手术、靶向治疗及放疗等[11]。当肿瘤体积巨大，病情进展迅速，患者视力严重损伤，出现眼痛或眼球突出造成暴露性角膜炎时，可考虑将ONG与视神经一并切除[11]。

三、病例点评

本例患者容易被误诊的原因有：①患者为青年女性，而ONG多为儿童发病，成人发生率较低。且患者右眼视力下降迅速，并严重降至无光感，容易被忽视ONG的可能；②眼眶MRI显示右眼视神经鞘膜的增强信号，易混淆诊断。综合患者首诊时的临床表现及MRI各序列影像学表现，初步诊断为"右眼视神经病变，右眼颅眶沟通肿瘤可能性大"。因患者已右眼视力失明1个月余，为进一步明确病变性质、防止疾病进展恶化，保护左侧视功能，建议患者行右眼颅眶肿物切除术并病理活检，最终被证实为右眼视神经胶质瘤（WHO Ⅰ级）。

由于成人视神经胶质瘤通常均为恶性，肿瘤生长迅速，可导致患者视力迅速恶化并在数月内死亡。此病例中该患者右眼术前视力短期内即下降至无光感，具有明显侵袭性的临床表现，但最终肿物病理结果显示为低级别良性胶质瘤，其预后良好，这种情况非常罕见。Bilgin G等也同样发现3例成人低级别视神经胶质瘤均在短时间内出现视力急剧下降。4例成人低级别视交叉胶质瘤出现瘤内出血和视力迅速恶化，而这通常被认为是发生在胶质母细胞瘤（WHO Ⅳ级）中的典型表现[4]。本病例为更全面的认识ONG疾病提供了更多临床思路。

四、延伸阅读

ONG需要与视神经鞘脑膜瘤、眶内神经鞘瘤、视神经炎、视神经转移瘤等鉴别。视神经鞘脑膜瘤多呈梭形增粗，在MRI中增强后明显强化，呈"双轨征"特征，这与ONG明显不同。视神经炎会出现急性视力下降，在MRI上显示急性期患者的视神经信号异常及增粗，表现为T_2WI像高信号，Gd-DTPA增强扫描可见视神经或视神经髓鞘强化，糖皮质激素治疗后一般症状可以缓解。但急性期水肿增粗往往为轻度，不如视神经胶质瘤显著，更不会出现扭结、坏死或囊变。视神经转移瘤多见于视网膜母细胞瘤、脉络膜黑色素瘤的侵犯，偶见于其他恶性肿瘤如肺癌、乳腺癌血行转移等，结合病史不难诊断。

目前对于存在严重视力下降和不良预后的患者，或随访时出现病情进展者应考虑积极治疗干预，方法主要包括化疗、放疗和手术治疗。其中化疗为是儿童ONG主要治疗方式。目前对于散发和NF-1相关ONG这两种类型的儿童ONG在总的治疗原则上并无区别。但是在治疗方案上，由于NF-1患者继发恶性肿瘤的风险更高，因此选择含有长春新碱、洛莫司汀、丙嗪、替莫唑胺的化疗方案时应慎重，并应严密监测患者血象，出现异常时及时停药。此外，放疗不是儿童ONG推荐的治疗方法，尤其应避免对10岁以下的NF-1相关ONG患者进行放疗[12]。

近年来随着研究的不断深入，也出现了靶向药物治疗等新的治疗手段。研究结果表明，ONG的发生与细胞生长调控失常有关。因此，丝裂原活化蛋白激酶抑制剂，如塞鲁米替尼、利法米替尼、曲米替尼和考比米替尼，通过作用于Ras信号通路的调控蛋白，抑制活化的丝裂原活化蛋白激酶（MAPK）形成，从而阻止细胞进入分裂状态。以上药物被应用于治疗进展性和复发性低级别胶质瘤，其2年生存率达69%，且病情无进展[13]。另外有研究表明，ONG富含新生血管，且微血管密度与不良预后有关。抗VEGF药物如贝伐单抗可通过抑制VEGF而降低肿瘤生长速度和血管通透性，可作为难治性ONG患者改善视力的一种选择[11]。

除此以外，有研究试图找到针对某一调控因素或途径的治疗方法（如以BRAF突变和MAPK通路为靶点的治疗），针对此病的相关基因研究仍在进行。另外在ONG中，哺乳动物雷帕霉素靶蛋白通路也被发现可以对某些细胞因子做出反应，从而控制细胞的生长和增生[14]。这些研究发现为未来对ONG患者的治疗提供了新的思路和方向，希望能给更多的患者带来更好的疗效。

（病例提供者：刘洪娟　首都医科大学附属北京同仁医院眼科）

（点评专家：姜利斌　首都医科大学附属北京同仁医院眼科）

参考文献

[1]Wladis EJ，Adamo MA，Weintraub L.Optic Nerve Gliomas[J].J Neurol Surg B Skull Base，2021，82（1）：91-95.

[2]Campen CJ，Gutmann DH.Optic Pathway Gliomas in Neurofibromatosis Type 1[J].J Child Neurol，2018，33（1）：73-81.

[3]Robert-Boire V，Rosca L，Samson Y，et al.Clinical presentation and outcome of patients with optic pathway glioma[J].Pediatr Neurol，2017，75：55-60.

[4]Cao Y，Tang X，Zan X，et al.Benign optic nerve gliomas in an adult：a case report[J].Medicine（Baltimore），2022，101（34）：e30132.

[5]Wabbels B，Demmler A，Seitz J，et al.Unilateral adult malignant optic nerve glioma[J].Graefes Arch Clin Exp Ophthalmol，2004，242（9）：741-748.

[6]Shofty B，Constantini S，Bokstein F，et al.Optic pathway gliomas in adults[J].Neurosurgery，2014，74（3）：273-279.

[7]Rasool N，Odel JG，Kazim M.Optic pathway glioma of childhood[J].Curr Opin Ophthalmol，2017，28（3）：289-295.

[8]Byrne S，Connor S，Lascelles K，et al.Clinical presentation and prognostic indicators in 100 adults and children with neurofibromatosis 1 associated non-optic pathway brain gliomas[J].J Neurooncol，2017，133（3）：609-614.

[9]Nair AG，Pathak RS，Iyer VR，et al.Optic nerve glioma：an update[J].Int Ophthalmol，2014，34（4）：999-1005.

[10]Tooley AA，Rasool N，Campbell A，et al.Acute angle plication of optic nerve glioma as a mechanism of rapidly progressive visual loss[J].Orbit，2021，40（1）：30-33.

[11]Farazdaghi MK，Katowitz WR，Avery RA.Current treatment of optic nerve gliomas[J].Curr Opin Ophthalmol，2019，30（5）：356-363.

[12]Tsang DS，Murphy ES，Merchant TE.Radiation therapy for optic pathway and hypothalamic Low-Grade gliomas in children[J].Int J Radiat Oncol Biol Phys，2017，99（3）：642-651.

[13]Leblond P，Tresch-Bruneel E，Probst A，et al.Phase I study of a combination of fluvastatin and celecoxib in children with relapsing/refractory Low-Grade or High-Grade glioma（FLUVABREX）[J].Cancers（Basel），2023，15（7）：2020.

[14]Dong Q，Yang B，Han JG，et al.A novel hydrogen sulfide-releasing donor，HA-ADT，suppresses the growth of human breast cancer cells through inhibiting the PI3K/AKT/mTOR and Ras/Raf/MEK/ERK signaling pathways[J].Cancer Lett，2019，455：60-72.

病例7　误诊为白内障的鞍结节脑膜瘤

一、病历摘要

（一）基本信息

患者女性，65岁。

主诉：双眼进行性视力下降7个月余。

现病史：患者7个月余前自觉双眼视物模糊，于医院就诊查双眼视力均为0.5，晶状体轻度混浊，眼底检查见双眼动静脉迂曲，右眼黄斑区可见点片状黄白色drusen（病例7图1），诊断为"双眼白内障（初发期）"，未行特殊诊疗。此后患者自觉双眼视力仍进行性下降明显，无眼痛、眼胀、头痛等症状，特来我院就诊。

既往史：既往体健，双眼视力正常（可达1.2）。否认高血压、糖尿病病史及外伤史。

个人史：否认烟酒嗜好，否认其他药物滥用史。

家族史：否认眼病及其他疾病家族史。

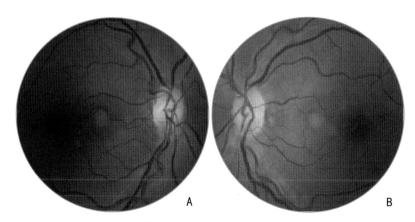

病例7图1 双眼眼底检查
A. 右眼；B. 左眼

（二）专科检查

矫正视力右眼0.1，左眼0.4。眼压：右眼16.0mmHg，左眼15.0mmHg。右眼RAPD（+）。双眼晶状体轻度混浊。双侧眼底较7个月前无明显改变（病例7图2）。

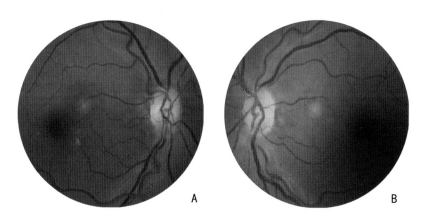

病例7图2 双眼眼底检查（与7个月前比较）
A. 右眼；B. 左眼

（三）辅助检查

初步完善Humphery视野、多焦视觉诱发电位（mfVEP）、双眼色觉检查等。

1. Humphery视野检查 中心30°视野光敏度普遍降低（病例7图3）。

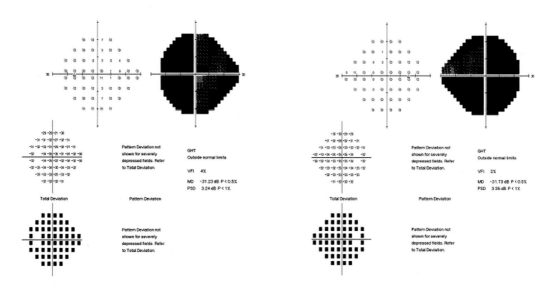

病例7图3　Humphery视野检查

2．mfVEP检查　双眼中心视野出现不同程度的振幅密度降低（即视野缺损，病例7图4）。

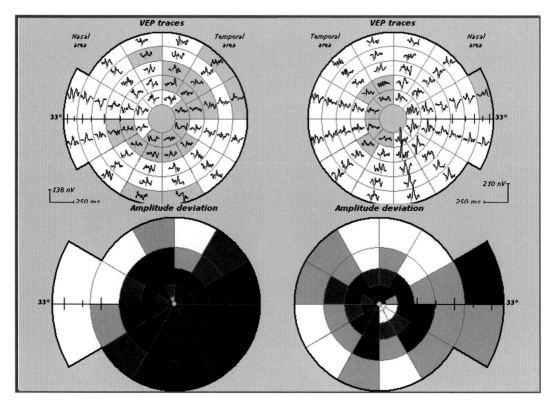

病例7图4　双眼mfVEP检查

3. 双眼色觉检查（D-15）示双眼蓝色觉异常明显（病例7图5）。

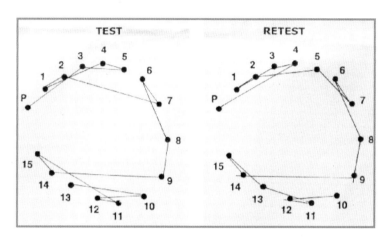

病例7图5 双眼色觉检查

根据以上检查结果，提示患者双眼视功能确实存在严重的器质性损伤，但考虑到该患者双眼眼底未见视盘形态改变及神经纤维层缺损，同其视力下降程度和全视野视敏度下降改变并不相符，因此病变的定位是我们首先思考的问题。可能的疾病如下：

1. 双眼隐匿性视网膜脉络膜病变，需考虑哪些眼底疾病和完善哪些检查？

2. 双眼视神经疾病，需考虑可能为何种视神经疾病，且该疾病在发病后1年双眼视盘无特殊改变？

3. 颅内病变，需考虑病变位于颅内何处既能造成双眼视功能损伤，并双眼视野改变不具有视路病变的特征，同时双眼视盘形态和颜色在7个月内无明显改变？

根据以上思路，我们建议患者进一步行相关检查：荧光素眼底血管造影（FFA）、OCT、多焦视网膜电图（mfERG）及眼眶MRI检查。

1. FFA检查 双眼视网膜动静脉迂曲扩张，余未见明显异常（病例7图6）。

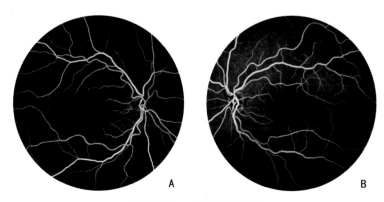

病例7图6 双眼FFA检查

A. 右眼；B. 左眼

2．OCT检查　未见后极部视网膜结构异常（病例7图7）。

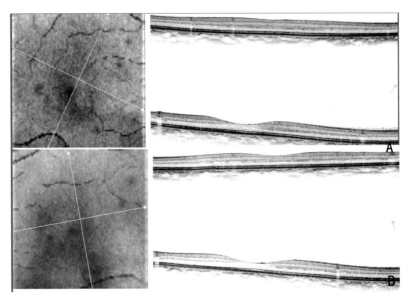

病例7图7　眼后节OCT检查

A．右眼；B．左眼

3．mfERG检查　未见异常（左眼振幅密度降低为左眼不能中心固视所致）（病例7图8）。

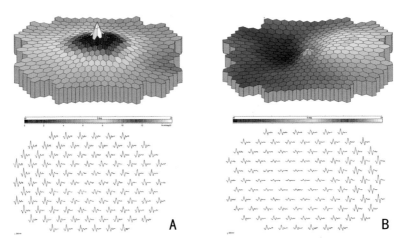

病例7图8　双眼mfERG检查

A．右眼；B．左眼

4．眼眶MRI　可见鞍区及鞍上一个不规则软组织肿块影，呈等T_1WI、稍高T_2WI信号，其内信号不均匀；增强扫描病灶呈不均匀斑片状明显强化，其上方的视神经受压上抬，垂体受压，两侧颈内动脉部分包绕（病例7图9）。

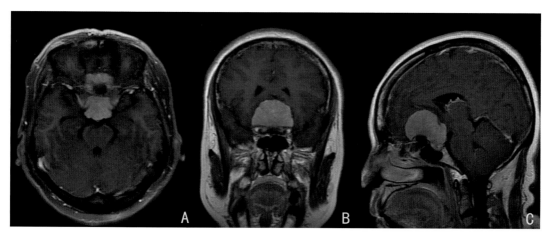

病例7图9　眼眶MRI检查

可见鞍区及鞍上一个不规则软组织肿块影，增强扫描病灶呈不均匀斑片状明显强化（红色箭头），其上方的视神经受压上抬，垂体受压（A. 水平位；B. 冠状位；C. 矢状位）

（四）治疗经过

转诊神经外科，行开颅手术摘除肿物做病理检查示脑膜瘤，术后患者双眼视力提高至1.0。

（五）最终诊断

鞍区占位病变，鞍结节脑膜瘤

二、疾病介绍

鞍结节脑膜瘤（tuberculum sellae meningiomas，TSM）主要起源于鞍结节，鞍结节是位于前颅底与鞍区移行区域的骨性结构，是分界垂体窝前上壁和视交叉前沟之间的骨性突起[1]。TSM于1899年由Steward在尸检中偶然发现，于1929年由Cushing和Eisenhardt首次报道手术切除病例。该肿瘤毗邻视神经、颈内动脉、大脑前动脉、下丘脑、漏斗和脑下垂体，周围具有限制其生长的天然屏障，其外侧有床突、视神经、颈内动脉及颈动脉池的蛛网膜鞘，后下方有垂体柄、Liliequist膜和漏斗，后上方有视交叉及其蛛网膜、终板、大脑前动脉A1段及前交通动脉[2]。TSH可以出现在鞍结的任何地方，可引起鞍结节骨质增生，也可随着肿瘤生长可逐渐向后或向上压迫视神经和视交叉导致视功能损伤[3]。

TSM约占颅内脑膜瘤的4%～10%，男女比约为1∶2，多发生于成年人，发病高峰年龄范围为45～55岁，大部分肿瘤大小不超过4cm，多累及单侧视神经管，少数累及双侧。此肿瘤良性居多，极少数发生恶变。TSM的发病机制目前仍尚未明确。有文献认为与内环境改变和基因变异有关，但并非单一因素所致。颅脑外伤、放射性照射、病毒感染等均可能与脑膜瘤的发生有关系。Ajlan等根据TSM的起源将其分为3种类型：单纯性

TSM（A型）、鞍结节和鞍膈型脑膜瘤（B型）、纯鞍膈型脑膜瘤（C型）。肿瘤分型或分类有助于TSM手术入路的选择[4]。

TSM向前方及上方生长时，常会压迫视神经和视交叉，引起视觉功能障碍，主要表现为进行性视力下降及视野缺损，最常见的是无症状的双颞侧视野缺损。Bassiouni等[4]报道79%的TSM患者均出现视力下降，64.5%出现视野受损。除此以外，由于肿瘤通常不是从中线起源，因此临床症状通常是不对称的，多自一侧开始，逐渐累及对侧。有研究发现100例TSM患者中89%均为非对称视力障碍，并且有高达67%的肿瘤侵犯视神经管，导致视觉功能障碍[5]。

另外，TSM两侧及上方可使颈内动脉受压而向外侧移位，也会包绕毗邻结构，若视力视野损害不明显或未受重视，肿瘤则继续向第三脑室底、视丘下部方向生长，压迫第三脑室导致脑积水，可出现颅内压增高，诱发头痛、呕吐等临床症状。

TSM也可向后方及下方压迫垂体柄和垂体，引起内分泌变化，包括闭经、多饮多尿、肥胖、嗜睡等。高泌乳素血症可能是最常见的内分泌障碍。但Fujio等[6]在研究中发现＞90%的TSH患者垂体功能均为正常，即使存在大的TSM压迫腺体，也未见垂体功能低下。尽管如此，文献支持在手术前进行完整的内分泌评估，术前检查甲状腺和肾上腺功能对于确保麻醉下患者的安全是非常重要的，然后在术后1周和3个月进行术后评估，以及时检测下丘脑–垂体后叶轴的异常[1]。

MRI对于TSM的诊断和手术指导具有十分重要的意义。肿瘤的T_1WI呈稍低或等信号，T_2WI呈等或稍高信号，增强扫描常表现为明显的均匀强化，少数肿瘤内部可见钙化。鞍结节、视交叉沟和蝶骨平台等肿瘤附着处有时可见骨质增生或受压变薄。"脑膜尾征"是脑膜瘤重要的影像学特征之一，但非特异性表现，表现为T_1WI低信号、T_2WI低信号，T_1WI增强扫描可见"彗星尾"样明显强化，这可能是由于肿瘤细胞侵袭肿瘤附着处脑膜组织的血管并使之聚集于内，继而导致肿瘤附着处邻近的脑膜明显充血所致。CT则可以观察骨质增生、破坏的范围和前床突的气化程度，这些都有助于预判术毕时是否需要进行颅底重建[1, 4]。

临床上主要与垂体大腺瘤、颅咽管瘤等注意鉴别。垂体大腺瘤MRI易表现为坏死、囊变及出血，强化不均匀。临床上可有相应的内分泌症状及实验室异常。颅咽管瘤多＜20岁及40～50岁，常为囊实性肿物，钙化多见，增强扫描壁结节及实性部分明显强化；生殖细胞瘤更常见于儿童，临床特点为性早熟，大多数位于松果体，少部分位于鞍上，主要表现下丘脑、视交叉受累症状，增强扫描明显及均匀强化，可伴松果体区类似肿块，可以鉴别[3]。

目前虽然偶然发现的无症状的TSM小肿瘤可进行连续影像学检查，但一旦证实肿瘤生长，则应进行治疗。由于大多数TSM离视路非常近，放射治疗通常具有潜在的不良反应，如视神经病变和迟发性垂体功能减退，因此手术切除通常是最安全的治疗选择。

三、病例点评

本例患者主因"双眼进行性视力下降7个月余"就诊，但查体双眼前后节检查均未见显著异常，进一步行辅助检查：双眼全视野视敏度下降，双眼VEP检查结果提示患者双眼视功能确实存在严重的器质性损伤，但考虑到该患者双眼眼底改变同其视力和视野改变并不相符，因此病变的定位诊断仍然无法确定在视网膜脉络膜病变、视神经疾病或是颅内占位。为进一步明确疾病定位，我们为患者进一步行双眼FFA检查、mfERG及眼眶MRI等辅助检查，最终明确疾病为鞍区占位病变，鞍结节脑膜瘤。回顾性分析本例患者容易被误诊的原因有：①通常TSM长期压迫视神经会导致视神经萎缩，但该患者长期压迫性视神经病变却并未导致眼底视盘变化，这一现象较为罕见；②患者虽为鞍结节脑膜瘤，但视野改变不典型，而且并非常见的不对称性视觉障碍，容易混淆；③不伴头痛、内分泌失调等全身症状。因此该病例中，患者虽临床上出现双眼进行性视力下降，但通过眼科常规基础检查无法在第一时间定位诊断，易造成混淆。本病例为更全面的认识TSM疾病提供了更多临床思路。

四、延伸阅读

鞍结节脑膜瘤的处理方案包括观察、显微手术切除和立体定向放射外科治疗。意外发现的小型TSM若不伴有明显的视交叉受压和视觉障碍时可以考虑观察，定期复查MRI及监测视野改变。由于视器对放射暴露的敏感性很高，因此即使是肿瘤体积小也不适合立体定向放射外科治疗，一般适用于术后残留或复发者或无法耐受手术治疗者。

鞍结节脑膜瘤属于鞍上、视交叉下的中线部位病变，生长过程非常隐袭，因此患者经常是在出现显著的视交叉压迫症状之后才得以诊断，此时必须解除病变的占位效应，因此不建议放射外科治疗或观察，对于症状性患者，显微外科切除是治疗该病的有效手段。但鞍结节脑膜瘤所在的鞍区是颅底较为复杂的区域，这大大增加了手术风险及术后并发症[7]。

目前鞍结节脑膜瘤的手术入路方式主要有经翼点或扩大翼点入路、单侧额下入路、双侧额下入路、外侧眶上入路、额底纵裂入路等。近年来随着神经内镜技术的不断发展，神经外科医师开始利用经鼻扩大入路（extended endonasal approach，EEA）切除鞍结节脑膜瘤，在治疗效果上也具有一定的优势。但各种入路并无绝对优势，选择入路方式与肿瘤的生长方式、周围组织的关系、肿瘤的分型和分级等密切相关。术前需综合考虑手术情况及术后可能出现的并发症，根据具体情况决定手术方式[8]。

目前TSM的手术策略选择仍然存在争议。欧洲神经外科协会（EANS）颅底外科委员会及其成员法国Sebastien Froelich教授和该领域的其他知名专家成立了一个特别工作组，针对该领域一些有争议话题的最新进展提出手术策略的相关建议[7]。文献表明，虽然以往的双侧额下入路可以看到视神经的下表面，保留穿支动脉，但由于切断上矢状窦和相关引流静脉有时会导致脑水肿和静脉梗死，术后嗅觉缺失发生率高，视神经和颈动脉的可视化较晚，因此文献支持在视力较差的一侧使用单侧入路治疗鞍结节脑膜瘤，双侧入路虽然在理论上有一些优势，但已被绝大多数颅底中心逐渐放弃。另外，文献支持使用颅底入路，其基本原理是减少脑压板压迫，对肿瘤进行早期断流术，并对受累较多的视神经进行早期减压。外侧裂的广泛开放是不必要的。

肿瘤切除术前是否进行视神经减压在很大程度上取决于多种因素，如视神经管侵犯的严重程度、视力损害的程度及外科医生对所需技术技能的信心。原则上讲这一操作更易获得良好的视觉效果，降低手术导致的视觉障碍可能[7]。

近年来国内外有较多临床中心陆续开始利用神经内镜下经鼻扩大入路来切除鞍结节脑膜瘤。该手术方式无需牵拉脑组织即可充分暴露肿瘤，脑挫伤或脑水肿等并发症发生率低。但脑脊液鼻漏发生率较高，相关研究报道EEA入路切除鞍结节脑膜瘤后其术后脑脊液漏率明显高于经颅入路（21.3% vs 4.3%）[9]。

目前在大多数神经外科中心，经颅入路仍然是首选。在某些病例中，由于肿瘤形态的限制和对视觉功能的影响，通过鼻内途径进行的手术仍有局限性，但随着神经内镜技术的不断提高及内镜手术操作器械的快速发展，EEA入路切除鞍结节脑膜瘤技术可能会有进一步的提升[10]。

此外，值得注意的是，类似本例鞍区占位性病变，如出现视觉症状很长时间（3个月以上），眼底依然无视神经萎缩改变者，肿瘤摘除术后，一般视力恢复较好。

（病例提供者：刘洪娟　首都医科大学附属北京同仁医院眼科）

（点评专家：姜利斌　首都医科大学附属北京同仁医院眼科）

参考文献

[1]Magill ST，McDermott MW.Tuberculum sellae meningiomas[J].Handbook of Clinical Neurology，2020，170：13-23.

[2]Soni RS，Patel SK，Husain Q，et al.From above or below：the controversy and historical evolution of tuberculum sellae meningioma resection from open to endoscopic skull base approaches[J].Journal

of Clinical Neuroscience，2014，21（4）：559-568.

[3]Jagannathan J，Kanter AS，Sheehan JP，et al.Benign brain tumors：sellar/parasellar tumors[J]. Neurologic Clinics，2007，25（4）：1231-1249.

[4]Bassiouni H，Asgari S，Stolke D.Tuberculum sellae meningiomas：functional outcome in a consecutive series treated microsurgically[J].Surgical Neurology，2006，66（1）：37-44.

[5]Lee S，Hong SH，Cho YH，et al.Anatomical origin of tuberculum sellae meningioma：Off-Midline location and its clinical implications[J].World Neurosurgery，2016，89：552-561.

[6]Fujio S，Hirano H，Yamashita M，et al.Preoperative and postoperative pituitary function in patients with tuberculum sellae Meningioma-Based on pituitary provocation tests[J]. Neurologia medico-chirurgica（Tokyo），2017，57（10）：548-556.

[7]Giammattei L，Starnoni D，Cossu G，et al.Surgical management of tuberculum sellae meningiomas：Myths，facts，and controversies[J].Acta Neurochirurgica（Wien），2020，162（3）：631-640.

[8]Mastantuoni C，Cavallo LM，Esposito F，et al.Midline skull base meningiomas：transcranial and endonasal perspectives[J].Cancers（Basel），2022，14（12）：2878.

[9]Komotar RJ，Starke RM，Raper DM，et al.Endoscopic endonasal versus open transcranial resection of anterior midline skull base meningiomas[J].World Neurosurgery，2012，77（5-6）：713-724.

[10]Jimenez AE，Harrison Snyder M，Rabinovich EP，et al.Comparison and evolution of transcranial versus endoscopic endonasal approaches for suprasellar Meningiomas：A systematic review[J]. Journal of Clinical Neuroscience，2022，99：302-310.

病例8　视神经血管母细胞瘤

一、病历摘要

（一）基本信息

患者男性，32岁。

主诉：左眼眼突伴渐进性视力下降6个月余。

现病史：患者于6个月余前无明显诱因出现左眼突出，无眼痛、头痛、头晕，无恶心、呕吐等症状，于当地医院行眼眶MRI检查（病例8图4）诊断为"左眼眶内占位"，未行特殊诊疗。后患者自觉左眼视力逐渐下降，伴周边有黑影遮挡，无眼红、头痛等症状，现为进一步诊治来我院就诊。

既往史：1年前曾诊断为"双侧肾上腺嗜铬细胞瘤"并于当地医院行双侧肾上腺切除手术。病理结果示：①（左侧）肾上腺嗜铬细胞瘤；②（右侧）肾上腺嗜铬细胞瘤，侵犯包膜及周围组织，形态学提示恶性生物学行为。外院FFA检查示左眼视盘水肿（病例8图3）。否认高血压、糖尿病、心脑血管等病史。

个人史：否认烟酒嗜好，否认其他药物滥用史。

家族史：无特殊家族遗传性疾病史。

（二）专科检查

①视力：右眼1.0，左眼0.5，矫正不提高。②眼压：右眼13.2mmHg，左眼14.6mmHg。③眼底：右眼瞳孔圆，直径约3mm，眼底下方视盘边界不清。左眼瞳孔圆，直径约3mm，RAPD（+），眼底视盘明显隆起水肿（病例8图1）。

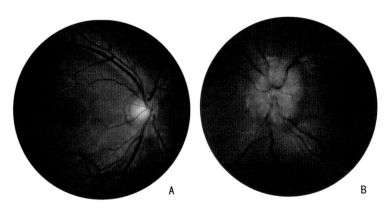

病例8图1　首诊我院眼底检查

A. 右眼；B. 左眼

（三）辅助检查

完善Octopus视野并再阅外院荧光素眼底血管造影（FFA）检查及眼眶MRI平扫＋增强。

1. Octopus视野检查　左眼周边环形视野缺损，右眼未见异常（病例8图2）。

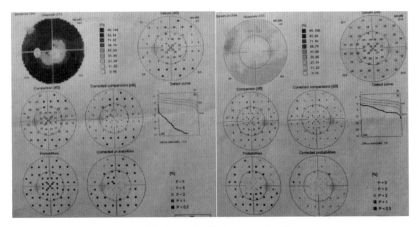

病例8图2　双眼Octopus视野

2. 外院FFA检查　左眼：动静脉充盈时间无延迟，视盘边界模糊，早期区域性高荧光，晚期视盘高荧光渗漏。右眼视盘下方早期高荧光，晚期荧光着染（病例8图3）。

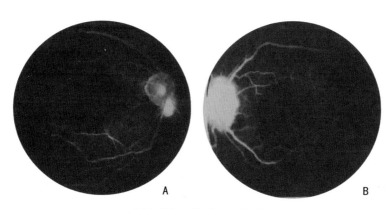

病例8图3　外院FFA检查

A. 右眼下方荧光着染；B. 左眼视盘高荧光渗漏

3. 外院眼眶MRI平扫＋增强检查（病例8图4）　左眼视神经全程增粗，边缘光滑整齐，眶内段稍迂曲，呈低T_1WI高T_2WI信号，增强扫描眶内后段–管内段明显异常强化，视神经管扩大。

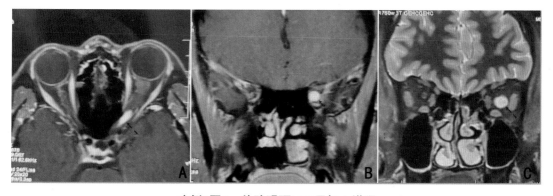

病例8图4　外院眼眶MRI平扫＋增强

眶内段稍迂曲，呈低T_1WI高T_2WI（C）信号，增强扫描眶内后段–管内段明显异常强化（A水平位，B冠状位）

（四）初步诊疗

左眼颅眶沟通肿瘤（视神经胶质瘤可能性大），双侧肾上腺嗜铬细胞瘤切除术后。建议患者暂时随访，密切观察视力情况。此后患者左眼视力呈进行性下降，1年后于我院再次就诊。

（五）再次就诊

1. 体格检查　①视力：右眼1.0，左眼指数/20cm，矫正不提高。②眼压：右眼

14.2mmHg，左眼14.0mmHg。③左眼眼球突出，RAPD（＋）。④眼底：左眼眼底视盘水肿，视盘鼻侧可见边界清楚的黄色渗出样病灶（病例8图5）。

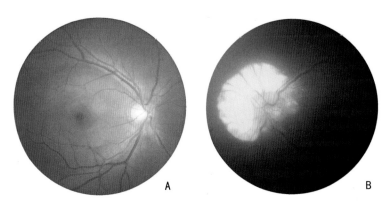

病例8图5　1年后双眼眼底检查

A．右眼；B．左眼

2. 辅助检查　复查眼眶MRI平扫＋增强、眼眶CT。

（1）眼眶MRI平扫＋增强：左侧视神经各段、视交叉及左侧视束区可见长条形肿块影，眶内段最大径约9mm，边界尚清晰，呈等长T_1WI、高T_2WI信号，增强后左侧视神经管内段、颅内段走形区病变可见明显强化，余病变未见明显强化。眼球后极受压变形，眼球前移（病例8图6A）。此外，肿瘤表现为前部囊性水肿、后部实性的特点；T_2WI可见前部囊性肿瘤部分显著高信号（病例8图6B），T_1增强像上仅可见后部实性肿瘤部分显著强化（病例8图6C）。

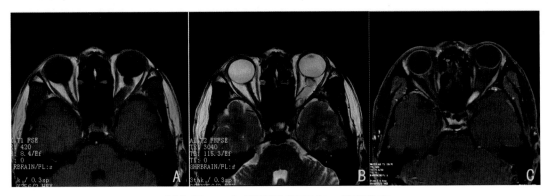

病例8图6　1年后眼眶MRI平扫＋增强检查

左侧视神经各段、视交叉及左侧视束区可见长条形肿块影，呈等长T_1WI（A）、高T_2WI信号（B），增强后左侧视神经管内段、颅内段走形区病变可见明显强化，余病变未见明显强化（C）

（2）眼眶CT：左侧眼球略向前方移位，视神经走形明显增粗，宽约8mm，长约2.8mm，眼眶各壁骨质未见明确异常征象（病例8图7）。

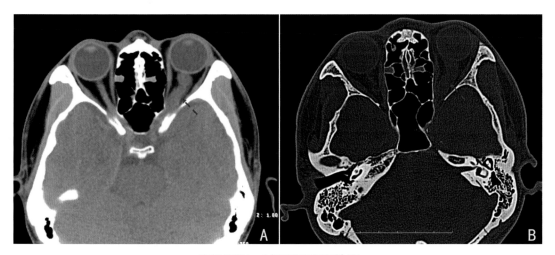

病例8图7 1年后眼眶CT检查

A. 左眼视神经走形明显迂曲增粗；B. 眼眶各壁骨质未见异常改变

患者于我院在眼科与神经外科联合下行"左侧颅眶肿瘤切除术"，术中发现眶尖部肿瘤边界清，色灰白，质地韧，血供一般，包绕视神经生长，视神经形态不清，与眼外肌、眶内神经（滑车神经、动眼神经分支等）粘连轻（眶内）。颅内：左侧视神经扁平型，色灰红，质地脆，边界不清，血供一般。自球后0.5cm处切断视神经，完整切除眶内段及颅内部分肿瘤。

病理活检：（左侧视神经）富于薄壁小血管的肿瘤，结合免疫组化染色结果考虑为血管母细胞瘤；部分区视神经内可见出血。免疫组化瘤细胞：GFAP（–）、S–100（部分+）、Ki–67（约1%）、P53（–）、Olig–2（–）、CD34（+）、NSE（–）、CD56（+）、EMA（–）、Vimentin（+）（病例8图8）。

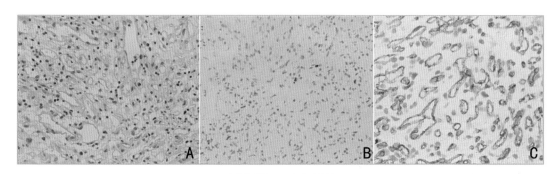

病例8图8 病理活检

A. HE染色（200×）；B. Ki–67标记阳性率低，恶性程度低；C. CD34标记血管丰富

（六）最终诊断

1. Von Hippel–Lindau（VHL）综合征

2. 左眼视神经血管母细胞瘤

3. 双侧肾上腺嗜铬细胞瘤切除术后

二、疾病介绍

视神经血管母细胞瘤（optic nerve hemangioblastoma，ONH），又称视神经血管网状细胞瘤，起源病因不明，目前考虑为软脑膜血管发生或来源于视神经组织的一种良性肿瘤，通过侵犯或压迫正常视神经组织造成严重视力下降[1~3]。在原发于中枢神经系统肿瘤中，血管母细胞瘤仅占1%~2%，主要位于颅后窝，如小脑、延髓、脊髓，而视神经血管母细胞瘤更极为少见[4]。该疾病首次在1930年由意大利教授Pietro Verga通过活检确诊并报道，1981年由Lauten教授团队对该疾病影像及病理特点进行总结，并首次将该疾病命名为视神经血管母细胞瘤[5]。该疾病多为单侧发病，病灶边界清楚，发病年龄平均为37岁，早期可无症状，随疾病发展出现视力下降、眼球突出和眼痛等症状[6, 7]。

MRI是目前被公认为发现视神经血管母细胞瘤的最有效方法。根据之前已发表的病例分析总结，发现肿瘤：①可以发生在视神经任何部位（眶内段多见）；②多数呈实性肿瘤；③可同时合并有Von Hippel-Lindau综合征；④MRI平扫呈等T_1WI等T_2WI或稍低T_1WI稍高T_2WI信号，增强扫描肿瘤实性部分呈明显强化；⑤CT上多呈软组织密度影，较少累及周围组织及少见骨质破坏[1, 5, 8]。据研究结果表明，40%~71%的视神经血管母细胞瘤患者会并发Von Hippel-Lindau（VHL）综合征[9]。VHL综合征是由于第3号常染色体短臂3p25.5抑癌基因突变或缺失所致。其可累及全身各处脏器，主要包括中枢神经系统血管母细胞瘤（60%~80%）、视网膜血管母细胞瘤（50%~60%）、嗜铬细胞瘤（11%~19%）、肾脏（30%~50%）及胰腺等。根据其诊断标准，无明显家族史患者，至少出现两个血管母细胞瘤（视网膜血管瘤或中枢神经系统）或一个血管母细胞瘤伴内脏实质肿瘤，即符合VHL综合征[9, 10]。

但由于视神经血管母细胞瘤较为罕见，临床表现不典型，在临床上很容易被误诊为成人视神经胶质瘤，从而导致误判预后及错过全身疾病的筛查。我们发现在本例患者中，肿瘤累及视神经眶内段及管内段，主要位于眶尖部，表现为前部囊性水肿、后部实性的影像学特征。T_1WI表现为等信号，T_2WI表现为前部囊性部分显著高信号，与玻璃体腔信号相差不大，我们分析这是由于后部肿瘤压迫导致的继发性蛛网膜下腔的扩张及渗出。T_1WI增强像上可见后部实性肿瘤显著强化，多位于眶尖部，由于该疾病本身血管较为丰富，因此增强信号多混杂。但该特点仍需较多病例进行总结验证。

手术是治疗视神经血管母细胞瘤的有效方法，常规放射治疗在孤立性中枢神经疾病中的作用非常有限，目前尚无应用放疗治疗该疾病的报道。根据以往的病例报道，部分视神经血管母细胞瘤患者肿瘤位于视神经表面，可试行分离肿瘤并保留视神经，从而保护残存视力。但当肿瘤包绕视神经生长且边界不清时，只能采取共同切除肿瘤及视神经的手术方式，也有利于防止复发。

对于发现的视神经肿瘤患者，如果年龄较大或者同时合并其他中枢神经血管母细胞瘤、内脏实质肿瘤的患者，应充分考虑到视神经血管母细胞瘤的可能。而对于未合并VHL综合征的孤立性视神经血管母细胞瘤的诊断非常困难，需结合MRI影像学检查进一步鉴别。当病变位于眶尖部，合并出现肿瘤周围水肿，并增强扫描实性肿瘤部分呈现明显不均匀强化时，要考虑到视神经血管母细胞瘤的可能，并及时进行全身重要脏器的检查。

三、病例点评

本病例根据患者病史、临床表现及影像学检查结果初步诊断为左眼颅眶沟通肿瘤（视神经胶质瘤可能性大），双侧肾上腺嗜铬细胞瘤切除术后。由于患者左眼视力尚可，无头痛等特殊不适，因此建议患者暂时随访，密切观察患者视力情况。患者一年内左眼视力进行性下降至指数/30cm，为进一步明确病变原因及防止恶性疾病进展，给予患者行左眼视神经肿瘤切除术并病理活检证实为视神经血管母细胞瘤。结合患者既往双侧肾上腺嗜铬细胞瘤手术病史，最终修正诊断为Von Hippel-Lindau（VHL）综合征，左眼视神经血管母细胞瘤，双侧肾上腺嗜铬细胞瘤切除术后。

该疾病患者在术前多难以与成人恶性视神经胶质瘤（optic nerve glioma，ONG）相鉴别。90%视神经胶质瘤患者年龄较小（＜20岁），但少部分患者为成人发病，呈恶性侵袭性发展。这部分患者多为中年男性，表现为快速进行性视力丧失，MRI的T_1WI像肿瘤呈等或低信号，T_2WI像呈高信号，T_1WI增强后均匀强化，有时病灶周边强化，中心呈坏死或囊变。两种疾病鉴别点如下：①合并全身疾病不同。视神经血管母细胞瘤常合并VHL综合征，而ONG多并发Ⅰ型神经纤维瘤病（NF-1）；②累及部位不同。文献报道的视神经血管母细胞瘤多好发于眶尖部，而ONG可发生于视神经任何部位，累及节段相对更长；③MRI影像难以鉴别。视神经血管母细胞瘤多表现为囊实性（前部囊性，后部实性），增强扫描实性肿瘤部分呈明显不均匀强化。而ONG增强扫描肿瘤多呈均匀强化，或病灶周边强化，中心呈坏死或囊变。但此影像学鉴别特点仍需大样本研究进一步分析总结。

由于本疾病较为罕见，既往报道病例多缺乏完整及清晰的影像学检查结果。本病例完整的展示并分析了患者可能具有的特异性MRI影像学检查及临床特征，为更全面的认识疾病及术前的鉴别诊断提供了更多临床思路。

四、延伸阅读

视神经血管母细胞瘤在临床上非常罕见。截止目前全世界报道个案不足40例。该肿瘤由大量的供血及引流血管及大量的毛细血管组成。所有血管都由网状支架支撑的内皮细胞排列而成。虽然肿瘤的起源细胞尚不清楚，但肿瘤均起源于视神经组织本身，而非视神经鞘[1]。由于既往影像技术的不足，部分病例报道无法提供完整的眼眶MRI及眼眶CT影像学资料，因此该疾病的影像学特点尚需进一步总结和分析（病例8表1）。

病例8表1　既往报道的视神经血管母细胞瘤临床表现及影像学特点

研究组	年龄（年）/性别	症状和体征	部位	VHL	T_1WI	T_2WI	增强信号	囊性/实性
Rubio et al，1994	43/女	右眼视力下降	右眼眶内段		NA	NA	均匀	NA
Kato et al，2004	29/男	右眼视力下降，眼球突出	右眼眶内段及颅内段	否	NA	NA	NA	NA
Higashida et al，2007	64/男	左眼视力下降，眼球突出	左眼眶内段	否	等信号	高信号	均匀	囊性不明显/实性
Barrett et al，2008	47/男	右眼视力下降至光感，眼球突出	右眼眶内段	是	NA	NA	均匀	NA
Baggenstos et al，2008	62/女	左眼视力下降至眼前手动，眼球突出	左眼眶内段	是	NA	NA	均匀	NA
Shima et al，2011	33/男	左眼视力下降至无光感	左眼眶内段	否	NA	NA	不均匀	NA
Zywicke et al，2012	50/女	左眼视力下降至0.3	左眼颅内段	否	NA	NA	不均匀	囊性/实性
Staub et al，2014	34/女	右眼视力下降至无光感，眼球突出，眼痛	右眼颅内段	是	NA	NA	不均匀	NA
Turel et al，2016	67/男	左眼视力下降至20/60，中心视野遮挡	左眼颅内段	是	低信号	高信号	不均匀	囊性/实性
McGrath et al，2018	25/女	无症状	右眼眶内段	是	NA	高信号	不均匀	囊性/实性
Darbari et al，2019	33/女	右眼视力下降至眼前手动	右眼眶、管、颅内段	否	等信号	高信号	均匀	囊性/实性

续表

研究组	年龄（年）/性别	症状和体征	部位	VHL	T_1WI	T_2WI	增强信号	囊性/实性
Xu et al, 2020	51/女	左眼视力下降	左眼眶内段	否	等信号	高信号	不均匀	囊性/实性
Yue et al, 2020	51/女	左眼视力下降，头痛，眼球突出	左眼眶内段、管内段	否	低信号	高信号	不均匀	囊性/实性

注：NA，not available，资料不足

（病例提供者：刘洪娟　首都医科大学附属北京同仁医院眼科）

（点评专家：姜利斌　首都医科大学附属北京同仁医院眼科）

参考文献

[1]McGrath L A，Mudhar HS，Salvi SM.Hemangioblastoma of the optic nerve[J].Survey Of Ophthalmology，2019，64（2）：175-184.

[2]RHONDA B，DALE M，ALAN B，et al.Optic Nerve Hemangioblastoma[J].Ophthalmology，2008，115（11）：2095.

[3]Nerad JA，Kersten RC，Anderson RL.Hemangioblastoma of the optic nerve[J].Ophthalmology，1988，95（3）：398-402.

[4]Turel MK，Kucharczyk W，Gentili F.Optic nerve hemangioblastomas-A review of visual outcomes[J].Turkish Neurosurgery，2017，27（5）：827-831.

[5]Darbari S，Meena RK，Sawarkar D，et al.Optic nerve hemangioblastoma：Review[J].World Neurosurgery，2019，128：211-215.

[6]Xu S，Li Q，Bian B，et al.Optic nerve hemangioblastoma with bilateral frontal lobe Oedema：a case report[J].BMC Ophthalmology，2020，20（1）：437.

[7]McGrath L A，Mudhar HS，Salvi SM.Optic nerve haemangioblastoma：signs of chronicity[J].Ocular Oncology and Pathology，2018，4（6）：370-374.

[8]Duan M，Yang L，Kang J，et al.Neuroimaging features of optic nerve hemangioblastoma identified by conventional and advanced magnetic resonance techniques：a case report and literature review[J].Front Oncology，2021，11：763696.

[9]Alvarez R，Mastorakos P，Hogan E，et al.Retrobulbar hemangioblastomas in von Hippel-Lindau disease：Clinical Course and Management[J].Neurosurgery，2021，88（5）：1012-1020.

[10]Chittiboina P，Lonser RR.Von Hippel-Lindau disease[J].Handbook of Clinical Neurology，2015，132：139-156.

第三节　继发性视神经肿瘤

病例9　眼眶弥漫性大B细胞淋巴瘤

一、病历摘要

（一）基本信息

患者女性，67岁。

主诉：左眼红、胀痛11天，视力下降4天。

现病史：患者于11天前无明显诱因出现左眼红、眼痛，不伴有视力下降、复视等不适。于当地医院就诊，查体示视力右眼0.8，左眼0.6，左眼鼻侧结膜充血，余双眼前节及眼底未见异常。后左眼红痛症状自行缓解。4天前，无明显诱因突发左眼视力急剧下降，眼球运动受限。

既往史：右眼白内障术后5个月；高血压3级，药物控制在100/70mmHg左右。否认其他全身病史，否认外伤史。

（二）专科检查

①矫正视力：右眼0.7，左眼FC/眼前。②眼压：右眼13.4mmHg，左眼13.7mmHg。③左眼外转受限，上、下及内转运动尚可；左眼晶状体轻混，右眼IOL在位，余未见异常。④双眼眼底未见明显异常（病例9图1）。

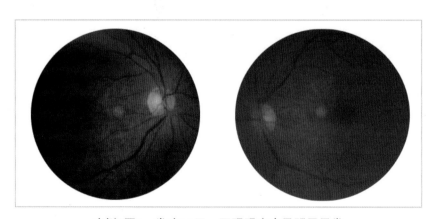

病例9图1　发病11天，双眼眼底未见明显异常

（三）辅助检查

完善患者眼B超及眼眶MRI检查。

1. 眼部B超 左侧视神经回声结节状增大，视神经鞘膜高反射。

2. 眼眶MRI 左侧视神经眶内段–管内段周围见一不规则团状病灶，边界清晰，范围约18mm×34mm×12mm（病例9图2）。

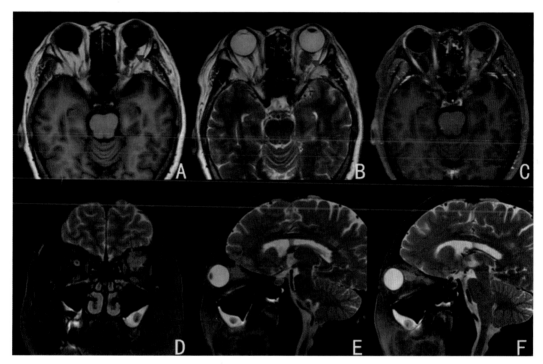

病例9图2 眼眶MRI

A. 水平位T_1WI呈稍低信号；B. T_2WI呈稍高信号；C. Gd增强后呈轻度不均匀强化；D. 冠状位T_2WI脂肪抑制像显示病变包绕视神经，与眼外肌分界欠清；E、F. 矢状位T_2WI脂肪抑制像显示病变向眶深部延伸，直达眶尖部。

（四）诊疗经过

初步诊断为左侧视神经占位性病变，完善术前检查、IgG亚型、血常规＋CRP、血沉等检查，拟择期手术活检。

一周后患者复诊，IGG 1713.89mg/dl↑，IgG_4 3.4mg/dl↑，乳酸脱氢酶311U/L↑，其他检查未见异常。考虑患者左眼眶炎性病变IgG_4相关眼病（IgG_4-ROD）不能除外，并且左眼仍有部分视力，手术活检可能导致失明，与患者家属充分沟通后，试行糖皮质激素治疗，予甲泼尼龙32mg/d，4mg/w减量。

两周后患者复诊，自觉眼痛症状较前明显改善，视力无好转。查体：右眼视力0.7，左眼光感，左眼外上转位，各向运动均受限。余眼前节、眼底同前。患者虽自觉症状减轻，但视力下降，且眼球运动障碍较前明显加重（病例9图3），考虑视神经占位病变为恶性病变（高级别淋巴瘤）不除外，建议患者完善PET-CT检查，评估全身情况。

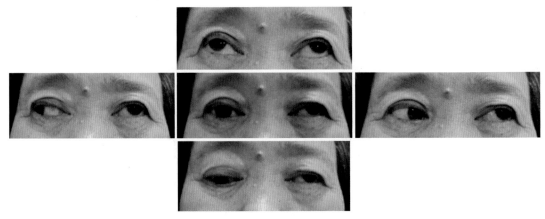

病例9图3　糖皮质激素治疗2周后，左眼眼球运动障碍加重。
第一眼位呈外上转位，各向运动不同程度受限

PET-CT检查结果示左侧眼球后方沿视神经方向多发软组织密度小结节，代谢异常增高。左侧肱骨头、右侧股骨颈、左侧髂骨局部密度增高，代谢异常增高，骨侵犯/浸润病变激素治疗后改变可能。考虑淋巴瘤不能除外，建议血液科会诊行骨髓穿刺。

一周后，患者于我院血液科行左侧髂骨行骨髓穿刺，流式细胞术及病理结果回报均未见明显异常，血液科考虑炎症病变不能除外，建议继续口服甲泼尼龙减量，观察治疗效果。

两周后，当甲泼尼龙减量至16mg时，患者自觉左眼胀痛感加剧，伴左侧头痛，左侧上睑下垂，左眼视力进一步下降，再次于血液科就诊，行全身骨扫描检查示：左侧盆骨及双下肢骨多发放射性轻度增高及增高区，不除外恶性病变累及。复查眼眶MRI发现左眼肌锥内间隙占位较2个月前明显增大（病例9图4）。遂收入眼肿瘤科病房，入院查体，左眼视力无光感，眶压升高，眉弓及眶周可触及质软肿物，左眼上睑下垂，眼球外斜，各向运动受限。行左眼前路眶内肿物切除术。

手术经左眼上睑内侧双重睑处入路，切取部分眶内肿物组织。术中见肿物边界不清，灰白色，鱼肉状，质脆，累及提上睑肌等组织。术后病理诊断：弥漫性大B细胞淋巴瘤，非生发中心起源。免疫组化及原为杂交染色结果瘤细胞：CK（-），C30（-），CD3（背景+），CD21（-），CD20（+），CD5（-），CD38（散在+），CD56（-），CD79α（+），CD10（-），MUM1（+），CyclinD（-），GranB（-），TIA1（灶+），Ki-67（约40%），CD45R0（+），Bcl2（约70%），Bcl6（热点区约40%），PAX5（+），C-myc（约15%～20%），EREB（-）（病例9图5）。

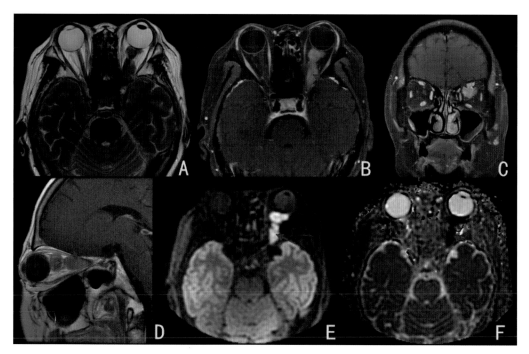

病例9图4　复查眼眶MRI

A. 水平位T$_2$WI呈等信号；B. Gd增强后呈轻度强化；C. 冠状位增强像，病变包绕视神经眶内段、左侧眼动脉，与眼上肌群分界不清。左侧眼上静脉增宽、扩张，部分与病变分界不清；D. 矢状位T$_2$WI像显示病变向眶深部延伸直达眶尖；E. DWI呈高信号；F. ADC呈低信号。

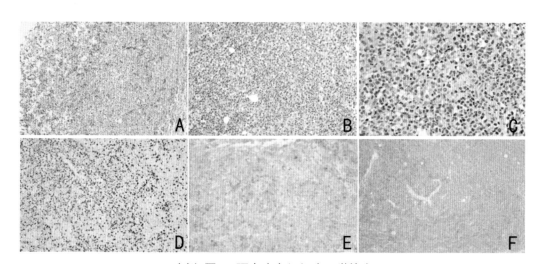

病例9图5　眶内病变组织病理学检查

A. 低倍镜下淋巴细胞弥漫性肿瘤性增生；B. 中倍镜下肿瘤性增生的淋巴细胞有一定的异型性；C. 高倍镜下肿瘤细胞异型性明显，细胞呈圆形或卵圆形，符合B细胞淋巴瘤形态，可见到核分裂象；D. Ki-67 80%以上，说明肿瘤细胞增生活跃，恶性程度较高；E. 免疫组化CD79a阳性，提示肿瘤细胞是B细胞来源，符合弥漫性大B细胞淋巴瘤诊断；F. CD20和CD79a阳性，提示B细胞来源。

术后患者转诊至血液内科，进行R-CHOP（利妥昔单抗、环磷酰胺、阿霉素、长春新碱和泼尼松）化疗。化疗过程中，两次复查颅脑或眼眶MRI，发现左侧眶内肿物逐渐减小（病例9图6）。术后10个月，患者上睑下垂及眼球运动恢复正常，全身情况良好，未发现转移。

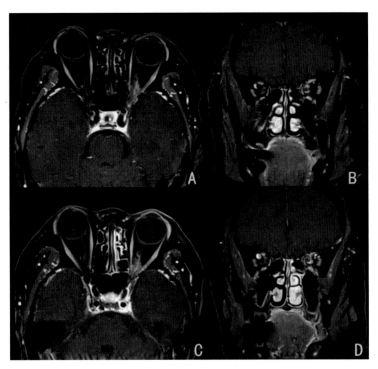

病例9图6   复查颅脑或眼眶MRI

术后1个月（A、B）和术后3个月（化疗2个疗程）（C、D）的眼眶MRI显示，眶尖残留肿物变小

（五）最终诊断

眼眶弥漫性大B细胞淋巴瘤

二、疾病介绍

眼眶淋巴瘤是成人最常见的眼眶原发恶性肿瘤，约占眼眶肿瘤的24%～55%，占所有眼肿瘤的8%，常见于60岁左右老年人，性别倾向通常与淋巴瘤的亚型相关。双眼发病者约占全部患者的10%，其中单侧眼眶淋巴瘤患者10年系统性淋巴瘤复发率为33%，双侧眼眶淋巴瘤患者约为72%。根据眼眶淋巴瘤的累及部位，临床表现各异，最常见的表现为眼球突出和眼睑肿胀，可伴有疼痛和炎症反应，也可有结膜水肿、上睑下垂、复视、视力下降、眼球运动受限等临床表现[1, 2]。

眼眶淋巴瘤在人体中约有20余种亚型，其中结外边缘区黏膜相关性淋巴组织

（MALT）B细胞淋巴瘤是最常见的眼眶淋巴瘤类型，在国外MALT淋巴瘤在眼附属器淋巴瘤中占50%~70%[3、4]，国内一项研究显示，眼附属器MALT淋巴瘤约占90%[5]；其次为滤泡性淋巴瘤和弥漫性大B细胞淋巴瘤（DLBL）。MALT淋巴瘤是一种惰性淋巴瘤，起病缓慢，病程长达数月甚至数年，老年女性发病多见。眼眶MALT淋巴瘤常发生于泪腺区，多表现为眼球突出和眼睑肿胀。预后相对较好，5年、10年生存率分别为96%和89.6%[6]，5年复发率18%，其他系统累及率为5%~10%[7]，致死率低至5%[8]。眼眶DLBL相对罕见，发病年龄跨度较大，20~80岁均可发病，无明显的性别差异[2]。DLBL侵袭性较高，起病急，进展快，常发生于眼眶后部的肌锥内外间隙，常以眼球突出、视力下降或眼球运动障碍为主要临床表现[9]。与MALT淋巴瘤相比，DLBL的整体预后较差，全身其他系统累及率高达42%，5年总体生存率仅为20%~42%[9]。

眼眶淋巴瘤的常规治疗包括手术切除、放射治疗和化学治疗。手术切除可以缩减肿瘤体积，减少其对眼球或眼眶内结构的压迫作用，并且通过手术取得组织样本进行病理检查，对于明确淋巴瘤的病理类型，指导下一步的治疗有着重要的作用。但由于多数眼眶淋巴瘤生长较为弥漫，为保留眼部功能，肿瘤通常无法完全切除干净，术后复发率较高，因此很少选择手术作为唯一治疗方式，通常需要与其他治疗方法联合使用。低剂量放射治疗（30.6~36Gy）是眼眶MALT淋巴瘤的一线治疗方法，病灶局部缓解率可以高达97%~100%。而DLBL对放疗敏感性较低，一般仅作为化疗后的巩固治疗。化学治疗通常用于高度恶性或伴有全身扩散的眼眶淋巴瘤的患者，最常用的是CHOP（环磷酰胺、阿霉素、长春新碱和泼尼松）联合治疗方案，其次为CVAD（环磷酰胺、长春新碱、阿霉素、地塞米松、甲氨蝶呤和阿糖胞苷）和CVP（环磷酰胺、长春新碱和泼尼松）等方案[10]。对于恶性度较高的DLBL，为防止中枢神经系统转移，建议预防性化学治疗[1]。另外，还有一些系统性淋巴瘤常用治疗方法，如干扰素α和利妥昔单克隆抗体，它们对于眼眶淋巴瘤的治疗效果尚缺乏大样本的研究。

三、病例点评

患者为老年女性，急性病程，数天内视力下降至眼前指数，并且伴随眼球运动受限，首先需要进行眼眶影像学检查排除占位。眼眶MRI检查显示，左侧视神经眶内段-管内段周围稍低T_1WI、稍高T_2WI信号的不规则团状病灶，增强后轻度不均匀强化，眼眶炎症性病变（如炎性假瘤或IgG$_4$相关眼病等）以及眼眶淋巴瘤均可有类似表现，但在随后的检查中发现，患者血清IgG$_4$升高，IgG$_4$相关眼病不能完全排除，该病对于糖皮质激素治疗非常敏感。在与患者及其家属充分沟通后，选择先试用糖皮质激素治疗，但在糖皮质激素减量的过程中，患者的眼部症状持续加重，考虑淋巴瘤可能性较大，但此时患者的患眼尚有一定视力，肿物与视神经关系紧密，活检后患眼视力丧失风险较大，逐建议患者在血液科进行骨髓穿刺病理学检查明确诊断。然而，骨髓穿刺病理学检查并未发现肿瘤细胞，继续激素治疗，但无明显效果，患眼视力降至无光感，复查MRI显示眼眶内肿物较前明显增大，此时已适合开眶活检手术，最终明确病理诊断为弥漫性大B细胞瘤。术后转诊至血液内科进行化学治疗，术后1年内无复发及转移。眼眶炎症性病变和淋巴瘤最直接有效的鉴别方式为手术活检行组织病理学检查。但本例患者眶内的病变包绕视神经，紧邻眼外肌，手术后视力完全丧失及眼球运动障碍的风险非常高。若病变为IgG_4相关眼病，糖皮质激素治疗可以使病灶缩小，甚至有望恢复视力，达到临床治愈；但若病变为淋巴瘤，激素治疗效果不定，病情常有反复或无效果，此时不得不考虑手术活检明确诊断，活检手术利弊应该在术前与患者及其家属进行充分的沟通。

值得一提是，MRI检查对淋巴瘤的诊断和鉴别具有一定的特异性。眼眶淋巴瘤在DWI上呈高信号，ADC值较低；而眼眶炎症性病变，DWI和ADC通常均呈高信号。DWI和ADC两个序列对于鉴别眼眶炎症性病变和淋巴瘤具有较高的敏感性和特异性。患者在发病初期MRI检查显示，病变信号呈稍低T_1WI稍高T_2WI信号，增强后呈轻度不均匀强化，眼眶炎性假瘤、IgG_4相关眼病及眼眶淋巴瘤均可有此表现，由于未做DWI和ADC两个序列，无法进行进一步的鉴别；在发病2个月在我院复查MRI，发现病变增大的同时，DWI呈高信号，ADC图呈低信号，比较符合淋巴瘤MRI表现。淋巴瘤在MRI这种特征性表现应在临床工作中加以重视。

四、延伸阅读

本例患者最终经病理检查诊断为弥漫性大B细胞淋巴瘤，但在初期的检查中发现血清IgG_4升高。目前国内外研究发现有8.8%～40.3%眼眶淋巴瘤患者的血清和组织标本中存在IgG_4的升高，大约有10%的系统性淋巴瘤患者存在IgG_4相关眼病[11]。淋巴瘤患者中IgG_4升高的机制存在多种猜测：有学者认为淋巴瘤患者由于免疫系统长时间暴露于肿瘤相关抗原中，肿瘤本身会引起和促进炎症，因此肿瘤的炎性状态导致IgG_4的升高；还有学者认为IgG_4抗体不能诱导抗肿瘤免疫，并且抑制了IgG_1抗体的抗肿瘤活性，因此IgG_4升高有利于诱导淋巴瘤的生长[12]。对于眼眶淋巴瘤与IgG_4相关疾病的关联性，不同的学者也存在不同的见解：有学者认为眼眶MALT淋巴瘤可能为IgG_4相关性疾病的一种[13]；另一些学者认为IgG_4相关眼眶炎性病变易转化为淋巴瘤[14, 15]；也有学者认为淋巴瘤细胞本身可以产生IgG_4分子[15, 16]。迄今为止，对眼眶淋巴瘤和IgG_4相关性疾病的关系尚无明确的结论，但无可否认的是，大量的研究已经表明，在眼眶淋巴瘤的患者中可以存在IgG_4的升高。因此对于"眼眶炎症性病变"合并血清IgG_4升高的患者，在未经组织病理学确诊前，也应考虑到淋巴瘤的可能性。

（病例提供者：郭思彤　首都医科大学附属北京友谊医院眼科）
（点评专家：姜利斌　首都医科大学附属北京同仁医院眼科）

参考文献

[1]施颖芸，贾仁兵，范先群.眼眶淋巴瘤临床诊断与治疗进展[J].中华眼科杂志，2017，53（8）：632-636.

[2]孙梅，马建民.眼眶淋巴瘤流行病学特点[J].中华实验眼科杂志，2020，38（11）：979-982.

[3]Lagoo AS，Haggerty C，Kim Y，et al.Morphologic features of 115 lymphomas of the orbit and ocular adnexa categorized according to the World health organization classification：are marginal zone lymphomas in the orbit mucosa-associated lymphoid tissue-type lymphomas？[J].Archives of Pathology & Laboratory Medicine，2008，132（9）：1405-1416.

[4]Jung H，Yoo HY，Lee SH，et al.The mutational landscape of ocular marginal zone lymphoma identifies frequent alterations in TNFAIP3 followed by mutations in TBL1XR1 and CREBBP[J].Oncotarget，2017，8（10）：17038-17049.

[5]何为民，罗清礼，夏瑞南.114例眼附属器淋巴增生性病变的病理分析[J].中国实用眼科杂志，2001，19（1）：68-70.

[6]赵水喜，俞立权，布洁，等.放射治疗IE期非结膜眼附属器黏膜相关淋巴组织型淋巴瘤的剂量效应和预后[J].武警医学，2016，277（12）：1249-1252.

[7]Collina F，De Cgiara A，De Renzo A，et al.Chlamydia psittaci in ocular adnexa MALT lymphoma：a possible role in lymphomagenesis and a different geographical distribution[J].Infectious Agents and Cancer，2012，7：8.

[8]Kiesewetter B，Lukas J，Kuchar A，et al.Clinical features，treatment and outcome of mucosa-associated lymphoid tissue（MALT）lymphoma of the ocular adnexa：single center experience of 60 patients[J].PLoS One，2014，9（7）：e104004.

[9]李静，王玉川，陈陆霞，等.眼附属器弥漫大B细胞淋巴瘤的临床及病理学分析[J].中华眼科杂志，2021，57（5）：366-371.

[10]Olsen TG，Heegaard S.Orbital lymphoma[J].Survey of Ophthalmology，2019，64（1）：45-66.

[11]Sohn EJ，Ahn HB，Roh MS，et al.Immunoglobulin G_4（IgG_4）-Positive ocular adnexal mucosa-associated lymphoid tissue lymphoma and idiopathic orbital inflammation[J].Ophthalmic Plastic and Reconstructive Surgery，2018，34（4）：313-319.

[12]Karagiannis P，Gilbert AE，Josephs DH，et al.IgG_4 subclass antibodies impair antitumor immunity in melanoma[J].Journal of Clinical Investigation，2013，123（4）：1457-1474.

[13]Nakayama R，Matsumoto Y，Horiike S，et al.Close pathogenetic relationship between ocular immunoglobulin G_4-related disease（IgG_4-RD）and ocular adnexal mucosa-associated lymphoid

tissue （MALT） lymphoma[J].Leukemia & Lymphoma，2014，55（5）：1198-1202.

[14]Cheuk W，Yuen HK，Chan AC，et al.Ocular adnexal lymphoma associated with IgG₄⁺ chronic sclerosing dacryoadenitis：a previously undescribed complication of IgG₄-related sclerosing disease[J].American Journal of Surgical Pathology，2008，32（8）：1159-1167.

[15]Sato Y，Ohshima K，Takata K，et al.Ocular adnexal IgG₄-producing mucosa-associated lymphoid tissue lymphoma mimicking IgG4-related disease[J].Journal of Clinical and Experimental Hematopathology，2012，52（1）：51-55.

[16]Sato Y，TakataA K，Ichimura K，et al.IgG₄-producing marginal zone B-cell lymphoma[J]. International Journal of Hematology，2008，88（4）：428-433.

病例10　眶内占位继发视神经病变

一、病历摘要

（一）病例1

1. 基本信息

（1）患者女性，52岁。

（2）主诉：左眼视力下降40余天。

（3）现病史：患者于40余天前无明显诱因出现左眼视力进行性下降，不伴有眼痛、眼球突出、复视、眼球运动障碍和上睑下垂等表现。

（4）既往史：2年前确诊右侧乳腺癌，未行手术治疗，进行了5个疗程的化疗和20次放疗；发现高血压3个月余，药物控制尚可。

2. 专科检查　①矫正视力：右眼0.7，左眼眼前手动。②眼压：右眼16mmHg，左眼17mmHg。③眼前节：左眼RAPD（+），余眼前节未见明显异常。④眼底：右眼视盘界清色可，左眼视盘色红、边界欠清（病例10图1）。

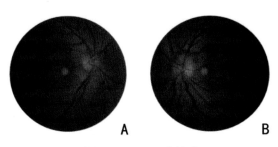

病例10图1　眼底检查

A. 右眼；B. 左眼

3. 辅助检查　完善眼后节OCT、眼眶MRI及CT检查。

（1）眼后节OCT检查：双眼黄斑中心凹未见明显异常（病例10图2）。

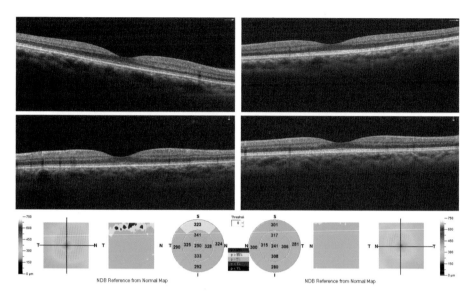

病例10图2　双眼后节OCT大致正常

（2）眼眶MRI检查：左侧眶尖区颅眶鼻沟通占位性病变，伴邻近脑膜增厚并有明显强化（病例10图3）。

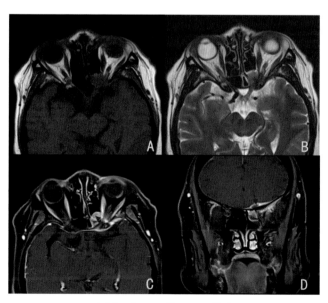

病例10图3　眼眶MRI检查

左侧眶尖区见不规则软组织肿块影（红色箭头），呈等T_1WI（A）等T_2WI（B）信号；C. 增强后呈明显不均匀强化，边界尚清；D. 肿物包绕视神经管及蝶骨小翼生长，邻近颅底脑膜弥漫性增厚强化

（3）眼眶CT检查：左侧后组筛窦、蝶窦内软组织密度影伴邻近窦壁及视神经管骨质异常改变（病例10图4）。

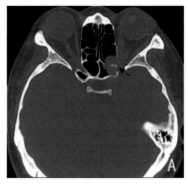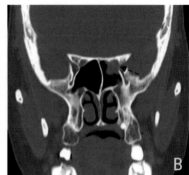

病例10图4　眼眶CT检查（A. 水平位；B. 冠状位）

后组筛窦和蝶窦内可见软组织密度影，邻近窦壁及视神经管骨质破坏（红色箭头）

4. 治疗经过　请耳鼻喉头颈外科会诊后，于鼻内镜下行肿物切除术，术后病理回报肿物符合"乳腺癌转移"。术后完善PET-CT检查，示右腋下淋巴结、前纵隔、胸骨、右侧顶骨等多处转移灶。

5. 最终诊断

（1）左鼻眶沟通占位性病变（转移癌）

（2）左眶尖综合征

（3）乳腺癌多发转移

（4）乳腺癌放化疗后

（二）病例2

1. 基本信息

（1）患者女性，78岁。

（2）主诉：右眼视力下降4个月。

（3）现病史：患者于4个月前无明显诱因出现右眼视力渐进性下降，伴头痛、恶心，当地医院诊断为"右眼球后视神经炎"，予抗炎、抗病毒等对症治疗（具体不详），症状有所改善。后患者再次出现上述症状，当地医院行基因测序示人类疱疹病毒感染，予喷昔洛韦抗病毒治疗，自觉头痛及视力无明显改善。右眼视力逐渐下降至完全丧失，左眼视力无明显变化。

（4）既往史：卵巢癌术后8年，化疗21次，否认高血压、糖尿病等全身疾病史。

2. 专科检查　①矫正视力：右眼无光感，左眼0.5。②眼压：右眼15mmHg，左眼15mmHg。③眼前节：右眼RAPD（+），双眼晶状体混浊，余前节未见异常。④眼底：

右眼视盘界清色淡白，左眼底模糊，视盘界清色可（病例10图5）。

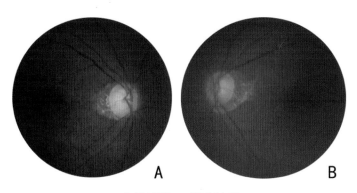

病例10图5　眼底检查

A. 右眼；B. 左眼

3. 辅助检查　完善眼后节OCT、眼眶MRI及CT检查。

（1）眼后节OCT检查：双眼黄斑中心凹未见明显异常（病例10图6）。

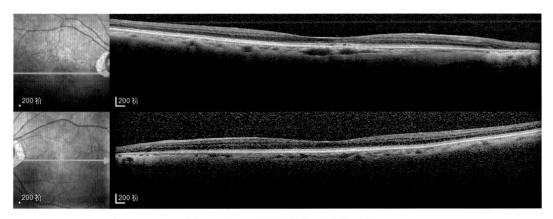

病例10图6　双眼后节OCT大致正常

（2）眼眶MRI检查：蝶窦顶壁、外侧壁及其周围可见不规则扁平梭形异常信号影，等T_1WI高T_2WI信号，边界不清，增强后呈明显强化，临近脑膜增厚、强化，累及右侧视神经管及海绵窦前上缘（病例10图7）。

（3）眼眶CT检查：右侧蝶窦顶壁、外侧壁骨质不完整，累及右侧视神经管（病例10图8）。

4. 治疗经过　请耳鼻喉头颈外科会诊后，于鼻内镜下行肿物切除性活检术，术后病理回报（蝶鞍颅底肿物）黏膜组织显重度慢性炎症伴小灶状肉芽肿反应，经微生物培养结果显示黄曲霉感染。

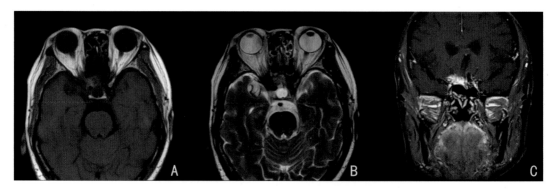

病例10图7　眼眶MRI检查

右蝶窦及其周围可见一不规则扁平梭形异常信号影，边界不清。A．水平位T_1WI呈等T_1信号；B．T_2WI呈稍高信号；C．Gd增强后明显强化，邻近脑膜增厚、强化，累及右视神经管及海绵窦前上缘

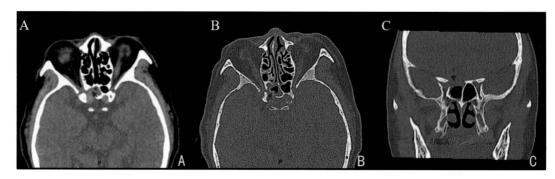

病例10图8　眼眶CT检查

A．水平位组织像显示右蝶窦及其周围不规则软组织影；B．水平位骨窗像显示右侧外侧壁骨质破坏不完整，累及右侧视神经管；C．冠状位骨窗像显示右侧蝶窦蝶窦顶壁骨质破坏

5．最终诊断

（1）真菌性鼻窦炎

（2）右压迫性视神经病变

（3）卵巢癌术后

二、疾病介绍

眼眶转移癌约占所有眼眶肿瘤的1%～13%[1~3]，全身恶性肿瘤患者中有2%～4.7%发生眼眶转移，其中12%～30%以眼部症状为首发表现[2]。尽管眼眶转移癌可以在任何年龄发病，但发病的平均年龄通常在51～63岁[2~10]。有15%～32%的眼眶转移癌患者在诊断时没有发现原发肿瘤，对于已知原发肿瘤的患者，出现眼眶转移的平均时间为19个月至7年[11]。

眼眶转移癌眼部症状多样，且不具有特异性，患者可出现眼球突出、视力下降、复视、局部疼痛、眼球运动障碍、上睑下垂等眼部表现。此病诊断主要依靠病史、临床症状及体征、影像学检查及病理结果，病变组织取活检进行组织病理学检查是诊断的金标准。但由于此病发病率较低，认识不足，加之眼部症状及体征缺乏特异性，早期诊断难度较大。因此对于怀疑眼眶转移癌的患者应详尽询问既往病史及家族史，完善全身检查，以尽早明确诊断，尽早治疗。

目前眼眶转移癌治疗以姑息治疗为主，以延长患者生命、减轻局部症状、保留改善视功能，提高生存质量为主要目的，包括局部放疗及手术、全身化疗、激素治疗等。然而出现眼眶转移往往提示进展至肿瘤晚期，且常同时伴有其他部位转移，患者预后普遍较差，超过90%的患者死于转移性疾病[2, 5]，平均生存期仅为3~24个月[2, 7, 10, 12]。

真菌引起的眼眶或视神经感染，感染方式通常为邻近的副鼻窦侵入或创伤性接种到眼眶内，很少通过血液传播到达眼眶[13]。其中，由邻近副鼻窦侵入引起的眼眶感染，最常见的致病菌为曲霉菌和毛霉菌。虽然大部分的真菌性鼻窦炎是由曲霉菌感染引起[14]，但造成眼眶受累的真菌性鼻窦炎的病原体多是毛霉菌[15, 16]。真菌性鼻窦炎通常在免疫功能低下或慢性消耗性疾病如糖尿病的患者中发生，近几年也有文献报道，健康患者亦可发病[13]。

真菌性鼻窦炎主要分为侵袭型真菌性鼻窦炎和非侵袭型真菌性鼻窦炎两大类，临床上以非侵袭型最为多见[17]。非侵袭型真菌性鼻窦炎引起眼部症状通常是由于真菌菌落的扩张生长使鼻窦内压力增高，并且真菌繁殖可引起慢性炎症刺激窦壁骨质增厚、鼻窦扩张向外膨隆，对眼眶内的神经血管造成机械性压迫引起眼部症状。而侵袭型真菌性鼻窦炎可以侵蚀骨壁造成骨质的破坏，使鼻窦与眼眶沟通，直接蔓延至眼眶内，引起眶内神经的感染。也可侵及神经、血管，动脉侵犯会导致血栓形成、缺血梗死或动脉瘤形成，引起眼部或神经系统症状。

影像学检查如颅脑/眼眶MRI和CT对于真菌性鼻窦炎侵犯眶内的早期诊断有重要的临床意义。MRI上可以清晰地显示病变的范围，尤其是真菌侵及鼻窦外，眶尖或海绵窦等颅内受累，以增强后脂肪抑制序列显示最佳；典型CT表现为不规则的密度均匀的软组织影，较少出现钙化，受累窦壁骨质膨胀、破坏，破坏严重者可形成缺损，同时伴有断端及邻近骨质不同程度的增生硬化[18]。

真菌性鼻窦炎确诊主要靠病理组织活检，鼻腔分泌物培养或是鼻黏膜活检阴性不能排除真菌感染，通常需要多次活检甚至是深达眶内组织的活检才能发现真菌的生长。真菌性鼻窦炎的治疗主要包括局部手术清创、全身抗真菌药物应用及对真菌感染相关危险因素的管理。蝶窦切开引流不仅可以清除真菌病灶，限制感染的进展，同时可以提供标本供病原体培养和病理学鉴定[15]。对于非侵袭性的真菌性鼻窦炎，在手术切除并重建鼻窦通气后，预后良好。而侵袭型真菌性鼻窦炎预后差，早期急性侵袭性真菌性鼻窦炎死亡率可高达50%~80%，并且毛霉菌感染患者的总体死亡率高于曲霉菌。随着治疗手段的不断进步，死亡率有所下降，但当真菌侵犯到海绵窦、颅内等邻近结构时，仍然提示有较高的死亡可能[19]。

三、病例点评

本文两例患者表现为双眼视力进行性下降，伴或不伴局部疼痛，不伴有眼球运动障碍，若不进行影像学检查，极易被误诊为视神经炎而给予糖皮质激素治疗。对于任何视力下降临床怀疑为视神经炎的患者，在应用类固醇治疗前均应进行影像学检查排除占位引起的压迫性视神经病变。如本节两例患者，无论是真菌性蝶窦炎还是转移癌，糖皮质激素的使用不但会增加激素的不良反应，更会抑制患者全身免疫能力，极大地增加感染扩散或是癌症转移的风险，因此在激素治疗之前排除鼻窦真菌感染因素或是癌症转移可能至关重要。

本节两例患者的发病过程及既往病史极为相似，均存在全身其他脏器的癌症病史及化疗史，同时两例患者存在相似的影像学表现，表现为肿瘤病灶及其邻近脑膜增强，并有骨质的破坏，在诊断和鉴别方面存在一定的难度，然而两例患者的治疗方法和预后是完全不同的。两例患者临床特征存在很多相似之处，最终需要手术活检来明确诊断。总结经验，在既往患有恶性肿瘤病史的患者，经过影像学检查发现蝶窦占位时，应首先排除转移癌的可能性。乳腺癌是眼眶转移癌最常见的原发肿瘤，而卵巢癌转移至眼眶则十分罕见。另外，系统性恶性肿瘤的治疗中，常会应用全身化疗，这会导致机体免疫力低下，增加真菌感染的可能，也应时刻保持警惕。眼眶MRI可以明确病变累及的范围，以及病变与眼外肌、视神经等眼眶内重要组织的关系；眼眶CT则可以判断邻近骨质是否受累，有助于医生判断病变的性质。蝶窦的转移癌和真菌感染在CT上均可引起骨质的破坏，在MRI上亦可见视神经或眼外肌的受累，与真菌性蝶窦炎相比，转移癌的病灶边界会相对清楚。当然，最终的活检病理学检查依然是诊断的金标准。

四、延伸阅读

在不同种族人群的研究中，眼眶转移癌的原发肿瘤所占比例有所差异，但乳腺癌均是最常见的眼眶转移癌的原发肿瘤，占21.5%~58.5%[11]。从发现乳腺癌到出现眼眶转移潜伏期相对较长，平均间隔4.5~6.5年[12]。在对澳大利亚人群的研究中，眼眶转移癌最常见的为乳腺癌、黑色素瘤和前列腺癌[4]；在意大利人群的研究中，前三位为乳腺癌、肾癌和肺癌[2]，在对埃及患者的研究中发现，最常见的原发肿瘤为乳腺癌和肝癌[6]。在发病性别与原发肿瘤的关系上，女性眼眶转移癌患者最常见的原发肿瘤为乳腺癌；而男性患者最常见的原发肿瘤在不同的研究中有较大差异，前列腺癌[5, 20]、肾癌[2]、肝癌[6]均有报道。早期有专家学者建议[15]，对于临床怀疑真菌性鼻窦炎的患者，应经验性的全身使用两性霉素B治疗，但是由于该药物不良反应较大，目前多选用其新型制剂脂质体两性霉素B[20]。而在一项对曲霉菌感染的患者进行的随机临床试验结果显示与两性霉素B相比，伏立康唑的初始治疗效果更好，存活率也更高[14, 21]。因此一旦病理检查或组织培养发现曲霉菌，应立刻改用伏立康唑抗真菌治疗。

（病例提供者：郭思彤　首都医科大学附属北京友谊医院眼科）

（点评专家：姜利斌　首都医科大学附属北京同仁医院眼科）

参考文献

[1]Allen RC.Orbital metastases：when to suspect？When to biopsy？[J].Middle East African Journal of Ophthalmology，2018，25（2）：60-64.

[2]Magliozzi P，Strianese D，Bonavolonta P，et al.Orbital metastases in Italy[J].International Journal of Ophthalmology，2015，8（5）：1018-1023.

[3]Bonavolonta G，Strianese D，Grassi P，et al.An analysis of 2 480 space-occupying lesions of the orbit from 1976 to 2011[J].Ophthalmic Plastic and Reconstructive Surgery，2013，29：79-86.

[4]Valenzuela AA，Archibald CW，Fleming B，et al.Orbital metastasis：clinical features，management，and outcome[J].Orbit，2009，28（2-3）：153-159.

[5]Shields JA，Shields CL，Brotman HK，et al.Cancer metastatic to the orbit：the 2000 Robert M.Curts lecture[J].Ophthalmic Plastic and Reconstructive Surgery，2001，17（5）：346-354.

[6]Eldesouky MA，Ekbakary MA.Clinical and imaging characteristics of orbital metastatic lesions in Egyptian patients[J].Clinical Ophthalmology，2015，9：1683-1687.

[7]Sklar BA，Gervasio KA，Karmazin K，et al.Orbital metastasis from urothelial carcinoma：a comprehensive literature review[J].Ophthalmic Plastic and Reconstructive Surgery，2019，35：213-217.

[8]Vlachostergios PJ，Voutsadakis IA，PAPANDREOU CN.Orbital metastasis of breast carcinoma[J].Breast Cancer，2009，3：91-97.

[9]Garrity JA，Henderson JW，Cameron JD.Metastatic carcinomas.In：Henderson's Orbital Tumors.4th ed[J].New York：Raven Press，2007：313-326.

[10]Kamieniarz L，Armeni E，O'Mahony LF，et al.Orbital metastases from neuroendocrine neoplasms：clinical implications and outcomes[J].Endocrine，2020，67：485-493.

[11]Wladis EJ，Lee KW，Nazeer T.Metastases of systemic malignancies to the orbit：a major review[J]. Orbit（Amsterdam），2021，40（2）：93-97.

[12]Ahmad SM，Esmaeli B.Metastatic tumors of the orbit and ocular adnexa[J].Current Opinion in Ophthalmology，2007，18：405-413.

[13]Mukherjee B，Raichura ND，Alam M S.Fungal infections of the orbit[J].Indian Journal of Ophthalmology，2016，64（5）：337-345.

[14]周蔚、刘全、赵卫东、等.侵袭型真菌性鼻-鼻窦炎的诊疗和预后分析[J].中华耳鼻咽喉头颈外科杂志，2016，51（8）：568-572.

[15]Trtief D，Gray ST，Jakobiec FA，et al.Invasive fungal disease of the sinus and orbit：a comparison between mucormycosis and Aspergillus[J].British Journal of Ophthalmology，2016，100（2）：184-188.

[16]Thurtell MJ，Chiu AL，Goold LA，et al.Neuro-ophthalmology of invasive fungal sinusitis：14 consecutive patients and a review of the literature[J].Clincal and Experimental Ophthalmology，2013，41（6）：567-576.

[17]熊超、王耀华、程先华、等.单侧非侵袭型真菌性蝶窦炎合并视神经脊髓炎谱系疾病一例[J].中华眼视光学与视觉科学杂志，2020，22（11）：864-867.

[18]杨本涛、王振常、刘莎、等.慢性侵袭性真菌性鼻窦炎的CT和MRI诊断[J].中华放射学杂志，2005，39（8）：826-830.

[19]Raz E，Win W，Hagiwara M，et al.Fungal Sinusitis[J].Neuroimaging Clinics of North America，2015，25（4）：569-576.

[20]Macedo JE，Machado M，Araujo A，et al.Orbital metastasis as a rare form of clinical presentation of non-small cell lung cancer[J].Journal of Thoracic Oncology，2007，2（2）：166-167.

[21]Herbrecht R，Denning DW，Patterson TF，et al.Voriconazole versus amphotericin B for primary therapy of invasive aspergillosis[J].New England Journal of Medicine，2002，347（6）：408-415.

病例11   蝶窦朗格汉斯细胞组织细胞增生症致双侧视神经病变

一、病历摘要

（一）基本信息

患者男性，12岁。

主诉：间断性头痛1个月余，加重伴双眼视物模糊20天。

现病史：患者1个月余前因"感冒"出现一次发热，口服退热药物后症状消失，后出现间歇性头痛，并逐渐加重，严重时伴恶心，无呕吐、头晕及抽搐。20天后出现双眼视物模糊，左眼严重，伴眼痛、头痛，至当地医院就诊，考虑"双眼视神经炎？"，建议激素冲击治疗，未治疗。

既往史：双眼屈光不正。足月剖宫产，出生体重约2.5kg，无吸氧史。

（二）专科检查

①视力：右眼0.1，左眼0.01，矫正视力：右眼-3.00/-1.00×180° ＝1.0，左眼-2.00/-2.25×180° ＝0.02。②眼压：右眼18mmHg，左眼17mmHg。③眼前节：双眼位正，眼球运动无明显受限，对光反射迟钝，余眼前节未见明显异常。④眼底：双眼视盘水肿隆起，鼻侧显著（病例11图1）。

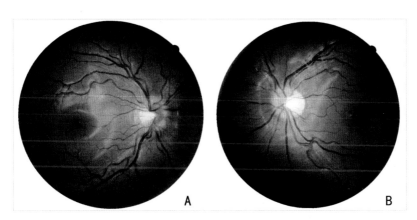

病例11图1　眼底检查
A. 右眼；B. 左眼

（三）辅助检查

外院查视野、视觉诱发电位（VEP）检查，入院后完善患者中枢神经系统脱髓鞘抗体检测、血液检查、腰椎穿刺、光学相干断层扫描（OCT）、眼眶MRI、副鼻窦CT检查。

1. 血液检查　血清AQP4-IgG：1∶10（CBA法）。血清MOG-IgG：阴性（CBA法）。血沉48mm/h，IgE 369.3U/ml，CRP 12.5mg/L，抗O 497.2U/ml。

2. 腰椎穿刺　脑脊液呈清亮，压力为140mmH$_2$O，常规示单个核3%，生化（-），细菌及新型隐球菌培养（-），髓鞘碱性蛋白MBP 0.6nmol/L，白细胞总数200/0.5ml。

3. Humphrey视野检查　左眼视野近全缺失VFI 5%，右眼上方弓形缺损VFI 46%（病例11图2）。

4. 图形视觉诱发电位　双眼P-VEP所记录波形潜伏期延迟及波幅明显下降（病例11图3）。

5. 黄斑区OCT检查　双眼黄斑中心凹形态可，未见明显异常（病例11图4）。

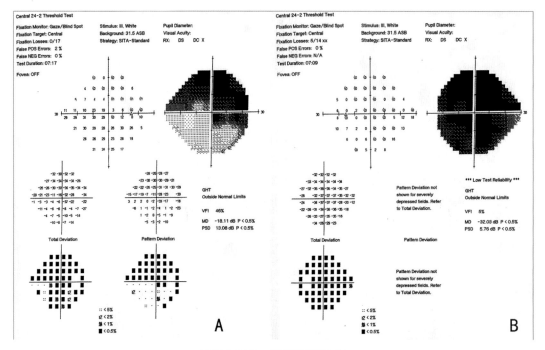

病例11图2　双眼视野检查

A. 左眼；B. 右眼

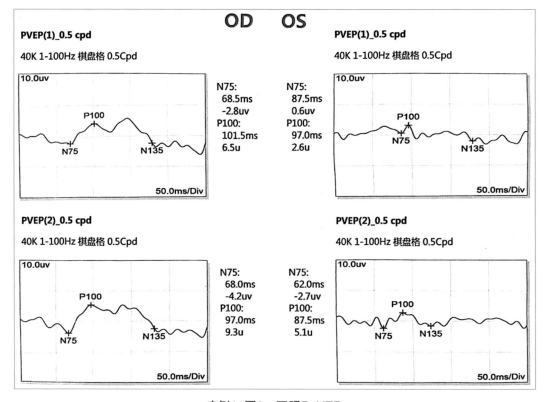

病例11图3　双眼P-VEP

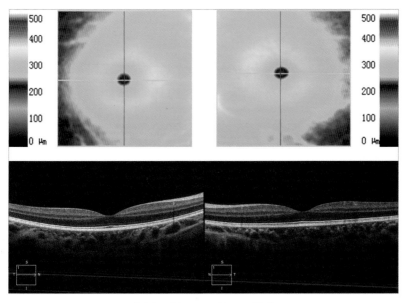

病例11图4 双眼OCT检查

6. 视盘OCT检查 双眼盘缘隆起，盘周神经纤维层厚度增加（病例11图5）。

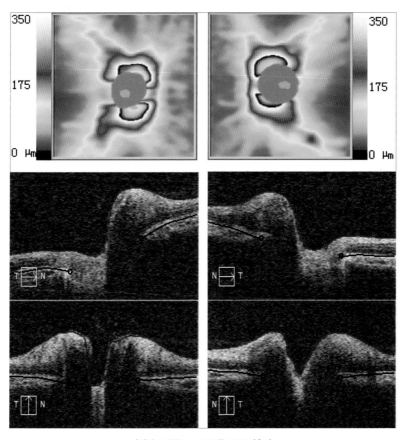

病例11图5 双眼OCT检查

7. 眼眶MRI检查 右侧视神经局部稍扭曲，神经鞘较左侧稍增厚，双侧视神经眶内段走行尚可，增强后未见明显异常强化改变。后组筛窦、蝶窦走行区可见团块状等T_1WI稍高T_2WI信号，增强后可见不均匀较明显强化改变，大小约23.5mm×22.8mm，视交叉显示不清，垂体受压后移。筛窦部分黏膜增厚，其内可见T_2WI高信号改变（病例11图6）。

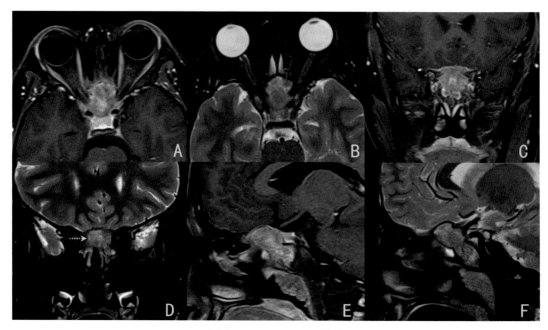

病例11图6 眼眶MRI检查

A、B：水平位上右侧视神经局部稍扭曲，视神经鞘周围间隙较左侧稍增宽（三角），双侧视神经增强后未见明显异常强化改变；C、D：冠状位上后组筛窦、蝶窦走行区可见团块状等T_1WI稍高T_2WI信号（黄色箭头），增强后可见不均匀较明显强化改变（红色箭头）；E、F：矢状位上视交叉显示不清，垂体受压后移

8. 副鼻窦CT检查 双侧蝶窦区见软组织密度影，边界不清，双侧蝶实壁多发骨质不完整，局部见骨质增生硬化，前颅窝底骨质缺损。双侧筛窦内可见高密度影，余鼻窦含气佳，实腔内未见异常密度影（病例11图7）。

（四）治疗经过

为明确诊断，建议患者转至耳鼻喉科行鼻窦病变活检，遂行鼻内镜下左侧筛窦、上颌窦、蝶窦开放术＋鼻窦肿瘤活检术＋左侧中鼻甲部分切除术＋左侧下鼻甲骨折外移术，术后病理及免疫组织化学分析显示病变符合朗格汉斯细胞组织细胞增生症（病例11图8）。

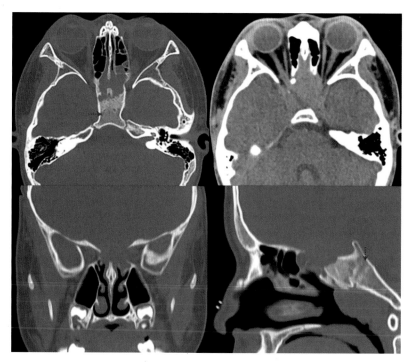

病例11图7　副鼻窦CT检查

双侧蝶窦区软组织密度影，边界不清，蝶窦壁多发骨质不完整，局部可见骨质增生硬化，前颅窝底骨质缺损（红色箭头）。

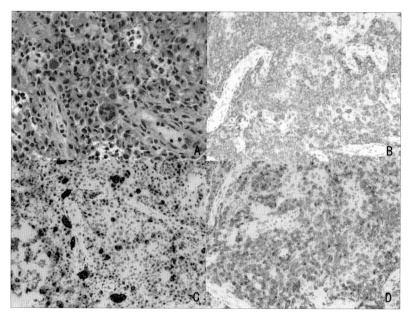

病例11图8　术后病理及免疫组织化学分析

A．高倍镜下，肿瘤细胞核呈咖啡豆样，有核沟，间质可见较多嗜酸性粒细胞和少量多核组织细胞；B．CD1a阳性；C．CD68阳性；D．Langerin阳性

　　术后完善PET/CT示颅底后组筛窦区高代谢软组织肿物，考虑瘤灶活性表现，相邻枕骨基底部及蝶骨不除外受侵，肿物与额叶直回分界欠清，于眶尖部位与视神经界限欠清。鼻腔及副鼻窦术后改变，左侧筛窦及左侧鼻腔内稍高代谢软组织影，术后炎性病变可能性大。左侧筛窦及上颌窦炎。双侧颈部及腹股沟代谢活性增高的淋巴结，考虑反应性增生可能性大。鼻咽、扁桃腺及胸腺代谢活性增高，考虑淋巴系统反应性增生。脾大。余脑代谢活性未见异常（病例11图9）。

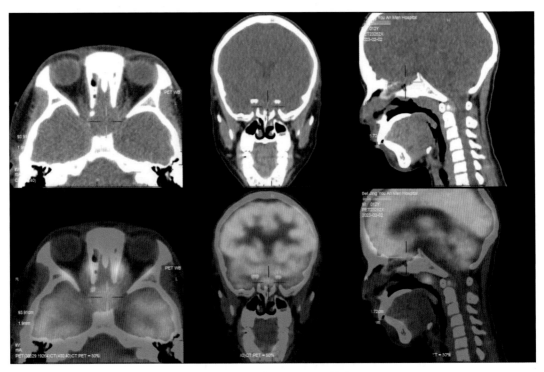

病例11图9　术后PET/CT检查

十字所指处为颅底后组筛窦区高代谢软组织肿物

　　经MDT讨论，建议先行规律化疗周期后再次评估，必要时二期手术清除残余肿瘤组织，可同时使用大剂量激素冲击减轻视神经损伤。转至儿科后，患者行全身化疗，方案为"长春地辛+甲氨蝶呤（环磷酰胺）+依托泊苷+甲泼尼龙"，间隔7天1个周期。

　　第2周期化疗后2天复诊，完善眼底像、验光、Humphrey视野检查。眼底见双眼视盘界清色可，鼻侧见水肿消退后遗留的痕迹（病例11图10）。

　　验光：右眼0.2，左眼0.5，矫正视力：右眼−2.00DS/−1.25DC×175°＝1.0，左眼−0.25DS/−2.25DC×5°＝1.0。

　　Humphrey视野检查：双眼视野无明显缺损（病例11图11）。

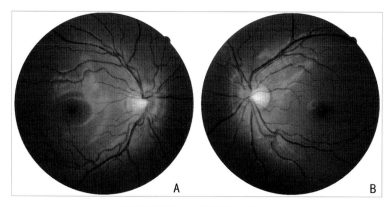

病例11图10　双眼眼底检查

A. 右眼；B. 左眼

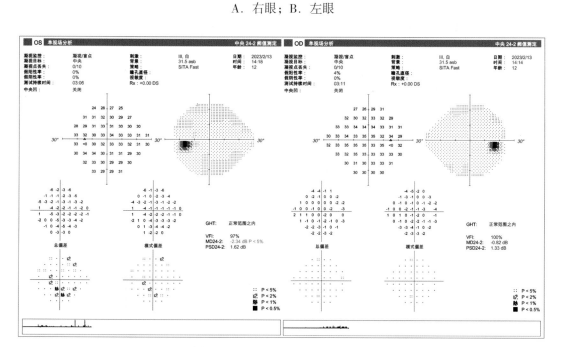

病例11图11　双眼视野无明显缺损

　　第6周期化疗后2周复诊，双眼视力、眼底、视野呈稳定趋势，复查AQP4-IgG结果转为阴性。复查眼眶MRI示蝶窦区、前颅底见不规则等T$_1$、稍高T$_2$信号影，DWI呈等信号，周围骨质见溶骨性骨质破坏，增强扫描病变明显强化，包绕双侧视神经管内段、颅内段及双侧颈内动脉海绵窦段，病变向后与垂体分界不清，前颅底脑膜增厚强化，蝶骨髓腔内见片状异常强化（病例11图12）。

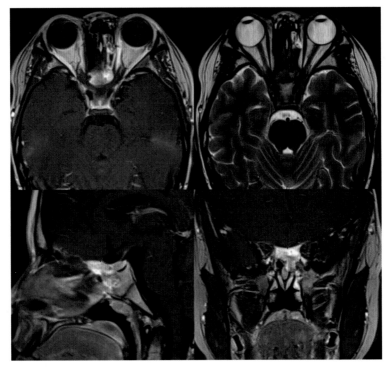

病例11图12　眼眶MRI

蝶窦区及前颅底占位性病变伴骨质破坏，累及双侧视神经、垂体、前颅底脑膜及蝶骨体，包绕双侧颈内动脉，较化疗前范围变小（红色箭头）

（五）最终诊断

1. 蝶窦朗格汉斯细胞组织细胞增生症
2. 双眼浸润性视神经病变
3. 双眼屈光不正

二、疾病介绍

朗格汉斯细胞组织细胞增生症（langerhans cell histiocytosis，LCH）是一种以CD1a+/CD207髓样树突状细胞克隆增生为特征，并伴有数量不等的中性粒细胞、嗜酸性粒细胞、淋巴细胞、浆细胞及多核巨细胞浸润的疾病。临床表现多样，可表现为单一脏器受累到多脏器损害，最常受累的是骨骼（80%）、皮肤（33%）和垂体（25%），其余受累的包括肝脏（15%）、脾脏（15%）、造血系统（15%）、肺（15%）、淋巴结（5%～10%）和不包括垂体的中枢神经系统（2%～4%）[1]。传统的分类包括嗜酸细胞肉芽肿、韩-薛-科病（Hand-Schuller-Christian disease）、勒雪氏病（Letterer-Siwe disease），Lichtenstein于1953年将三者合称为组织细胞增生症X，其中X表示起源细胞的不确定。随着电子显微镜的出现，1973年Nezelof等人在组织细胞增生症X病变中发现了一种独特的细胞器，即Birbeck颗粒，其被认为是表皮朗格汉斯细胞的特定结构[2]。因此组织细胞增多症X被重新命名为朗格汉斯细胞组织细胞增生症。

朗格汉斯细胞组织细胞增生症按受累程度（单系统与多系统）和是否存在危险器官受累（如肝、脾或骨髓）进行分类。大多数患者表现为单系统受累（70%），即单系统LCH（a single system disease，SS-LCH）。当两个或两个以上的系统或器官受累，则被归类为多系统LCH（a multisystem disease，MS-LCH）。在多系统LCH患者中，约50%的患者有≥1个危险器官受累[3]。在修订的2016年组织细胞学会分类中，LCH重新定义为以MAPK/ERK通路激活为特征的炎性髓样瘤变（inflammatory myeloid neoplasia）[4]。

本病可发生于任何年龄，多见于儿童，年发病率为0.02~0.04/万，15岁以下儿童发病率为0.09/万。男性居多。男女比例约为1.5∶1[5, 6]。

约10%的病例可见眼科表现[7]。最常见的眼科表现为由于骨性眼眶浸润（外颞上眶缘最常见）引起的眼球突出，见于约25%的多系统LCH。LCH中的视觉障碍或视力下降主要是由视觉通路中的任何结构直接或间接受累引起的[8]。一般来说，如果LCH局限于眼眶，其进展缓慢，可以通过切除、类固醇治疗、放射治疗和化学治疗来治疗，该病预后良好。然而，如果发现眼内受累，预后极差。眼内受累很少见，通常发生在婴儿中，特别是Letterer-Siwe病，而脉络膜是最常见的受累部位。在慢性发展患者中，眼内受累通常发生在葡萄膜，有时在视网膜、巩膜和小梁网，朗格汉斯细胞组织细胞也可渗透到硬脑膜鞘视神经[7]。

查阅既往相关文献，LCH引起的视神经相关疾病，通常是累及颅底（多数是蝶窦）形成肿块，可压迫视神经病变产生视觉症状，也可以浸润视神经和视交叉，导致视神经损伤。本例患者LCH累及双侧蝶窦，形成肿块，破坏骨质，不仅对视神经产生压迫性损伤，而且发生了浸润性视神经病变，造成严重的双眼视力下降和视野缺损。

三、病例点评

本例患者为男性儿童，表现为发热后双眼视力下降伴眼痛及头痛，血清AQP4-IgG（+），眼底表现为双眼视盘水肿隆起，无眼球突出及运动障碍，因此初步诊断为"双眼视神经炎可能性大"。然而眼眶MRI及副鼻窦CT提示筛窦区及蝶窦区占位性病变，需活检明确性质。在确诊为蝶窦朗格汉斯细胞组织细胞增生症后，患者立即接受了全身化疗，双眼视力、视野较前明显改善。

LCH患者视力丧失极为罕见，目前仅报道了6例LCH通过直接压迫视神经引起视力障碍的病例[9]。当儿童在相对较短的时间内出现双眼视力丧失时，应排除视神经炎的可能性。除进行相关实验室检查外，颅脑影像学对鉴别诊断具有非常重要的价值，该患儿就是拟诊双眼视神经炎情况下，进行了眼眶MRI检查发现蝶窦占位性，进一步CT检查发现病变部位存在骨质的改变，这种变化高度怀疑恶性病变的可能，限期内进行了诊断性活检，最后明确诊断，并予以相应治疗，获得满意的效果。如患儿未进行影像学检查或遗漏了对蝶窦部病变的诊断，单独应用激素治疗，不可避免会造成病情的反复，从而带来不可逆的视觉功能损伤，甚至更为严重的后果。

四、延伸阅读

LCH临床过程从自行消退的自限性病变到导致死亡的快速进展性疾病不等。预后与发病年龄、受累脏器的数量及脏器受损情况等相关[10]。单系统LCH预后良好，生存率接近100%。5年复发率<20%，复发通常涉及相同的器官系统，但可能涉及不同的部位，大多数患者不需要全身治疗。患有多系统LCH的患者有潜在的死亡风险，通常需要全身治疗。复发（≤50%）和后遗症（>50%）也是其常见的。无危险器官受累的单系统或多系统LCH患者的5年总生存率分别为100%和98%，而有危险器官受累患者的生存率≤77%[11]。30%~50%的患者会出现疾病复发；相当多的幸存者会出现神经变性。需要开发能够降低疾病复发率和再激活率的长期治愈方法，并防止神经变性的发展。BRAF或MEK抑制剂的靶向治疗为在不久的将来提供了重新设计LCH治疗的可能性。

浸润性视神经病变（infiltrative optic neuropathy，ION）是以亚急性或急性视力下降、视神经及其鞘内肿瘤细胞或炎症细胞浸润为特征的视神经病变。该病较为罕见，尤其是恶性肿瘤浸润或转移引起的ION，极易误诊为视神经周围炎或视神经炎，从而延误治疗，并带来糖皮质激素治疗不良反应相关风险。可引起浸润性视神经病变的病因有很多，在《中国浸润性视神经病变诊断和治疗专家共识（2022年）》中将ION特指恶性肿瘤浸润或转移引起的视神经病变，以及全身性自身免疫性炎症和病原微生物感染引起的视神经肉芽肿（病例11表1）。

病例11表1　浸润性视神经病变的病因和发病机制[12]

病因	疾病名称	致病机制
血液系统恶性肿瘤	急性淋巴细胞性白血病 弥漫性大B细胞淋巴瘤 慢性淋巴细胞性白血病 急性早幼粒性白血病 T细胞淋巴瘤 伯基特淋巴瘤 多发性骨髓瘤	1. 肿瘤细胞直接侵犯和损害 2. 继发性炎症性损伤、营养剥夺和压迫效应

续表

病因	疾病名称	致病机制
眼内或眶内恶性肿瘤	视网膜母细胞瘤 恶性视神经胶质瘤	1. 肿瘤细胞直接侵犯和损害 2. 继发性炎症性损伤、营养剥夺和压迫效应
眼周恶性肿瘤	鼻咽癌	
转移性恶性肿瘤	乳腺癌 肺癌	
全身性自身免疫性炎症	结节病 肉芽肿性血管炎（既往称韦格纳肉芽肿） 嗜酸性肉芽肿	1. 自身抗体攻击或抗原抗体免疫复合物沉积引起的免疫反应损伤 2. 视神经组织内非干酪样肉芽肿引起的神经压迫效应
病原微生物	梅毒螺旋体 结核杆菌 真菌	1. 病原微生物直接侵犯和损害 2. 抗病原微生物抗体引起的抗体和补体依赖性细胞毒性作用所产生的免疫反应损伤 3. 视神经组织内干酪样或非干酪样肉芽肿引起的神经压迫效应

（病例提供者：全　森　首都医科大学附属北京同仁医院眼科）

（点评专家：姜利斌　首都医科大学附属北京同仁医院眼科）

参考文献

[1]Haupt R，Minkov M，Astigarraga I，et al.Langerhans cell histiocytosis（LCH）：guidelines for diagnosis，clinical work-up，and treatment for patients till the age of 18 years[J].Pediatric Blood and Cancer，2013，60（2）：175-184.

[2]Nezelof C，Basset F，Rousseau MF.Histiocytosis X histogenetic arguments for a Langerhans cell origin[J].Biomedicine，1973，18（5）：365-371.

[3]Kim BE，Koh KN，Suh JK，et al.Clinical features and treatment outcomes of Langerhans cell histiocytosis：a nationwide survey from Korea histiocytosis working party[J].Journal of Pediatric Hematology Oncology，2014，36（2）：125-133.

[4]Berres ML，Merad M，Allen CE.Progress in understanding the pathogenesis of Langerhans cell histiocytosis：back to Histiocytosis X？[J].British Journal of Haematology，2015，169（1）：3-13.

[5]Monsereenusorn C，Rodriguez-Galindo C.Clinical characteristics and treatment of Langerhans cell histiocytosis[J].Hematology Oncology Clinics of North America，2015，29（5）：853-873.

[6]Salotti JA，Nanduri V，Pearce MS，et al.Incidence and clinical features of Langerhans cell histiocytosis in the UK and Ireland[J].Archives of Disease in Childhood，2009，94（5）：376-380.

[7]Kim IT，Lee SM.Choroidal Langerhans' cell histiocytosis[J].Acta Ophthalmologica Scandinavica，2000，78（1）：97-100.

[8]Boztug K，Frimpong-Ansah K，Nanduri VR，et al.Intraocular langerhans cell histiocytosis in a neonate resulting in bilateral loss of vision[J].Pediatr Blood Cancer，2006，47（5）：633-635.

[9]Bae JW，Kim YH，Kim SK，et al.Langerhans cell histiocytosis causing acute optic neuropathy[J].Child's Nervous System，2015，31（4）：615-619.

[10]Satter EK，High WA.Langerhans cell histiocytosis：a review of the current recommendations of the Histiocyte Society[J].Pediatric Dermatology，2008，25（3）：291-295.

[11]Krooks J，Minkov M，Weatherall AG.Langerhans cell histiocytosis in children：History，classification，pathobiology，clinical manifestations，and prognosis[J].Journal of the American Academy of Dermatology，2018，78（6）：1035-1044.

[12]中华医学会眼科学分会神经眼科学组.中国浸润性视神经病变诊断和治疗专家共识（2022年）[J].中华眼底病杂志，2022，8（12）：955-962.

第四节 遗传性视神经疾病

病例12 Leber遗传性视神经病变基因治疗

一、病历摘要

（一）基本信息

患者男性，29岁。

主诉：双眼视力下降9个月。

现病史：患者于9个月前无明显诱因出现双眼视力逐渐下降，不伴有视物遮挡感、眼痛、眼球转动痛等表现。于当地医院就诊，诊断为"双眼视神经炎"，予甲强龙500mg/d×2天、250mg/d×1天静脉滴注，泼尼松70mg/d口服，序贯减量，视力无明显改善。

既往史：否认其他全身病史，否认外伤史。

个人史：吸烟9年，8~10支/天，否认饮酒史。

家族史：姥姥、大姨、二姨、四姨、舅舅、大姨之子、二姨之子、四姨之子视力均较差（病例12图1）。

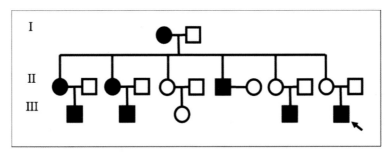

病例12图1 先证者及家人家系图

（二）专科检查

①视力：矫正视力：右眼眼前手动。②眼压：右眼16mmHg，左眼15mmHg。③眼前节：双眼前节未见明显异常。④眼底：双眼视盘色红，边界欠清，视盘颞侧神经纤维层变薄（病例12图2）。

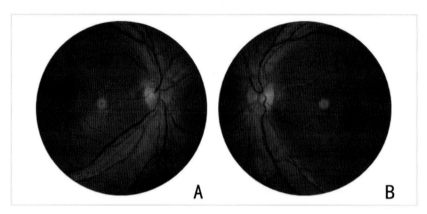

病例12图2　双眼眼底检查

A．右眼；B．左眼

（三）辅助检查

基因检测结果显示：MT-ND4 11778G＞A突变。

（四）诊疗经过

诊断为Leber遗传性视神经病变。予艾地苯醌、甲钴胺、胞磷胆碱药物口服。发病3年时，患者复诊，视力较前无改善，眼底像示双眼视盘苍白，视网膜神经纤维层弥漫薄变（病例12图3）；眼后节OCT示双眼视盘周围神经纤维层及黄斑区视网膜神经节细胞层弥漫薄变（病例12图4）。

建议行含线粒体ND4基因的重组人腺相关病毒血清型2型（rAAV2-ND4）玻璃体腔注药治疗。基因治疗1年后复诊，患者最佳矫正视力提升至右眼0.02，左眼眼前指数。

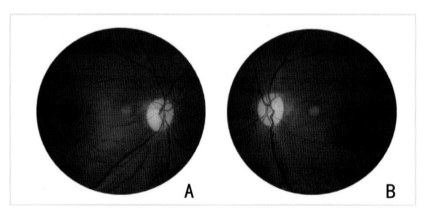

病例12图3　双眼眼底检查

A．右眼；B．左眼

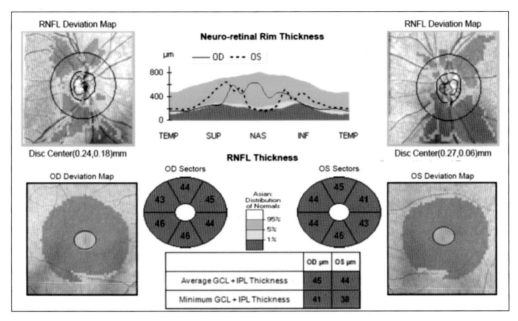

病例12图4　眼后节OCT检查

二、疾病介绍

Leber遗传性视神经病变（leber hereditary optic neuropathy，LHON）是一种由于线粒体DNA（mtDNA）突变引起的母系遗传性视神经疾病，是目前世界上最常见的青少年致盲疾病之一[1]。发病年龄以15~30岁男性最为常见，但1~70岁均有报道，男女发病比例约为（8~9）：1[2, 3]。85%~95%的LHON患者是由3个原发突变引起：3460G＞A（MT-ND1）、11778G＞A（MT-ND4）或14484T＞C（MT-ND6），其中11778G＞A（MT-ND4）是我国LHON患者最常见的突变位点，约占90%[4]。

LHON发病的机制为基因突变引发线粒体内膜的呼吸链复合体Ⅰ功能障碍，导致线粒体三磷腺苷（ATP）合成减少和活性氧（ROS）产生增多，造成视网膜神经节细胞（RGC）轴突能量代谢障碍，引起RGC的凋亡，最终导致患者视力下降甚至丧失[5]。LHON存在外显不全的特点，即并非所有携带致病基因的个体全部表现出临床表型，烟草、酒精、特殊药物或毒物的使用可以导致外生性活性氧的产生，促进mtDNA突变携带者的发病[6]。

LHON通常表现为急性或亚急性无痛性视力下降，双眼在1年内相继或同时受累，可伴有红绿或黄绿色觉障碍[7~9]。发病早期眼底可表现为正常，也可表现为视盘假性水肿，在荧光血管造影检查盘周毛细血管扩张但不伴有荧光渗漏（病例12图5）[10]；随着时间的推移，患者视盘水肿及充血消退，呈现双侧对称性的视盘颞侧三角形苍白，尖端指向视盘中心，底边在视盘颞侧盘缘，对应区域则呈现视网膜神经纤维层呈楔形变薄或缺损

（病例12图2）。视野在早期可变现为正常或中心暗点，此后逐渐进展为中心与生理盲点相连的暗点或弥漫性视野缺损（病例12图6）。OCT检查发现视盘颞侧的视网膜神经纤维层呈现先增厚后逐渐变薄甚至缺失的特点，与RGC的肿胀和凋亡相对应[11]。通过基因测序发现患者外周血中mtDNA致病性突变是本病的确诊标准。

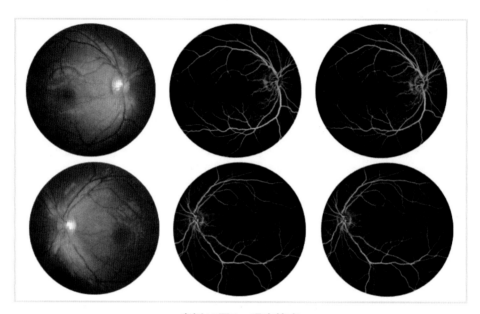

病例12图5　眼底检查

24岁男性，左眼视力下降，矫正视力右眼1.2，左眼0.05，MT-ND4 11778G＞A（+）。眼底像示左眼视盘充血，边界欠清。FFA中期和晚期视盘未见异常荧光渗漏（假性视盘水肿）

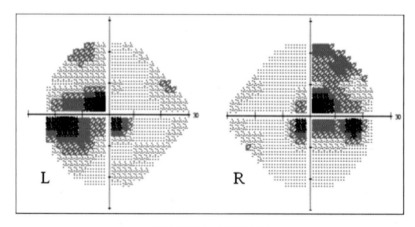

病例12图6　视野检查

31岁男性，双眼视力下降6个月，矫正视力右眼0.2，左眼0.6，MT-ND4 11778G＞A（+），视野表现为中心与视盘相连的暗点

LHON目前尚无特效的治疗手段，以支持治疗为主，远离烟草、控制酒精摄入及避免易致线粒体损伤的药物是降低mtDNA突变携带者发病风险的重要措施[12]。在既往研究中，已有多种对LHON患者有效治疗方法的报道，包括辅酶Q_{10}、艾地苯醌、EPI-743、MTP-131以及基因治疗等[10, 13~15]。其中，艾地苯醌是目前我国对于LHON患者最为常见的治疗方法，它可以进入线粒体，绕过功能障碍的复合体Ⅰ，将电子直接传输到复合体Ⅲ中，从而恢复细胞能量的产生，促进视力的恢复[12]。在2016年制定的LHON临床和治疗管理国际共识声明中，建议给予发病时间在一年内的LHON患者尽早使用艾地苯醌900mg/d，每日分3次口服，持续至少一年；而对于发病超过一年的LHON患者，是否或如何使用艾地苯醌治疗并未达成共识[13]。基因治疗通过用正常的野生型基因替代缺陷基因，编码靶向序列蛋白，补充缺失的蛋白和功能异常的突变蛋白质，可能是最有希望的新兴治疗手段。

三、病例点评

本例患者为青年男性，表现为双眼同时发生的无痛性进行性视力下降，存在明确的家族史和吸烟史，在发病早期曾被误诊为视神经炎行糖皮质激素冲击治疗效果不佳，后经分子诊断确诊为Leber遗传性视神经病变（LHON）。由于LHON的发病率较低，当LHON发病不典型时常易被误诊为其他类型的视神经疾病，如视神经炎或中毒性视神经病变等，这种误诊不仅会延误治疗，而且会使患者出现因误治而产生的药物毒副反应。

与LHON相比，视神经炎发病通常更急更为严重，短时间内视力即可下降至指数、手动甚至无光感，可伴有眼球转动痛或持续性疼痛。眼底可表现为视盘水肿伴出血，在荧光血管造影检查中可见荧光素渗漏，即真性视盘水肿。血清炎性脱髓鞘抗体（AQP4-IgG和MOG-IgG）阳性将有助于视神经炎的确诊，血清中感染性、炎症性或免疫性指标亦可出现阳性结果，支持视神经炎诊断。在视神经炎的急性期，颅脑或眼眶MRI检查可发现视神经的增粗和强化。

四、延伸阅读

基因治疗是通过腺相关病毒（AAV）载体将目的基因转运至细胞核上，编码出线粒体靶向序列蛋白质进入线粒体腔，取代缺失的蛋白质或补充功能异常的突变蛋白质。目前我国、美国和法国均开展了LHON基因治疗临床的研究，并取得初步的成果。在我国的一项前瞻性、开放性研究中，对9位携带有11778G＞A（MT-ND4）突变LHON受试者的10只眼进行玻璃体腔内注射重组AAV2-ND4的有效性和安全性进行评估，其中7位在随访36个月后视力有所改善（视力提高≥0.3LogMAR），8位受试者（1位失访）中的6位在

75～90的随访中仍有持续的治疗效应[1, 16, 17]。在美国和法国针对rAAV2-ND4治疗的LHON的临床研究也显示，有40%～66.7%的LHON患者视力有所改善，并且呈现单眼注射双眼视力改善的现象[18~20]。在这几项基因治疗的临床研究中，受试者在随访期间均未发现与玻璃体腔注射携带野生型ND4基因的2型AAV载体有关的严重眼部或全身不良反应。

　　目前我国首个获得国家药品监督管理局颁发的注册性药物临床试验许可的眼部基因治疗临床试验项目已完成Ⅰ、Ⅱ、Ⅲ期临床试验受试者的入组以及药物注射，以期对药物的安全性、耐受性和有效性进行评估，期待基因治疗能为LHON患者带来重见光明的希望。

（病例提供者：郭思彤　首都医科大学附属北京友谊医院眼科）

（点评专家：姜利斌　首都医科大学附属北京同仁医院眼科）

参考文献

[1]Yang S，Ma SQ，Wan X，et al.Long-term outcomes of gene therapy for the treatment of Leber's hereditary optic neuropathy[J].EBioMedicine，2016，10：258-268.

[2]Rosenberg T，Norby S，Schwartz M，et al.Prevalence and genetics of leber hereditary optic neuropathy in the danish population[J].Investigative Ophthalmology & Visual Science，2016，57（3）：1370-1375.

[3]Yu-Wai-Man P，Griffiths PG，Hudson G，et al.Inherited mitochondrial optic neuropathies[J].Journal of Medical Genetics，2009，46（3）：145-158.

[4]Yang S，Chen C，Yuan JJ，et al.Multilocus mitochondrial mutations do not directly affect the efficacy of gene therapy for leber hereditary optic neuropathy[J].Journal of Neuro-ophthalmology，2020，40（1）：22-29.

[5]Sasun AA，La Morgia C，Carelli V.Mitochondrial optic neuropathies：our travels from bench to bedside and back again[J].Clinical and Experimental of Ophthalmology，2013，41（7）：702-712.

[6]Syed S，Lioutas V.Tobacco-alcohol amblyopia：a diagnostic dilemma[J].Journal of the Neurological Sciences，2013，327（1-2）：41-45.

[7]Chun BY，Rizzo JR.Dominant optic atrophy and Leber's hereditary optic neuropathy：update on clinical features and current therapeutic approaches[J].Seminars in Pediatric Neurology，2017，24（2）：129-134.

[8]Yu-Wai-Man P，Votruba M，Moore AT，et al.Treatment strategies for inherited optic neuropathies：past，present and future[J].Eye（Lond），2014，28（5）：521-537.

[9]Yu-Wai-Man P.Therapeutic approaches to inherited optic neuropathies[J].Seminars in Neurology，2015，35（5）：578-586.

[10]Pilz YL，Bass SJ，Sherman J.A review of mitochondrial optic neuropathies：from inherited to acquired forms[J].Journal of Optometry，2017，10（4）：205-214.

[11]Han J，Byun MK，Lee J，et al.Longitudinal analysis of retinal nerve fiber layer and ganglion cell-inner plexiform layer thickness in ethambutol-induced optic neuropathy[J].Graefes Archive for Clinical and Experimental Ophthalmology，2015，253（12）：2293-2299.

[12]Hsu CT，Miller NR，Wray ML.Optic neuropathy from folic acid deficiency without alcohol abuse[J].Ophthalmologica，2002，216（1）：65-67.

[13]Carelli V，Carbonelli M，De Coo IF，et al.International consensus statement on the clinical and therapeutic management of leber hereditary optic neuropathy[J].Journal of Neuro-ophthalmology，2017，37（4）：371-381.

[14]Bhagavan HN，Chopra RK.Coenzyme Q_{10}：absorption，tissue uptake，metabolism and pharmacokinetics[J].Free Radical Research，2006，40（5）：445-453.

[15]Sadun AA，Chicani CF，Ross-Cisneros FN，et al.Effect of EPI-743 on the clinical course of the mitochondrial disease Leber hereditary optic neuropathy[J].Archives of Neurology，2012，69（3）：331-338.

[16]Wan X，Pei H，Zhao MJ，et al.Efficacy and safety of rAAV2-ND4 treatment for Leber's hereditary optic neuropathy[J].Scientific Reports，2016，6：21587.

[17]Vignal C，Uretsky S，Fitousst S，et al.Safety of rAAV2/2-ND4 gene therapy for leber hereditary optic neuropathy[J].Ophthalmology，2018，125（6）：945-947.

[18]Feuer WJ，Schiffman JC，Davis JL，et al.Gene therapy for leber hereditary optic neuropathy：initial results[J].Ophthalmology，2016，123（3）：558-570.

[19]Guy J，Feuer WJ，Davis JL，et al.Gene therapy for leber hereditary optic neuropathy：low-and medium-dose visual results[J].Ophthalmology，2017，124（11）：1621-1634.

[20]Newman NJ，Yu-Wai-Man P，Carelli V，et al.Efficacy and safety of intravitreal gene therapy for leber hereditary optic neuropathy treated within 6 months of disease onset[J].Ophthalmology，2021，128（5）：649-660.

病例13　Wolfram综合征

一、病历摘要

（一）基本信息

患者男性，11岁。

主诉：双眼进行性视力下降1年。

现病史：患者视力下降过程中不伴有眼痛及眼球转动痛，全身也无不适感觉。

既往史及个人史：无异常。

家族史：父母均体健，否认眼病史。

（二）专科检查

①视力：右眼0.1，左眼0.1，矫正视力：右眼−1.00DS/+2.25DC×95° ＝0.3，左眼−1.25DS/+2.75DC×90° ＝0.1。②眼压：右眼14.5mmHg，左眼15.2mmHg。③眼前节：双眼位正，眼球运动无明显受限；双眼对光反射迟钝，余眼前节未见明显异常。④眼底：双眼视盘界清，色苍白，视网膜神经纤维层（RNFL）薄变（病例13图1）。

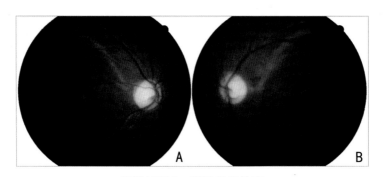

病例13图1　双眼眼底检查

A．右眼；B．左眼

（三）辅助检查

建议患者完善中枢神经系统脱髓鞘抗体检测、生化常规、视野、光学相干断层扫描（OCT）、视觉诱发电位（VEP）、颅脑MRI、全外显基因检查，患者拒绝生化常规、全外显基因检查。

1. 血清AQP4-IgG、MOG-IgG　均未见明显异常。

2. Humphrey视野检查　中心视野光敏度普遍下降（病例13图2）。

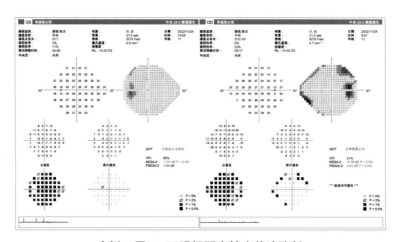

病例13图2　双眼视野光敏度普遍降低

3．OCT检查 双眼黄斑未见明显异常，黄斑中心凹形态可。双眼Superior GCC、Inferior GCC和Average GCC厚度在正常范围（病例13图3）。

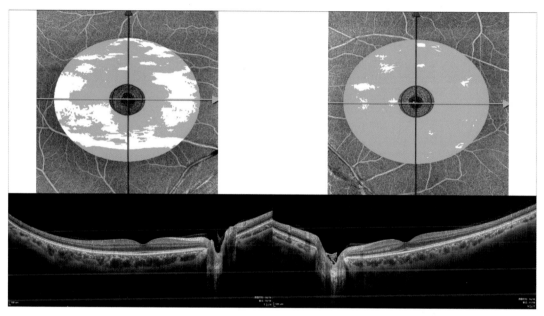

病例13图3 OCT检查

4．矫正双眼屈光不正后行图形VEP及闪光VEP检查 双眼P-VEP潜伏期在高SF延迟，振幅在高SF下降；双眼F-VEP振幅相近（病例13图4）。

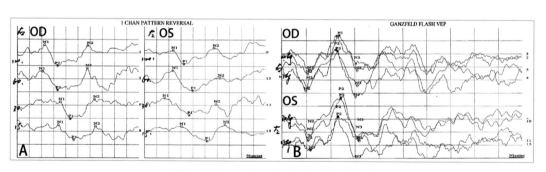

病例13图4 图形VEP及闪光VEP检查

5．颅脑MRI检查 脑实质MRI平扫未见明确异常，双侧视神经眶内段、管内段略细，视交叉、双侧视束走行、信号未见异常，增强后未见异常强化影（病例13图5）。

6．半年后复诊，裂隙灯显微镜下双眼晶状体后囊下中央点状混浊（病例13图6），眼底像因屈光间质混浊而不清晰（病例13图7），完善生化常规及全外显基因检查。

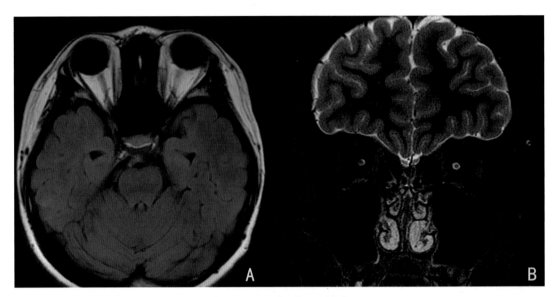

病例13图5　颅脑MRI检查

A．水平位T₁WI加权像上双侧视神经眶内段、管内段略细；B．冠状位T₁WI增强后未见异常强化影

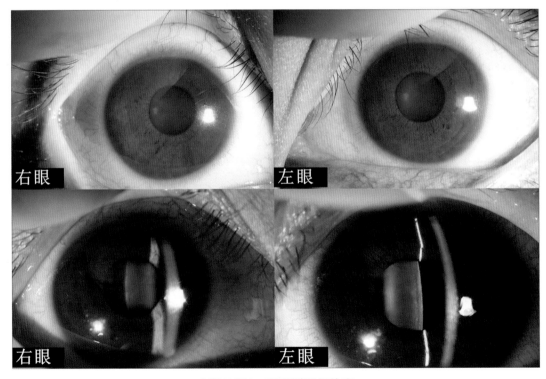

病例13图6　双眼裂隙灯检查

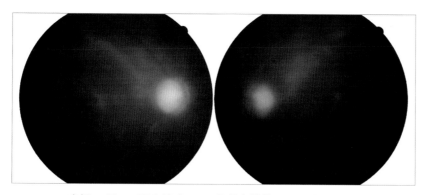

病例13图7　眼底检查：双眼眼底模糊，可见视盘色白

7. 生化常规示空腹血糖17.4mmol/L。

8. 全外显基因检查　采集所有受试者及与其共同生活者的外周静脉血2ml，全血基因组DNA提取试剂盒（QIGEN）提取DNA并编号。应用二代测序技术对提取的DNA行TGFBI基因的全外显子组检测，并对所有受试者进行Sanger验证（北京优乐复生医学检验所）。依据美国医学遗传学与基因组学学会（ACMG）2015年发布的《序列变异解读标准和指南》对新发变异进行基因变异致病性评估。参考1000 Genomes Project（1000G，http：//browser.1000genomes.org）及Exome Aggregation Consortium（ExAC, http：//exac.broadinstitute.org/）数据库东亚人种等位基因频率，最小等位基因频率小于0.005作为排除良性变异的标准。用Polyphen2（http：//genetics.bwh.harvard.edu/pph2）、SIFT（http：//sift.jcvi.org）、PROVEAN（http：//provean.jcvi.org/index.php）和Mutation Taster（http：//www.mutationtaster.org）进行致病性预测。

本家系遗传方式为常染色体隐性遗传，采集家系成员的完整信息，绘制家系图谱（病例14图8A）。基因检测结果显示先证者WFS1基因c.2054G＞C（p.Arg685Pro）和c.1230_1233del（p.Val412SerfsTer29）复合杂合变异，父亲携带c.2054G＞C（p.Arg685Pro）杂合变异，母亲携带c.1230_1233del（p.Val412SerfsTer29），符合Wolfram综合征1型常染色体隐性遗传方式。先证者和父亲WFS1（c.2054G＞C，p.Arg685Pro）基因错义突变，表示第685号氨基酸残基由C（精氨酸）突变为G（脯氨酸），既往文献有报道[1]，功能预测该突变为可能致病，为HGMD数据库收录的与感音神经性听力丧失相关的已知的致病变异（病例14图8B）。先证者和母亲WFS1（c.1230_1233del，p.Val412SerfsTer29）基因移码突变，表示第412号氨基酸由缬氨酸突变为丝氨酸并产生新的阅读框架，终止于第412号密码子下游29号密码子处，既往文献有报道[2, 3]，且功能预测该突变为致病，为HGMD数据库收录的与Wolfram综合征相关的已知的致病变异（病例13图8C）。

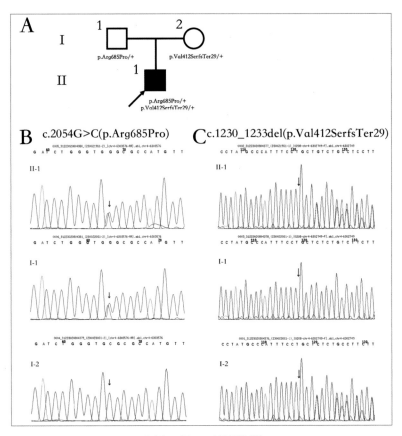

病例13图8　基因检测

Ⅱ-1先证者共2个位点复合杂合变异，WFS1（c.2054G＞C，p.Arg685Pro）和WFS1（c.1230_1233del，p.Val412SerfsTer29）。经家系验证分析，Ⅰ-1（先证者之父）WFS1（c.2054G＞C，p.Arg685Pro）位点杂合变异，Ⅰ-2（先证者之母）WFS1（c.1230_1233del，p.Val412SerfsTer29）位点杂合变异

（四）诊断

Wolfram综合征1型

二、疾病介绍

Wolfram综合征（wolfram syndrome，WS）是一种罕见的神经退行性疾病，具有常染色体隐性遗传和不完全外显率，其诊断需有糖尿病和视神经萎缩。根据突变的基因不同，WFS1基因突变所致的WS称为Wolfram综合征1型，CISD2基因突变所致的WS成为Wolfram综合2型。

Wolfram综合征1型（wolfram syndrome 1，WFS1）其主要临床特征是尿崩症（DI）、早发性非自身免疫性胰岛素依赖型糖尿病（DM）、视神经萎缩（OA）和耳聋（D），因此缩写为DIDMOAD。其他临床特征可能包括肾脏异常、共济失调、痴呆或智力低下及各种精神疾病。此外，儿童和青春期可能出现的内分泌失调包括男性原发性性腺萎缩和高促性腺激素性腺功能减退症及女性月经周期异常[4]。Wolfram综合征1型由WFS1纯合或复合杂合突变引起，该基因位于4p16.1染色体上，编码Wolframin蛋白。Wolframin在脑组织、胰腺细胞、心脏、肺和胎盘中高表达，并参与内质网钙稳态和细胞凋亡[5]。迄今为止，已在WFS1基因中发现200多个突变，其中大部分位于外显子8（https://www.ncbi.nlm.nih.gov/clinvar/）。WFS1通常是无义突变或移码突变，大部分以常染色体隐性遗传[6]。Wolfram综合征1型在普通人群中的患病率为1/770 000，在儿科人群中为1/500 000。视神经萎缩导致的视力下降通常出现在青春期早期，平均年龄为11岁（6~19岁）[3]。在极少数病例中发现其他眼科异常表现，包括白内障（29.6%~66.6%）、瞳孔对光反射异常、眼球震颤、黄斑病变和青光眼[7]。在WFS1患者中可出现视网膜神经纤维层厚度异常[8]、黄斑视网膜神经节细胞（RGCs）丢失[9]、角膜敏感性显著降低，并且角膜敏感性的变化被发现与疾病进展程度相关[10]。及时、准确地诊断该病是一项巨大挑战。在波兰的一项研究中，WFS1在确诊之前至少延误了7年，容易被误诊为伴有糖尿病视网膜病变的1型糖尿病[11]。因此应对16岁之前患有早发性胰岛素依赖型糖尿病和视神经萎缩的患者保持高度怀疑。

由于WFS1基因突变的多样性，除了可导致最常见的Wolfram综合征1型，既往文献还报道过低频感音神经性听力损失、非胰岛素依赖型糖尿病、常染色体显性遗传先天性白内障。2016年，Grenier等人在视神经萎缩患者中对WFS1进行突变筛选，表明了WFS1突变除了可导致最常见的常染色体隐性遗传Wolfram综合征外，还可导致常染色体隐性遗传非综合征性视神经萎缩、常染色体显性遗传视神经萎缩及常染色体显性遗传Wolfram样综合征[12]。常染色体显性遗传Wolfram样综合征表现为先天性进行性听力损失、糖尿病和视神经萎缩临床三联征。平均而言，听力损失通常在10岁之前被诊断出来，比视神经萎缩更早，且听力障碍通常比视觉障碍更突出[13]。

Wolfram综合征2型由CISD2基因纯合突变引起的，特征为糖尿病、高频感音神经性耳聋、视神经萎缩或视神经病变及因血小板凝集障碍导致的消化道溃疡和出血。与1型相比，其有消化道溃疡、出血、血小板凝集障碍而没有尿崩症和精神疾病[14, 15]。

三、病例点评

本例患者为男性儿童，表现为双眼进行性视力下降1年，眼底表现为双眼视盘界清色苍白，血清AQP4-IgG、MOG-IgG均未见明显异常，颅脑MRI未见明显异常，初步诊断为"双眼视神经萎缩"，结合患者病史、血清学及影像学检查，首先考虑遗传相关视神经萎缩，初诊时患者否认家族史，否认糖尿病病史，拒绝检查，建议患者3~6个月随访观察。在随访过程中发现患儿双眼晶状体后囊下中央点状混浊，为进一步明确原因，完善生化常规，示空腹血糖异常升高，并对先证者及其父母行全外显基因检查。结合所有检测结果，先证者为WFS1基因的复合杂合变异，分别来源于父亲和母亲，经家系验证符合常染色体隐性遗传，最终修正诊断为Wolfram综合征1型。

Wolfram综合征1型临床表型范围广，外显率可能不完整，由于该综合征是进行性的，因此临床表现可能会在随访期间发生变化。临床上16岁以下发生的糖尿病合并不能用其他原因解释的视神经萎缩患者需高度怀疑为WFS1，其确诊需依靠基因检测。

四、延伸阅读

WFS1的预后很差，疾病进展迅速，平均死亡年龄为30岁（25～49岁），主要原因是脑干萎缩引起的呼吸衰竭[16, 17]。WS1治疗药物应针对内质网应激改变，通过调节内质网应激、调节内质网钙稳态和细胞蛋白平衡起作用。然而，目前尚无特异性和有效的治疗方法，药物再利用是最佳的治疗选择。这意味着，经美国食品药品监督管理局（FDA）或欧洲药品管理局（EMA）等监管机构批准用于其他疾病的药物可以用于WFS1患者。目前，FDA批准了两种化学伴侣，即4-苯基丁酸（PBA）和牛磺熊去氧胆酸（TUDCA），这是一类有助于内质网中蛋白质折叠的分子。另一种靶向治疗是由FDA批准的可以稳定内质网钙水平的化合物，即丹曲林[18]。WFS1治疗的另一项巨大挑战是采用基因和再生疗法来替代受损组织，例如胰腺β细胞、神经元和视网膜细胞[19]。临床随访和支持治疗可能有助于缓解WFS1的症状、改善生活质量并延缓疾病进展。对于因视神经萎缩导致视力丧失的患者，建议每年进行一次眼部检查，包括视力、色觉检查、眼底镜检查、视野和光学相干断层扫描（OCT）。目前，对于WFS1中的视神经萎缩，尚无经证实有效的药物疗法。有人提出使用艾地苯醌或二十二碳六烯酸可能有利于延缓视神经萎缩的进展，但疗效尚未得到大规模介入研究的证实[20, 21]。

遗传性视神经病变是由轴突形成视神经的视网膜神经节细胞变性引起的，具有遗传异质性。目前，引起遗传性视神经病变的基因数量越来越多，既有孤立的，也有综合征的，在此，我们仅列举了主要引起儿童遗传性相关视神经萎缩的核基因（病例13表1）。最新一项对2186名疑似遗传性视神经萎缩病变患者进行Leber遗传性视神经病变突变与87个核基因外显子测序的组合基因检测，转诊进行Leber遗传性视神经病变检测的个体的阳性诊断率为18%（199/1126个先证者），其中92%（184/199）携带线粒体DNA的三种主要致病变异之一（m.11778G＞A，66.5%；m.3460G＞A，15%，m.14484T＞C，11%）。因常染色体显性或隐性视神经病变转诊的个体的阳性诊断率为27%（451/1680个先证者），10个基因共占该队列的96%，分别是OPA1、WFS1、ACO2、SPG7、MFN2、

AFG3L2、RTN4IP1、TMEM126A、NR2F1和FDXR[22]。

病例13表1　引起儿童遗传性相关视神经萎缩的核基因

基因	基因MIM	染色体定位	OPA 遗传方式	表型	表型MIM
OPA1	605290	3q28-q29	AD	视神经萎缩1型	165500
			AD	DOA+综合征	125250
			AR	Behr综合征	210000
			AR	线粒体DNA耗竭综合征14型（MTDPS14）	616896
OPA2	311050	Xp11.4-11.2	XL	视神经萎缩2型（X连锁视神经萎缩）	311050
OPA3	606580	19 q13.3	AD	视神经萎缩3型伴白内障	165300
			AR	3-甲基戊二酸尿症3型（MGA3）	258501
OPA4	605293	18q12.2-q12.3	AD	视神经萎缩4型	605293
OPA5（DNM1L）	603850	12p11.21	AD	视神经萎缩5型	610708
			AD	线粒体和过氧化物酶体缺陷1型（EMPF1）	614388
OPA6	258500	8q21-q22	AR	视神经萎缩6型	258500
OPA7（TMEM126A）	612989	11q14.1	AR	视神经萎缩7型	612989
OPA8	616648	16q21-q22	AD	视神经萎缩8型	616648
OPA9（ACO2）	100850	22q13.2	AD/AR	视神经萎缩9型	616289
			AR	婴儿小脑视网膜变性（ICRD）	614559
OPA10（RTN4IP1）	610502	6q21	AR	视神经萎缩10型伴或不伴共济失调、智力迟缓和癫痫发作	616732
OPA11（YME1L1）	607472	10p12	AR	视神经萎缩11型	617302
OPA12（AFG3L2）	604581	18p11.21	AD	视神经萎缩12型	618977
			AD	脊髓小脑性共济失调28型（SCA28）	610246
			AR	痉挛性共济失调5型（SPAX5）	614487
OPA13（SSBP1）	600439	7q34	AD	视神经萎缩13型伴视网膜和黄斑中心凹异常	165510
			WFS		
WFS1	606201	4p16.1	AR	Wolfram综合征1型（WFS1）	222300

续表

基因	基因 MIM	染色体定位	OPA 遗传方式	表型	表型 MIM
			AD	Wolfram 样综合征（WFSL）	614296
			AD	白内障 41 型（CTRCT41）	116400
			AD	常染色体显性耳聋 6/14/38（DFNA6，DFNA14，DFNA38）	600965
			AD	非胰岛素依赖性糖尿病（NIDDM）	125853
WFS2（CISD2）	611507	4q24	AR	Wolfram 综合征 2 型（WFS2）	604928
其他核基因					
SPG7	602783	16q24.3	AD/AR	遗传性痉挛性截瘫 7 型（SPG7）	607259
MFN2	608507	1p36.22	AD	Charcot–Marie Tooth 2A2A	609260
			AR	Charcot–Marie Tooth 2A2B	617087
			AD	遗传性运动和感觉神经病变Ⅵ A 型（HMSN 6A）	601152
SLC25A46	610826	5q22.1	AR	遗传性运动和感觉神经病变Ⅵ B 型（HMSN 6B）	616505
			AR	脑桥小脑发育不全 1E 型（PCH1E）	619303
C12orf65	613541	12 q24.31	AR	复合型氧化磷酸化 7 型（COXPD7）	613559
			AR	痉挛性截瘫 55 型（SPG55）	615035
FXN	606829	9q21.11	AR	Friedreich 共济失调	229300
ATAD3A	612316	1p36.33	AD/AR	Harel–Yoon 综合征	617183
			AR	新生儿致死性桥状小脑发育不全、肌张力低下和呼吸功能不全综合征（PHRINL）	618810
MTPAP	613669	10 p11.23	AR	痉挛性共济失调 4 型（SPAX4）	613672
ZNHIT3	604500	17 q21.1	AR	PEHO 综合征（伴有水肿、高度失律脑电图和视神经萎缩的进行性脑病）	260565
C19orf12	614297	19 q12	AD/AR	神经退行性疾病伴铁脑沉积 4 型（NBIA4）	614298
			AR	常染色体隐性痉挛性截瘫 43 型（SPG43）	615043

续表

基因	基因 MIM	染色体定位	OPA遗传方式	表型	表型 MIM
TIMM8A	300356	Xq22.1	XLR	Mohr-Tranebjaerg 综 合 征 / 耳聋 - 肌张力障碍 - 视神经病（DDON）综合征	304700
NR2F1	604928	5q15	AD	Boonsta-Bosch-Schaff 视神经萎缩综合征（BBSOAS）	615722
DNAJC19	608977	3q26.33	AR	扩张型心肌病伴共济失调（DCMA）/3- 甲基戊二酸尿，V 型（MGCA5）	610198
PAX2	167409	10q24.31	AD	Papillorenal 综合征（PAPRS）	120330
			AD	局灶节段性肾小球硬化症 7 型（FSGS7）	616002
VPS13B	607817	8q22-q23	AR	Cohen 综合征	216550
FDXR	103270	17q25.1	AR	听觉神经病变和视神经萎缩	717717
GALC	606890	14q31	AR	Krabbe 病	245200

（病例提供者：金　淼　首都医科大学附属北京同仁医院眼科；

陈春丽　首都医科大学附属北京同仁医院眼科）

（点评专家：姜利斌　首都医科大学附属北京同仁医院眼科）

参考文献

[1]Bramhall NF，Kallman JC，Verrall AM，et al.A novel WFS1 mutation in a family with dominant low frequency sensorineural hearing loss with normal VEMP and EcochG findings[J].BMC Medical Genetics，2008，9：48.

[2]Camtosun E，Siklar Z，Kocaay P，et al.Three cases of wolfram syndrome with different clinical aspects[J].Journal Of Pediatric Endocrinology and Metabolism，2015，28（3-4）：433-438.

[3]De Herdia ML，Cleries R，Nunes V.Genotypic classification of patients with Wolfram syndrome：insights into the natural history of the disease and correlation with phenotype[J].Genetics in Medicine，2013，15（7）：497-506.

[4]Serbis A，Rallis D，Giapros V，et al.Wolfram syndrome 1：a pediatrician's and pediatric endocrinologist's perspective[J].International Journal of Molecular Sciences，2023，24（4）：3690.

[5]Fonseca SG，Ishigaki S，Oslowski CM，et al.Wolfram syndrome 1 gene negatively regulates ER stress signaling in rodent and human cells[J].Journal of Clinical Investigation，2010，120（3）：

744-755.

[6]Rigoli L，Di Bella C.Wolfram syndrome 1 and Wolfram syndrome 2[J].Current Opinion in Pediatrics，2012，24（4）：512-517.

[7]Rigoli L，Caruso V，Salzano G，et al.Wolfram syndrome 1：from genetics to therapy[J]. International Journal of Environmental Research and Public Health，2022，19（6）：3225.

[8]Al-Till M，Jarrah NS，Ajlouni KM.Ophthalmologic findings in fifteen patients with wolfram syndrome[J].European Journal of Ophthalmology，2002，12（2）：84-88.

[9]Majander A，Jurkute N，Burte F，et al.WFS1-Associated optic neuropathy：genotype-phenotype correlations and disease progression[J].American Journal of Ophthalmology，2022，241：9-27.

[10]Waszczykowska A，Zmyslowska A，Bartosiewicz K，et al.Reduced corneal sensitivity with neuronal degeneration is a novel clinical feature in wolfram syndrome[J].American Journal of Ophthalmology，2022，236：63-68.

[11]Zmyslowska A，Borowiec M，Fichna P，et al.Delayed recognition of wolfram syndrome frequently misdiagnosed as type 1 diabetes with early chronic complications[J].Experimental and Clinical Endocrinology and Diabetes，2014，122（1）：35-38.

[12]Grenier J，Meunier I，Daien V，et al.WFS1 in optic neuropathies：mutation findings in nonsyndromic optic atrophy and assessment of clinical severity[J].Ophthalmology，2016，123（9）：1989-1998.

[13]Valero R，Bannwarth S，Roman S，et al.Autosomal dominant transmission of diabetes and congenital hearing impairment secondary to a missense mutation in the WFS1 gene[J].Diabetic Medicine，2008，25（6）：657-661.

[14]Mozzillo E，Delvecchio M，Carella M，et al.A novel CISD2 intragenic deletion，optic neuropathy and platelet aggregation defect in wolfram syndrome type 2[J].BMC Medical Genetics，2014，15：88.

[15]Rigoli L，Bramanti P，Di Bella C，et al.Correction：genetic and clinical aspects of wolfram syndrome 1，a severe neurodegenerative disease[J].Pediatric Research，2018，84（5）：787.

[16]Barrett TG，Bundey SE，Macleod AF.Neurodegeneration and diabetes：UK nationwide study of wolfram（DIDMOAD）syndrome[J].Lancet，1995，346（8988）：1458-1463.

[17]Barrett TG，Bundey SE.Wolfram（DIDMOAD）syndrome[J].Journal of medical genetics，1997，34（10）：838-841.

[18]Pallotta MT，Tascini G，Crispoldi R，et al.Wolfram syndrome，a rare neurodegenerative disease：from pathogenesis to future treatment perspectives[J].Journal of Translational Medicine，2019，17（1）：238.

[19]Urano F.Wolfram syndrome iPS cells：the first human cell model of endoplasmic reticulum disease[J].Diabetes，2014，63（3）：844-846.

[20]Bababeygy SR，Wang MY，Khaderi KR，et al.Visual improvement with the use of idebenone in the treatment of wolfram syndrome[J].Journal of Neuro-Ophthalmology，2012，32（4）：386-389.

[21]Lu S，Kanekura K，Hara T，et al.A calcium-dependent protease as a potential therapeutic target for Wolfram syndrome[J].Proceedings of the National Academy of Sciences of the United States of

America，2014，111（49）：E5292-5301.

[22]Rocatcher A，Desquiret-Dumas V，Charif M，et al.The top 10 most frequently involved genes in hereditary optic neuropathies in 2186 probands[J].Brain，2023，146（2）：455-460.

病例14　视神经萎缩12型

一、病历摘要

（一）基本信息

患者男性，6岁。

主诉：家长发现患儿近距离视物3年。现患儿无畏光，亦无全身不适感觉。既往体健。母亲视力差，外婆视力差。

（二）专科检查

①视力：右眼0.1，左眼0.05，矫正视力：右眼+1.00DS＝0.15，左眼+1.25DS＝0.1。②眼压：右眼13.2mmHg，左眼12.7mmHg。③眼前节：双眼位正，眼球运动无明显受限；双眼前节未见明显异常。④眼底：双眼视盘界清，色苍白，视网膜神经纤维层（RNFL）薄变（病例14图1）。

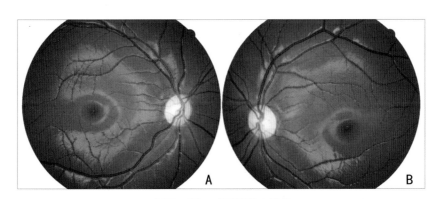

病例14图1　双眼眼底检查

A. 右眼；B. 左眼

（三）辅助检查

患儿完善光学相干断层扫描（OCT）、颅脑MRI检查及全外显基因检测，并请儿科会诊。

1. 黄斑OCT检查　双眼黄斑中心凹内外层结构正常，黄斑中心凹变浅。双眼Superior GCC、Inferior GCC和Average GCC厚度变薄，小于正常范围（病例14图2）；双眼

SuperiorRNFL、Inferior RNFL 和Average RNFL厚度变薄，小于正常范围（病例14图3）。

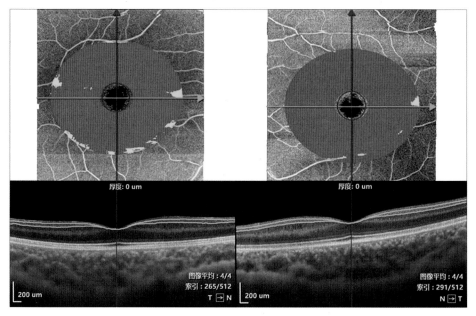

病例14图2　黄斑OCT检查

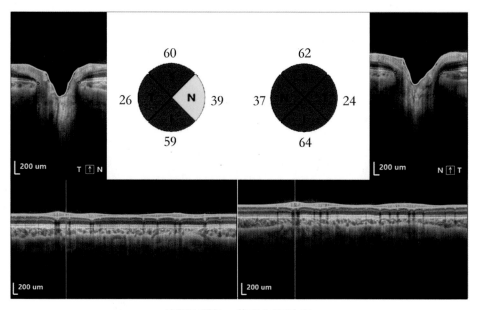

病例14图3　黄斑OCT检查

2．颅脑MRI检查　未见异常。

3．全外显基因检查　采集所有受试者及与其共同生活者的外周静脉血2ml，全血基因组DNA提取试剂盒（QIGEN）提取DNA并编号。应用二代测序技术对提取的DNA行TGFBI基因的全外显子组检测，并对所有受试者进行Sanger验证（北京迈基诺医学检验所）。依据美国医学遗传学与基因组学学会（ACMG）2015年发布的《序列变异解读标准和指南》对新发变异进行基因变异致病性评估。参考1000 Genomes Project（1000G，http：//browser.1000genomes.org）及Exome Aggregation Consortium（ExAC，http：//exac.broadinstitute.org/）数据库东亚人种等位基因频率，最小等位基因频率小于0.005作为排除良性变异的标准。用Polyphen2（http：//genetics.bwh.harvard.edu/pph2）、SIFT（http：//sift.jcvi.org）、PROVEAN（http：//provean.jcvi.org/index.php）和Mutation Taster（http：//www.mutationtaster.org）进行致病性预测。

本家系遗传方式为常染色体显性遗传，采集家系成员的完整信息，绘制家系图谱（病例14图4A）。基因检测结果示先证者、母亲及外婆AFG3L2基因c.1009G＞A（p.Gly337Arg）杂合突变，父亲和姐姐该位点无变异。先证者变异来源于母亲，其AFG3L2（c.1009G＞A，p.Gly337Arg）基因错义突变，表示在1009号核苷酸由鸟嘌呤G变为腺嘌呤A，导致第337号氨基酸由甘氨酸变为精氨酸，相同位置的突变在既往文献已有报道，但氨基酸变化不同（1010G＞A，Gly337Glu）[1~3]，功能预测该突变为致病（病例14图4B），父亲和姐姐均未见该异常突变基因（病例14图4C）。p.Gly337Arg突变定位在AFG3L2的AAA结构域附近（图病例144D），p.Gly337在不同AFG3L2直系同源物中高度保守（病例14图4E）。

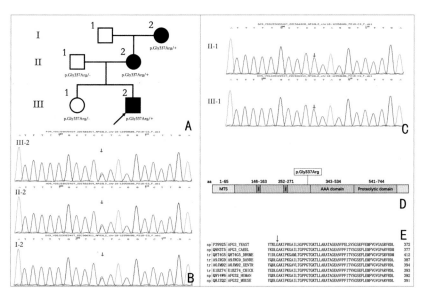

病例14图4　基因检测

A~C：Ⅲ-2先证者1个杂合错义突变，AFG3L2（c.1009G＞A，p.Gly337Arg）。经家系验证分析，Ⅱ-2（先证者之母）及Ⅲ-2（先证者之外婆）AFG3L2（c.1009G＞A，p.Gly337Arg）位点杂合变异，Ⅱ-1（先证者之父）、Ⅲ-1（先证者之姐）均无该位点变异。D：p.Gly337Arg突变定位在AFG3L2的AAA结构域附近。E：p.Gly337在不同AFG3L2直系同源物中高度保守。

4. 确诊后完善患儿父母光学相干断层扫描（OCT）检查。父亲OCT示双眼黄斑区结构未见明显异常。双眼Superior GCC、Inferior GCC 和Average GCC厚度在正常范围（病例14图5）。

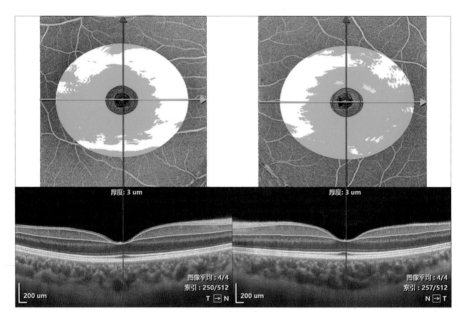

病例14图5　父亲OCT检查

母亲OCT示双眼黄斑中心凹内外层结构正常，黄斑中心凹变浅；双眼Superior GCC、Inferior GCC和Average GCC厚度变薄，小于正常范围（病例14图6）。

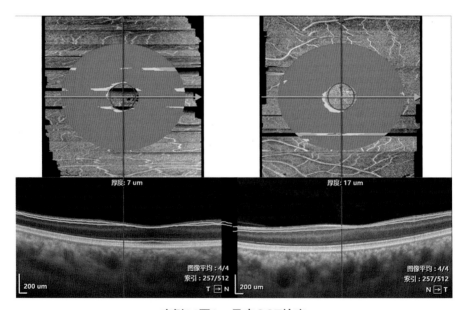

病例14图6　母亲OCT检查

儿科会诊：患儿全身检查未见明显异常。

（四）最终诊断

视神经萎缩12型

二、疾病介绍

视神经萎缩12型（optic atrophy 12，OPA12）是一种常染色体显性遗传性神经系统疾病，其特征是缓慢进行性视力下降，通常在前10年发病，但也有较晚发病的报道。临床特征还可包括色觉障碍、畏光、视盘苍白、视神经萎缩和视网膜神经纤维层厚度减少。部分患者可能表现出其他神经系统特征，包括智力发育受损、肌张力障碍、运动障碍或共济失调[4]。

视神经萎缩12型由AFG3L2基因杂合突变引起的，该基因位于18p11.21染色体上，编码m-AAA 蛋白酶2个亚基中的1个，m-AAA蛋白酶是线粒体内膜的ATP依赖性蛋白水解复合物，该复合物缺失会影响线粒体蛋白质合成和呼吸链，并导致线粒体断裂和轴突运输障碍，还可影响线粒体钙单向转运蛋白复合物的组装，使得钙摄取增加甚至导致神经元死亡[5]。AFG3L2还通过OMA1调节OPA1的加工，最终影响线粒体动力学[2]。AFG3L2基因突变与各种神经退行性疾病相关，除了视神经萎缩12型，AFG3L2基因的杂合突变还可引起脊髓小脑性共济失调28（Spinocerebellar ataxia 28，SCA28），其纯合突变可引起常染色体隐性遗传性痉挛性共济失调5（Spastic ataxia 5，SPAX5）。SCA28平均发病年龄为30.7岁（6～60岁），大多数患者表现为小脑共济失调。其他特征包括构音障碍（68%）、眼肌麻痹（48%）、凝视诱发性眼震（54%）、扫视跟踪（37%）、缓慢扫视（25%）和上睑下垂（42%）[6]。SPAX5是一种常染色体隐性遗传性神经退行性疾病，其特征是早发性痉挛导致的活动受损、小脑共济失调、眼球运动不能、肌张力障碍和肌阵挛性癫痫[7]。两者都不伴有视神经病变。

AFG3L2杂合突变导致的视神经萎缩半数为家族性显性遗传，其他为散发性，其临床特征与OPA1相关显性视神经萎缩几乎没有区别。在一些特殊的家族中，AFG3L2复合杂合突变则表现为严重综合征性视神经病变，视神经萎缩是主要特征，还观察到不同严重程度的中枢神经系统受累，如共济失调、痉挛、肌阵挛、舞蹈病、肌张力障碍，甚至包括Leigh样表型[4]。

根据以往文献报道，导致视神经萎缩12型的AFG3L2突变绝大多数影响了AAA结构域，而与SCA28和SPAX5表型相关的突变相反，这些突变聚集在蛋白水解结构域中，其主要临床特征是共济失调步态和小脑萎缩导致的平衡失调[2]。本病例p.Gly337Arg突变定位在AFG3L2的AAA结构域附近，与引起SCA28和SPAX5的突变相反。这表明该蛋白不同结构域的突变可能会不同地影响其分子功能。定位于AFG3L2的AAA结构域的突变可以消除ATP结合/水解，并对蛋白水解活性产生更严重的影响。

SCA28和SPAX5主要影响小脑，而导致视神经萎缩12型的AFG3L2突变主要影响视神经。OPA1加工受到AFG3L2的精细调节，AFG3L2的缺失会诱导应激激活蛋白酶OMA1的过度激活，并导致OPA1过度加工，从而促进线粒体断裂，并且大多数常染色体显性遗传性视神经萎缩（ADOA）患者携带OPA1突变，这表明线粒体动力学的精细控制对于视网膜神经节细胞存活至关重要[8]。因此可以推测主要影响OPA1处理的AFG3L2突变特别影响视网膜神经节细胞，而那些主要影响其他AFG3L2相关功能（氧化磷酸化和线粒体钙稳态）的突变影响小脑中的浦肯野神经元。

三、病例点评

本病例为男性儿童，表现为近距离视物3年，眼底表现为双眼视盘界清色苍白，双眼黄斑中心凹变浅，GCC厚度及RNFL厚度均变薄，患儿母亲及外婆均视力差，因此初步诊断为"遗传性视神经病变"。为进一步明确原因，对先证者及其亲属行全外显基因检查。结合所有检测结果，先证者为AFG3L2基因的杂合变异，来源于母亲，经家系验证符合常染色体显性遗传，最终修正诊断为视神经萎缩12型。

本病例拓宽了视神经萎缩12型AFG3L2基因突变谱，再次强调在编制用于分析外显子组和基因组测序的基因列表时需要考虑该基因，并考虑将该基因更广泛地添加到遗传性视神经病变的靶向基因组合中。

四、延伸阅读

视神经萎缩12型无特殊治疗，建议定期随访。诊断主要与显性视神经萎缩（dominant optic atrophy，DOA）相鉴别。DOA是遗传性视神经疾病中最常见的一种，特征是通常在10岁呈隐匿性视力下降，此后逐渐进展。视力范围可能在0.05～0.1，许多儿童由于周边视力保留而无视觉症状。患儿可有色觉障碍，常表现为蓝黄色盲。视盘外观可从颞侧局灶性楔形苍白到完全苍白。有些可出现眼外神经系统特征，如耳聋、共济失调、痉挛等。大多数DOA是由于OPA1突变所致，但在大约30%的DOA患者中检测不到OPA1突变[4]。据报道，在中国DOA患者中发现OPA1突变占比为40%～100%，其中OPA1突变患者的平均发病年龄为8.4岁（3～35岁）[9, 10]。目前已发现OPA系列基因共13种（病例14表1），这些基因突变都可导致视神经萎缩，期待在不久的将来发现更多的基因型。

病例14表1　OPA系列基因型及表型

表型	表型 MIM	遗传方式	染色体位置	基因	基因 MIM
视神经萎缩 1 型	165500	AD	3q29	OPA1	605290
视神经萎缩 2 型（X连锁视神经萎缩）	311050	XL	Xp11.4 ~ Xp11.21	OPA2	311050
视神经萎缩 3 型伴白内障	165300	AD	19q13.32	OPA3	606580
视神经萎缩 4 型	605293	AD	18q12.2 ~ 18q12.3	OPA4	605293
视神经萎缩 5 型	610708	AD	12p11.21	OPA5（DNM1L）	603850
视神经萎缩 6 型	258500	AR	8q21 ~ 8q22	OPA6	258500
视神经萎缩 7 型	612989	AR	11q14.1	OPA7（TMEM126A）	612988
视神经萎缩 8 型	616648	AD	6q21 ~ 6q22	OPA8	616648
视神经萎缩 9 型	616289	AD，AR	22q13.2	OPA9（ACO2）	100850
视神经萎缩 10 型伴或不伴共济失调、智力迟缓和癫痫发作	616732	AR	6q21	OPA10（RTN4IP1）	610502
视神经萎缩 11 型	617302	AR	10p12.1	OPA11（YME1L1）	607472
视神经萎缩 12 型	618977	AD	18p11.21	OPA12（AFG3L2）	604581
视神经萎缩 13 型伴视网膜和黄斑中心凹异常	165510	AD	7q34	OPA13（SSBP1）	600439

（病例提供者：金　淼　首都医科大学附属北京同仁医院眼科；

陈春丽　首都医科大学附属北京同仁医院眼科）

（点评专家：姜利斌　首都医科大学附属北京同仁医院眼科）

参考文献

[1]Charif M，Chevrollier A，Gueguen N，et al.Mutations in the m-AAA proteases AFG3L2 and SPG7 are causing isolated dominant optic atrophy[J].Neurology Genetics，2020，6（3）：e428.

[2]Baderna V，Schultz J，Kearns LS，et al.A novel AFG3L2 mutation close to AAA domain leads to aberrant OMA1 and OPA1 processing in a family with optic atrophy[J].Acta Neuropathologica Communications，2020，8（1）：93.

[3]Charif M，Bris C，Goudenege D，et al.Use of Next-Generation sequencing for the molecular diagnosis of 1 102 patients with a autosomal optic neuropathy[J].Frontiers in Neurology，2021，12：602979.

[4]Caporali L，Magri S，Legati A，et al.ATPase domain AFG3L2 mutations alter OPA1 processing and cause optic neuropathy[J].Annals of Neurology Issn，2020，88（1）：18-32.

[5]Patron M，Sprenger HG，Langer T.m-AAA proteases，mitochondrial calcium homeostasis and neurodegeneration[J].Cell Research，2018，28（3）：296-306.

[6]Cagnoli C，Stevanin G，Brussino A，et al.Missense mutations in the AFG3L2 proteolytic domain account for approximately 1.5% of european autosomal dominant cerebellar ataxias[J].Human Mutation，2010，31（10）：1117-1124.

[7]Pierson TM，Adams D，Bonn F，et al.Whole-exome sequencing identifies homozygous AFG3L2 mutations in a spastic ataxia-neuropathy syndrome linked to mitochondrial m-AAA proteases[J].PLoS Genetics，2011，7（10）：e1002325.

[8]Tulli S，Del Bondio A，Baderna V，et al.Pathogenic variants in the AFG3L2 proteolytic domain cause SCA28 through haploinsufficiency and proteostatic stress-driven OMA1 activation[J].Journal of Medical Genetics，2019，56（8）：499-511.

[9]Chen J，Xu K，Zhang X，et al.Mutation screening of mitochondrial DNA as well as OPA1 and OPA3 in a Chinese cohort with suspected hereditary optic atrophy[J].Investigative Ophthalmology and Visual Science，2014，55（10）：6987-6995.

[10]Yen MY，Wang AG，Lin YC，et al.Novel mutations of the OPA1 gene in Chinese dominant optic atrophy[J].Ophthalmology，2010，117（2）：392-396，e391.

病例15　同时患有OPA1基因异常和LRP5新突变位点的异卵双生患儿

一、病历摘要

（一）基本信息

男性患儿，9岁。

主诉：双眼视力下降2年余。足月异卵双生，无吸氧史。父亲左眼斜视，母亲高度近视。

（二）专科检查

①视力：右眼0.05，左眼0.2，矫正视力：右眼-7.00DS/-1.75DC×100°=0.3，左眼-2.50DS/-1.50DC×170°=0.8。②眼压：右眼15.5mmHg，左眼16.2mmHg。③眼前节：右眼外上斜视；双眼前节未见明显异常。④眼底：双眼视盘色略淡，视网膜血管向颞侧牵拉，周边视网膜血管多且平直，左眼周边视网膜伴有轻度增生牵拉及色素改变（病例15图1）。

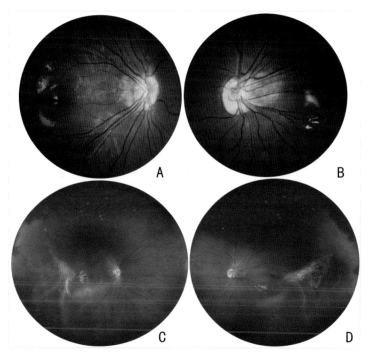

病例15图1　眼底检查

A～B. 双眼视盘色略淡，视网膜血管向颞侧牵拉；C. 右眼周边视网膜血管多且平直并伴有无血管区；D. 左眼周边视网膜血管多且平直并伴有无血管区，周边视网膜伴有轻度增殖牵拉及色素改变

（三）辅助检查

患者完善荧光素眼底血管造影（FFA）、光学相干断层扫描（OCT）、视觉诱发电位（VEP）及全外显基因检测。

1. FFA检查　双眼颞侧周边视网膜血管大片无血管区，周边全视网膜血管多且平直，晚期视盘高荧光；左眼颞侧周边视网膜伴有片状高荧光及荧光着染，但无明显渗漏（病例15图2）。

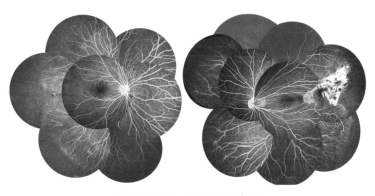

病例15图2　双眼FFA检查

2.OCT检查 示右眼黄斑中心凹内外层结构正常，黄斑中心凹变浅；左眼内层视网膜连续，未见正常黄斑中心凹形态。双眼Superior RNFL、Inferior RNFL和Average RNFL厚度在正常范围；双眼Superior GCC、Inferior GCC和Average GCC厚度在正常范围（病例15图3）。

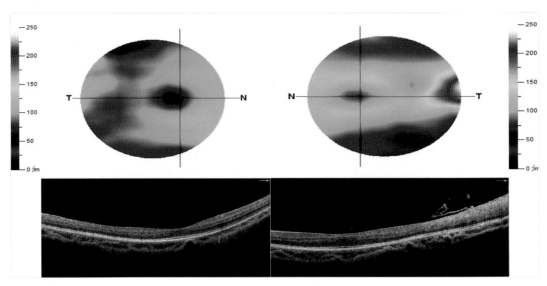

病例15图3　OCT检查

3.矫正双眼屈光不正后行图形VEP（P-VEP）及闪光VEP（F-VEP）检查 双眼P-VEP所记录波形潜伏期在高SF延迟（右眼明显），振幅在高SF下降（左眼轻度，右眼显著）；双眼F-VEP所记录波形振幅大体相近，无明显降低。患者年龄偏小，注视欠稳定，临床意义需结合各项检查整体分析（病例15图4）。

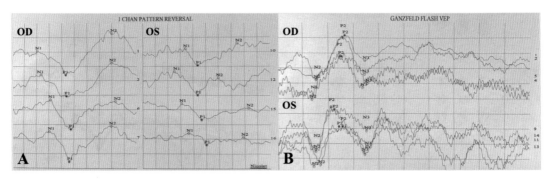

病例15图4　双眼P-VEP及F-VEP改变

4.全外显基因检测 采集所有受试者及与其共同生活者的外周静脉血2ml，全血基因组DNA提取试剂盒（QIGEN）提取DNA并编号。应用二代测序技术对提取的DNA行TGFBI基因的全外显子组检测，并对所有受试者进行Sanger验证（北京优乐复生医学检验所）。依据美国医学遗传学与基因组学学会（ACMG）2015年发布的《序列变异解读标准和指南》对新发变异进行基因变异致病性评估。参考1000 Genomes Project（1000G，http：//browser.1000genomes.org）及Exome Aggregation Consortium（ExAC，http：//exac.broadinstitute.org/）数据库东亚人种等位基因频率，最小等位基因频率小于0.005作为排除良性变异的标准。用Polyphen2（http：//genetics.bwh.harvard.edu/pph2）、SIFT（http：//sift.jcvi.org）、PROVEAN（http：//provean.jcvi.org/index.php）和Mutation Taster（http：//www.mutationtaster.org）进行致病性预测。

本家系遗传方式为常染色体显性遗传，采集家系成员的完整信息，绘制家系图谱（病例15图5A）。基因检测结果显示共检测出2个异常基因，分别是OPA1和LRP5。先证者和母亲OPA1（c.565G＞A，p.Glu189Lys）基因错义突变，既往文献有报道[1~2]，功能预测该突变为不致病（病例16图5B），异卵双生的弟弟均未见上述2个异常突变基因。先证者和父亲LRP5（c.2551C＞T，p.His851Tyr）基因错义突变，既往文献无报道，为新发突变位点，且功能预测该突变为可能致病突变（病例15图5C、病例15图5D）。

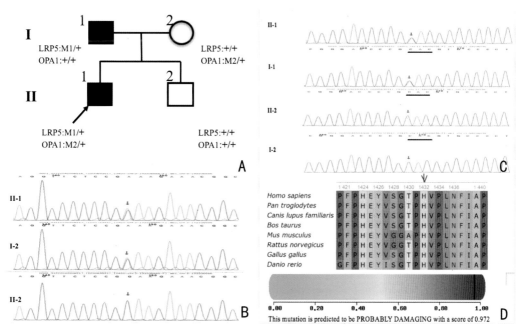

病例15图5 先证者及家人家系图

C. Ⅱ–1（先证者）共2个杂合错义突变，LRP5（c.2551C＞T，p.His851Tyr）和OPA1（c.565G＞A，p.Glu189Lys）。经家系验证分析，Ⅰ–1（先证者之父）LRP5（c.2551C＞T，p.His851Tyr）位点杂合变异，Ⅰ–2（先证者之母）OPA1（c.565G＞A，p.Glu189Lys）位点杂合变异，Ⅱ–2（先证者之异卵双生弟弟）2个位点均无变异。D. 未受累和受累家庭成员的DNA序列色谱图。在先证者及其父亲的基因中发现了外显子20的一个杂合性LRP5突变c.4294C＞T（p.H1432Y）。不同物种的LRP5蛋白的多序列排列。红色箭头表示突变的位置。His 1432残基在各物种中高度保守。多态性表型预测显示LRP5蛋白中氨基酸替换H1432Y可能具有破坏性。

先证者父亲，男性，35岁。自幼左眼视物向外偏斜35年。足月儿，无吸氧史。眼部检查：①视力：右眼0.05，左眼0.2，矫正视力：右眼−2.50DS/−1.50DC×170° ＝0.05，左眼−0.75DS/−1.75DC×100° ＝1.0。②眼压：右眼15.5mmHg，左眼16.2mmHg。③眼前节：左眼向外偏斜，双眼前节未见明显异常。④眼底：右眼视盘边界不清色淡红，视网膜血管向颞侧牵拉，周边视网膜血管多且平直，周边视网膜伴有纤维增生牵拉呈"镰状皱襞"，左眼视盘界清色红，周边视网膜血管多且平直并伴有无血管区（病例15图6A～B，E～F）。⑤OCT示右眼内层视网膜连续，黄斑中心凹变浅，外层椭圆体带模糊变薄欠连续；左眼黄斑中心凹内外层结构正常（病例15图6C～D）。⑥FFA示：双眼颞侧周边视网膜血管大片无血管区，周边全视网膜血管多且平直，右眼颞侧周边视网膜伴有片状高荧光，晚期明显渗漏（病例15图6G～H）。

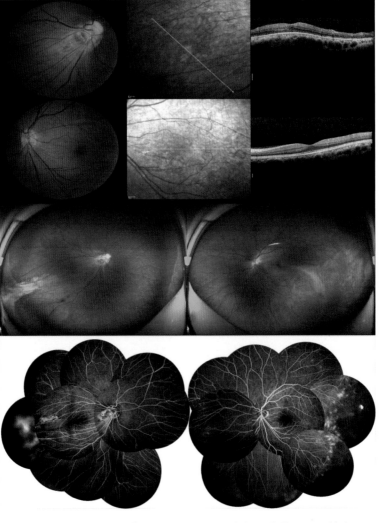

病例15图6　患儿父亲眼底像、OCT、广角眼底像及FFA检查

先证者母亲，35岁。既往双眼高度近视（-7.0D），10年前双眼屈光矫正术，否认家族史。眼部检查：双眼视力1.0；眼压：右眼13mmHg，左眼12mmHg；双眼前后节未见明显异常，双眼OCT未见明显异常；双眼P-VEP潜伏期在高SF略延迟，振幅在高SF轻度下降；双眼F-VEP振幅无明显降低，考虑高度近视本身所致的异常改变。

先证者异卵双生的弟弟，男性，9岁。足月儿，顺产，无吸氧史。眼部检查：双眼视力1.0；眼压：右眼11mmHg，左眼12mmHg；双眼前后节未见明显异常，双眼OCT及神经节细胞复合体未见异常。

（四）诊断

右眼弱视，双眼屈光不正，双眼FEVR（右眼1期，左眼2期）。

二、疾病介绍

家族性渗出性玻璃体视网膜病变（familial exudative vitreo retinopathy，FEVR）是一种多见于足月儿的遗传性玻璃体视网膜疾病，以周边视网膜的血管化不完全及异常为典型特征，可导致黄斑牵拉、颞侧视网膜镰状皱褶、视网膜新生血管、玻璃体积血、牵引性视网膜脱离及视网膜下渗出等，由Criswick和Schepens在1969年首先描述[1]，Pendergas等[4]对该病提出了全面的5期分类方法。除了表型上的变化，FEVR也具有遗传异质性，可以表现为显性、隐性和X连锁的遗传模式。迄今为止，按文献报道先后顺序已发现12个致病基因与FEVR有关，包括NDP、FZD4、LRP5、TSPAN12、ATOH7、ZNF408、KIF11、RCBTB1、CTNNB1、ILK、JAG1、CTNNA1、TGFBR2及DLG1[5]。50%的FEVR病例与Norrin/β-catenin信号通路失活相关的基因突变有关[5, 6]。90%分子诊断的FEVR患者携带以下四个突变基因之一，包括NDP、FZD4、LRP5和TSPAN12[7]。

常染色体显性视神经萎缩（autosomal dominant optic atrophy，ADOA）是常染色体显性遗传性视神经疾病中最常见的一种，其发病率为1：（10000～50000），相当大的家族间和家族内有变异性，外显率为40%～90%，为不完全外显性[8]。约2/3的患者在10岁之前发病[9]，男女患病比例相同。色觉障碍主要表现为蓝黄色觉异常，视野缺损通常表现为中心盲点性暗点，较为特征性的眼底改变为颞侧视盘变淡或苍白。其病理改变主要是颞侧象限出现弥漫性GCC变薄和RNFL厚度减少[8, 10, 11]。本病还可以伴随听力下降、白内障、眼外肌麻痹、上睑下垂等。视觉电生理检查发现其全视野视网膜电图（F-ERG）正常，多焦视觉诱发电位（mVEP）异常，图形视觉诱发电位（P-VEP）记录不到，图形视网膜电图（P-ERG）中N95波与P50波的振幅比降低，这与原发性视网膜神经节细胞（RGCs）病变特点相符合。目前为止仅确定了2个ADOA的致病基因，即位于染色体3q28-29的OPA1和位于染色体19q13的OPA3。约60%～80%的ADOA患者与OPA1基因相关（OMIM

#165500）[10, 12]。

先证者双眼FEVR，父亲双眼FEVR，且检测到新的LRP5错义杂合突变位点，依据ACMG指南，结合功能实验，软件预测，功能域等多方面证据的累加，给予该位点可能致病性的判定，符合家系共分离现象。先证者眼底根据Pendergas[4]分期诊断为右眼Ⅰ期，左眼Ⅱ期；父亲FEVR右眼Ⅲ期，左眼Ⅰ期；根据OCT改变先证者双眼黄斑区均表现发育不良，根据Pendergas[13]分级（右眼1级，左眼2级），父亲右眼黄斑中心凹发育不良（2级）伴外层椭圆体带模糊变薄欠连续。左眼黄斑中心凹未见明显异常。文献报道[14]，Ⅰ期和Ⅱ期FEVR患眼中约20%的患者中心凹内层持续存在，当视网膜外层结构完整时视力影响不大。可以解释先证者左眼尽管黄斑中心凹发育不良，但是视力可以矫正到0.8。而右眼的矫正视力只有0.3，说明不是FEVR所伴发的黄斑中心凹发育不良所导致的。先证者父亲右眼矫正视力仅有0.05，因其右眼黄斑中心凹内层发育不良，外层椭圆体带也受到破坏所致。在本研究中，先证者发生了两种不同疾病的基因突变。据我们所知，OPA1突变（c.565G＞A，p.Glu189Lys）在FEVR中尚未见报道。

先证者及其母亲均携带OPA1基因，通过眼底像、OCT分析神经节细胞复合体及VEP检查，临床目前可以排除ADOA，但是不能排除将来会有ADOA的临床表现，需要长期观察。通过PolyPhen和SIFT进行的生物信息学分析预测，这种突变是无害的，但是既往文献有报道是可致病的[1, 2]。ADOA家族间和家族内有变异性，外显率为40%～90%，为不完全外显性[8]。根据先证者FEVR的分期及黄斑中心凹发育不全的分级，左眼的视力应该更差，可患者右眼视力反而更差，矫正视力仅0.3，综合先证者的临床表现，眼部OCT及VEP检查，OPA1基因目前未致病导致临床表现，且患者右眼的屈光度数–7.00DS/–1.75DC×100°＝0.3，综合考虑右眼视力差的原因是高度近视所致的单眼弱视。

三、病例点评

本病例根据先证者所有影像学检查及基因检查结果初步诊断为双眼FEVR（右眼Ⅰ期，左眼Ⅱ期），双眼屈光不正。但是根据患者FEVR的分期及黄斑中心凹发育不全的分级，左眼的视力应该更差，可是患者右眼矫正视力仅0.3，左眼矫正视力达0.8，右眼视力差是因为右眼高度近视所致的单眼弱视还是OPA1基因异常所致的不同外显率？为进一步明确病变原因，对先证者家属均行视力、裂隙灯显微镜、眼底彩色照相、光相干断层扫描（视盘+黄斑神经节细胞复合体检测），患儿母亲P-VEP及F-VEP检查。结合所有检测结果，先证者及母亲的OPA1基因无临床表现型，最终修正诊断为右眼弱视，双眼屈光不正，双眼FEVR。

本病例扩大了中国FEVR患者LRP5基因突变谱，并首次报道LRP5和OPA1两种不同疾病基因谱系同时出现时的眼部表现，这个家系生动地展示了与遗传性眼病相关的表型和基因型的个体异质性。综合分析临床表型与基因型，提高临床诊断和基因诊断水平，为更全面的认识疾病提供一种临床思路。

四、延伸阅读

ADOA无特殊治疗，建议定期随访。诊断主要与Leber遗传性视神经病变（Leber's hereditary optic neuropathy，LHON）相鉴别。LHON是线粒体DNA（mtDNA）突变引起的母系遗传性视神经萎缩，国外报道患病率为1：50 000。以男性患者为主，男女比例通常在5：1左右，发病年龄通常常在18～35岁，急性期表现为单眼或双眼先后突然视力下降，视力通常在0.1左右，视盘充血水肿，视野中心暗点等。而ADOA患者发病年龄小，视力损伤轻，视力通常在0.5左右，早期仅表现为颞侧视盘色淡，如果仅在检眼镜下检查而不是进行眼底像、OCT等检查很难发现乳头黄斑束的薄变，易被误诊为弱视。

（病例提供者：陈春丽　首都医科大学附属北京同仁医院眼科）
（点评专家：姜利斌　首都医科大学附属北京同仁医院眼科）

参考文献

[1]Xu X，Wang P，Jia X，et al.Pathogenicity evaluation and the genotype–phenotype analysis of OPA1 variants[J].Molecular Genetics and Genomics，2021，296（4）：845-862.

[2]Wang P，Li S，Sun W，et al.An ophthalmic targeted exome sequencing panel as a powerful tool to Identify causative mutations in patients suspected of hereditary eye diseases[J].Translational Vision Science & Technology，2019，8（2）：21.

[3]Criswick VG，Schepens CL.Familial exudative vitreoretinopathy[J].American Journal of Ophthalmology，1969，68（4）：578-594.

[4]Pendergast SD，Trese MT.Familial exudative vitreoretinopathy：results of surgical management[J].Ophthalmology，1998，105（6）：1015-1023.

[5]Zhu X，Yang M，Zhao P，et al.Catenin alpha 1 mutations cause familial exudative vitreoretinopathy by over activating Norrin/beta-catenin signaling[J].Journal of Clinical Investigation，2021，131（6）：e139869.

[6]Li JK，Li Y，Zhang X，et al.Spectrum of mutations in 389 Chinese probands with familial exudative vitreoretinopathy[J].Investigative Ophthaomology & Visual Science，2018，59（13）：5368-5381.

[7]Salvo J，Lyubasyuk V，Xu M，et al.Next-generation sequencing and novel variant determination in a cohort of 92 familial exudative vitreoretinopathy patients[J].Investigative Ophthalmology & Visual Science，2015，56（3）：1937-1946.

[8]Pretegiani E，Rosini F，Rufa A，et al.Genotype-phenotype and OCT correlations in autosomal dominant optic atrophy related to OPA1 genemutations：report of 13 italian families[J].Journal of the Neuroogical Sciences，2017，382：29-35.

[9]Ham M，Han J，Osann K，et al.Meta-analysis of genotype-phenotype analysis of OPA1 mutations in autosomal dominant optic atrophy[J].Mitochondrion，2019，46：262-269.

[10]Lenaers G，Neutzner A，Le Dantec Y，et al.Dominant optic atrophy：culprit mitochondria in the optic nerve[J].Progress in Retinal and Eye Research，2021，83：100935.

[11]Barboni P，Savini G，Cascavilla ML，et al.Early macularretinal ganglion cell loss in dominant optic atrophy：genotype-phenotype correlation[J].American Journal of Ophthalmology，2014，158（3）：628-636.

[12]Le Roux B，Lenaers G，Zanlonghi X，et al.OPA1：516 unique variants and 831 patients registered in an updated centralized variome database[J].Orphanet Journal of Rare Diseases，2019，14（1）：214.

[13]Thomas MG，Kumar A，Mohamm AD，et al.Structural grading of foveal hypoplasia using spectral domain optical coherence tomography；a predictor of visual acuity[J]? Ophthalmology，2011，118（8）：1653-1660.

[14]Yonekawa Y，Thomas BJ，Drenser KA，et al.Familial exudative vitreoretinopathy spectral-domain optical coherence tomography of the vitreoretinal interface，retina，and choroid[J].Ophthalmology，2015，122（11）：2270-2277.

病例16　肝豆状核变性（Wilson病）致双眼视神经萎缩

一、病历摘要

（一）基本信息

患者女性，17岁。

主诉：双眼视物模糊5个月，加重1周。

现病史：患者于5个月前无明显诱因出现双眼视物模糊，伴色觉异常，无眼球转动痛，无畏光、流泪、闪光感、视物遮挡感、复视、视物变形等，自觉视物模糊无明显加重或好转。20天前曾在外院就诊，当时自戴镜矫正视力：右眼0.4，左眼0.3，OCT检查示双眼盘周神经纤维层（RNFL）、黄斑区神经节细胞（GCL）复合体薄变。Humphrey视野检查示双眼周边视野缺损（病例16图1）。视觉诱发电位（VEP）检查示；双眼P100潜伏期延长，波幅在正常范围。具体诊治不详，近1周患者视力急剧下降，遂来我院就诊。

既往史：双眼近视、散光病史，戴镜矫正。月经稀发5年。否认外伤史。

个人史：否认烟酒嗜好，否认其他药物滥用史。

家族史：否认眼病及其他疾病家族史。

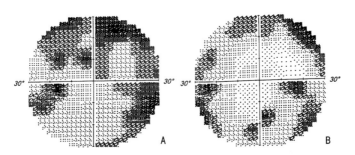

病例16图1　外院Humphrey视野检查示双眼周边视野缺损

A. 左眼；B. 右眼

（二）专科检查

①矫正视力：右眼0.05，左眼0.05。②眼压：右眼13mmHg，左眼12mmHg。③眼前节：双眼前节未见明显异常（病例16图2）。④眼底：双眼视盘界清色淡白，颞侧明显，余未见明显异常改变（病例16图3）。

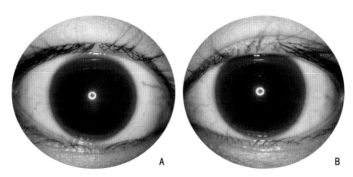

病例16图2　双眼眼前节照相

A. 右眼；B. 左眼

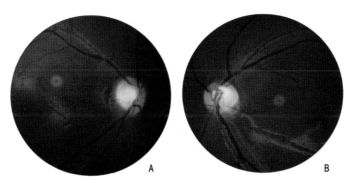

病例16图3　双眼眼底检查

A. 右眼；B. 左眼

（三）辅助检查

患者完善双眼眶增强MRI，中枢神经系统脱髓鞘疾病谱相关抗体、感染性疾病病原学（梅毒、HIV、乙肝、甲肝、丙肝、结核）、病毒全项、维生素B_{12}、叶酸、自身抗体谱、血管紧张素转化酶等检测，以筛查视神经病变的原因及复查OCT。

1. 眼眶增强MRI　双眼视神经眶内段及管内段变细，考虑视神经萎缩。双基底节区信号不均匀，必要时颅脑MRI进一步检查。

2. 中枢神经系统脱髓鞘疾病谱相关抗体检测　AQP4-IgG、MOG-IgG，及MBP-IgG均为阴性。

3. 感染性疾病病原学、病毒全项、维生素B_{12}、叶酸、抗核抗体、血管紧张素转化酶　除乙肝表面抗体、巨细胞病毒抗体IgG、单纯疱疹病毒抗体IgG呈阳性外，余均无异常。

4. OCT　双眼黄斑区GCL复合体明显薄变（病例16图4）。

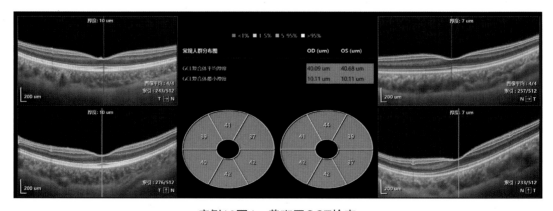

病例16图4　黄斑区OCT检查

通过以上检查仍未明确患者双眼视神经萎缩的原因，虽患者否认眼病及其他疾病家族史，但下一步的排查方向仍指向遗传因素。行基因筛查前再次仔细行眼部检查发现患者角膜缘暗棕色K-F环（病例16图5）。

追问患者病史，发现患者5个月前开始出现双眼视物模糊及色觉异常的同时出现了双下肢肿胀、面部肿胀表现，有时出现鼻流血不止，当地检查发现转氨酶升高，给予保肝药物治疗，具体不详。角膜缘K-F环结合既往肝损伤的病史，提示疑诊肝豆状核变性（Wilson病），给予系统性检查，包括上腹部MRI、血生化、凝血四项、血铜蓝蛋白、血清铜、24小时尿铜等。并行全外显子组测序，查找Wilson病的致病基因的同时筛查其他遗传性疾病。

1. 上腹部MRI　肝硬化、脾大；胆囊壁异常信号，结石可能性大。

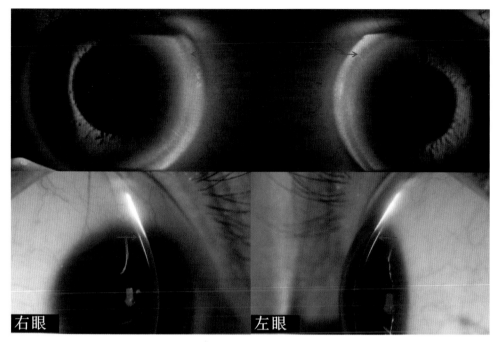

病例16图5 裂隙灯弥散光照射法（上）与裂隙照射法（下）

检查见角膜后弹力层明显的暗棕色K-F环（红色箭头）

2. 血液生化 谷丙转氨酶（ALT）27U/L，谷草转氨酶（AST）33U/L，总蛋白（TP）55.2g/L↓，白蛋白（ALB）27.9g/L↓，前白蛋白（PA）0.098g/L↓，总胆红素（TBIL）19.0μmol/L，直接胆红素（DBIL）10.6μmol/L↑，总胆汁酸（TBA）41μmol/L↑，胆碱酯酶（CHE）3511U/L↓。

3. 凝血四项 凝血酶原时间（PT）14.6秒↑，凝血酶原活动度（PT%）58.9%↓，国际标准比率（PTINR）1.27↑，活化部分凝血活酶时间（APTT）45.2秒↑，纤维蛋白原（FIB）166.2mg/dl↓。凝血酶时间（TT）21秒。

4. 铜蓝蛋白<0.02g/L↓；血清铜249.3μg/L↓；24小时尿酮含量641.9μg/24h↑。

5. 全外显子组测序 检测到ATP7B的两个突变（病例16表1）。

病例16表1 全外显子组测序结果

基因	染色体位置	变异信息	MAF	合子状态	ACMG评级	相关疾病	遗传模式	变异来源
ATP7B	chr13：52520505	NM_000053.4c.2975C>T（p.P992L）	0.000036	杂合	致病性	Wilson病	AR	母源
ATP7B	chr13：52524061-52532915	8.86kb 缺失	--	x1	疑似致病性	Wilson病	AR	--

进一步颅脑MRI检查示双眼视神经萎缩，余未见明显异常。请神经内科会诊检查并未发现Wilson病相关的神经系统的症状及体征，综合以上检查结果，根据Wilson病的Leipzig评分系统得分7分，可确诊Wilson病。患者月经稀发请妇科会诊完善相关检查后诊断为多囊卵巢综合征。请内科会诊考虑Wilson病还可能造成肾脏、心脏等器官的损害，给予完善双肾、心脏彩超等检查，均未见明显异常。确诊后嘱患者规律低铜饮食，给予青霉胺片口服125mg、3次/日，同时给予营养神经等治疗。

（四）诊断

1. 双眼视神经萎缩

2. 肝豆状核变性（Wilson病）

3. 肝硬化

　　低白蛋白血症

　　脾大

　　高胆汁酸血症

4. 胆囊结石

5. 多囊卵巢综合征

（五）随访

患者7个月后眼科复诊，自觉视力稍有提高，查视力：右眼0.05，左眼0.05，矫正视力：右眼-2.75DS/-1.50DC×175°=0.05，左眼-1.25DS/-2.00DC×165°=0.15，角膜缘可见明显暗棕色K-F环，眼底检查示视盘界清色淡，颞侧明显（病例16图6），与之前无明显改变。患者因经济原因拒绝复查VEP、OCT等，肝脏疾病相关指标要求回当地医院复查。

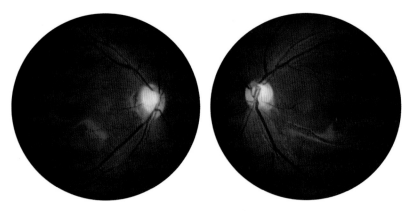

病例16图6　眼底复查

二、疾病介绍

肝豆状核变性（hepatolenticular degeneration，HLD），又称Wilson病（wilson

disease，WD），是一种常染色体隐性遗传性疾病，因铜转运ATP酶β（ATPase copper transporting beta，ATP7B）基因突变导致铜代谢障碍，从而使铜在脑、肝、肾、骨、角膜等多种组织器官中过量沉积，因此临床表现复杂多变，但最常与肝脏、神经、精神和眼部表现相关[1, 2]。Wilson病可在任何年龄发病，5~35岁多发，儿童、青少年多见，男性和女性患病率相当[1, 3]。全球ATP7B突变基因携带者为1/90，患病率约（0.25~4）/10000[4]，在亚洲人群中更为常见[5]。

Wilson病的致病基因ATP7B定位于13号染色体长臂（13q14.3）。在生理情况下ATP7B基因编码一种铜转运P型ATP酶（ATP7B蛋白），参与铜的跨膜转运[6]，ATP7B蛋白一方面转运铜至反高尔基体网络并与铜蓝蛋白前体结合、形成功能性的全铜蓝蛋白入血；另一方面转运铜至胆汁以便排泄[7]。ATP7B蛋白主要在肝脏表达，当ATP7B基因突变导致ATP7B蛋白对铜的转运功能障碍时，铜在肝脏过量沉积，引起肝细胞线粒体氧化应激反应并对脂质、蛋白质、DNA和RNA等分子造成损伤，导致肝细胞损伤、肝脏脂肪变性；铜还可激活肝星状细胞，加速肝纤维化进程[8]。当铜超过了肝脏储存容量，就会以游离铜的形式进入血液，并在脑部、肾脏、角膜、关节及肠道等部位过量沉积，产生肝脏外的铜毒性，引起相应的临床表现。ATP7B在人体其他组织中也有表达。Davies等人通过免疫组化染色在他们检测的所有人脑区域，包括纹状体、黑质、前扣带、视觉皮质和小脑，都发现了ATP7B的存在[9]。动物研究表明，在特定的神经元亚群中，ATP7B间接调节铜依赖酶的活性，如多巴胺-羟化酶和铜/锌超氧化物歧化酶-1（SOD1）[10]。它还与另一种在大脑中广泛表达的铜转运ATP酶ATP7A相互作用[11]。这表明ATP7B可能在神经元和神经胶质中表达，但尚未进行更深入的研究。目前已经报道了有关ATP7B的900多个致病突变，大多数是错义、无义或移码突变，也有少数报道包括外显子跳跃、缺失和内含子变异[12]，基因型-表型相关性仍然难以明确。

Wilson病患者的临床表现多样，因受累器官和程度不同而异，主要表现为肝脏和（或）神经系统受累，此外还可出现眼部异常、溶血、心脏问题、肾脏损伤、骨关节异常等多种临床表现。Wilson病在儿童和年轻成人患者中比在老年人中更常表现为孤立的肝脏疾病，但任何年龄患者的症状通常都是非特异性的[1, 13]。

眼部表现是Wilson病的标志之一，最常见的是Kayser-Fleischer ring（K-F环）和葵花样白内障。其他眼部表现可能涉及视网膜、视觉通路和眼球运动等[13]。K-F环是铜沉着于角膜后弹力层而形成的绿褐色或暗棕色环，是Wilson病的典型特征，也是该疾病的诊断标准之一[14]。作为肝外铜蓄积的标志，是Wilson病一个有用的生物标志物。事实上，铜的沉积发生在整个角膜中，而产生可见铜沉积物的硫铜络合物仅在角膜后弹力层中形成[15]。K-F环多双眼发生，先在角膜的上部（12点位置）出现，然后在下部，最后在水平子午线形成一个闭合的环。因此，封闭的K-F环是长期疾病的证据[16]。随着Wilson病的有效治疗，K-F环通常可逐渐消失，从角膜内外侧开始，最后从角膜上方消失。K-F环的这种形成和消散模式可以用眼前房房水的垂直流动来解释。K-F环通常可通过裂隙灯或房角镜检查发现，前段光学相干断层成像（OCT）可以定性和定量评估K-F环，可确定其在角膜的大小和位置[17]。在早期的报道中约98%的有神经系统表现的Wilson病患者及约50%有肝病表现的Wilson病患者中可见K-F环[1]。K-F环并非完全是Wilson病所特有的，在慢性胆汁淤积病和新生儿胆汁淤积症的患者中也鲜有发现K-F环的存在[18, 19]，但是这些疾病通常很容易与Wilson病鉴别。

葵花样白内障是Wilson病另一个典型的眼部表现，占所有患者的1.2%~17%[20]，是由于铜在晶状体囊而不是在晶状体皮质或晶状体核沉积造成的[21]。与K-F环一样，葵花样白内障通常不影响视力，在铜螯合治疗后可消退[20]。

视网膜神经纤维层（RNFL）主要由无髓鞘轴突组成，轴突丢失导致的RNFL的逆行性变薄以前被认为是包括Wilson病在内的许多疾病中神经退行性变的标志[22~24]。一些学者研究发现，在Wilson病患者中存在视网膜的亚临床受累，可发现视网膜的薄变及视网膜电图检查的异常。此外，还发现了视觉诱发电位的异常提示亚临床的视神经病变，但是这些异常与患者是否有神经系统的病变有相关性尚存在争议[25~27]。Wilson病导致的眼动异常，如水平、垂直扫视缓慢，垂直平稳追踪异常等，可能是继发于脑干铜沉积引起的损伤，因为负责垂直和水平眼动追踪的神经中枢分别位于中脑和脑桥[28]。

虽然在Wilson病患者中通过视觉诱发电位证实的亚临床视神经病变是常见的，但是其引起视神经病变而造成视力损害的病例非常罕见，到目前为止也只有数例个案报道[2, 29~32]，可表现为单眼或双眼急性发作性视力下降，有些患者经过铜螯合治疗后可能会有所改善。

目前关于Wilson病的诊断，我国《肝豆状核变性诊疗指南（2022年版本）》[1]及《2022年美国肝病学会实践指导：肝豆状核变性的诊断和治疗》[14]中推荐应用2001年莱比锡第8届国际会议的诊断标准（Leipzig评分系统），总分≥4分可确诊，3分为疑似诊断，≤2分则排除诊断（病例16表2）。

病例16表2　Wilson病国际会议诊断标准（Leipzig评分系统）

临床症状与体征	评分	其他检查	评分
K-F环		肝组织铜定量（无胆汁淤积情况下）	
阳性	2分	正常 < 50μg/g（0.8μmol/g）	-1分
阴性	0分	50 ~ 249μg/g（0.8 ~ 4.0μmol/g）	1分

续表

临床症状与体征	评分	其他检查	评分
神经系统症状和 / 或典型脑部 MRI 异常		> 250μg/g（> 4.0μmol/g）	2分
		罗丹宁染色阳性颗粒	1分
严重	2分	尿铜定量（无急性肝炎情况下）	
轻微	1分	正常	0分
无异常	0分	1 ~ 2xULN	1分
血清铜蓝蛋白（g/L）		> 2xULN	2分
正常（> 0.2）	0分	正常但 D- 青霉胺激发试验> 5xULN	2分
0.1 ~ 0.2	1分	基因检测	
< 0.1	2分	两条染色体均检测到突变	4分
Commbs 阴性溶血性贫血		仅 1 条染色体检测到突变	1分
		未检测到突变	0分
有	1分		
无	0分		

Wilson病是一种可治疗的遗传性疾病，其治疗原则是尽早治疗、个体化治疗和终生治疗，其长期预后取决于治疗的早晚。其主要治疗方法是终身口服药物和低铜饮食治疗。药物治疗的目的是减少体内蓄积的铜，实现铜的负平衡，可分为两大类，一是增加尿铜排泄的药物，为铜螯合剂，如青霉胺、二巯丙磺酸钠、二巯丁二酸、曲恩汀；二是阻止铜吸收的药物，如锌剂、四硫代钼酸铵。由于患者对药反应个体差异大，目前还没有适合所有患者的治疗药物。此外，需要针对相应的肝脏及神经精神等症状进行对症治疗。对于Wilson病所致的急性肝衰竭及失代偿期肝硬化经抗铜治疗效果不佳或不耐受患者，可以考虑肝移植治疗[1, 14]。

三、病例点评

该患者以不明原因的双眼视力下降就诊，眼底检查发现了视神经萎缩，行一系列常见视神经病变原因筛查未果后考虑是否为遗传因素。该患者再次行裂隙灯等检查发现角膜缘K-F环，同时追问病史发现既往有肝损伤的情况，最终通过血清铜蓝蛋白等检查并结合基因检查做出了Wilson病的诊断，并及时启动了抗铜治疗。同时患者肝脏受损所致的低白蛋白血症及凝血功能异常也可以解释患者之前发生的浮肿及鼻流血不止的症状。Wilson病是一种罕见的常染色体隐性遗传性疾病，由ATP7B纯合或复合杂合突变引起，其临床表现复杂多变，早期诊断有一定的困难。然而，Wilson病是目前为数不多的可治疗的神经遗传疾病之一，其预后取决于开始治疗的早晚，因此Wilson病的早期诊断和规范治疗至关重要。作为眼科医生，必须意识到Wilson病的眼部表现可能是其首发症状，在患者出现K-F环或葵花样白内障时需行系统性的检查及早明确诊断启动治疗，防止出现严重的肝脏和神经系统损伤甚至致命的后果[33]。

Wilson病的眼部表现以K-F环和葵花样白内障多见，且对视力的影响有限，虽然大多数患者存在视网膜和视觉通路亚临床受损的证据[25~27]，但因本病造成有显著视力下降的视神经病变的病例非常少见[2, 29~32]。该患者表现为亚急性进行性的双眼视力下降，眼底视盘苍白，对其进行了常见的视神经病变原因的筛查，排除了其他原因，认为该患者的双眼视神经萎缩与本病有关。遗传性视神经病变几乎普遍是双眼发生，且乳头状斑束受累发生早且严重，从而导致颞侧视盘苍白更加明显[34]。此外患者既往OCT检查表现为RNFL及GCL复合体的薄变，考虑为视神经轴突丢失导致的逆行性变薄，是神经退行性病变的标志，同时也和之前报道的Wilson病患者视网膜亚临床受损的表现一致[25~27]。在对该患者进行了青霉胺的铜螯合治疗后，视力有所改善，从另一个方面证明了Wilson病和视神经萎缩的因果关系。

四、延伸阅读

在临床上，对于确定为视神经病变的患者，无论是单眼还是双眼，在鉴别诊断时均需要考虑是否有遗传因素[34]。遗传性视神经病变是由人类基因组的核基因或线粒体基因缺陷引起的，其中最常见的是显性视神经萎缩（DOA）、Leber遗传性视神经病变（LHON）和Wolfram综合征，其他遗传性疾病，有些罕见，有些相对常见，视神经损伤可以是孤立的表现，也可以是多系统退行性病变的一部分，且在这种情况下，通常表现为亚临床的视神经损伤，目前在所有22条常染色体及性染色体均有突变基因的发现（病例16表3），并在不断扩大。这些疾病的病理生理学的统一特征是均与线粒体功能障碍有关，这表明视网膜神经节细胞及其轴突特别容易受到线粒体稳态紊乱的影响。一些学者认为随着基因治疗成为包括遗传性视神经病变在内的单基因疾病的现实，这些疾病的分类应基于对潜在遗传缺陷的识别，并根据遗传模式（即常染色体或线粒体）以及突变对蛋白质功能的直接影响进一步进行亚分类，因为这些将影响治疗方法。

病例16表3　孤立性或综合症性视神经萎缩患者发现的核基因[34]

	定位	相关基因 OMIM 编码	遗传方式	孤立性视神经萎缩	综合症性视神经萎缩	疾病的 OMIM 编码
MFN2	1p36.22	608507	AD	否	视神经萎缩，运动和感觉神经病（腓骨肌萎缩症，轴突，2A2A 型；CMT2A2A）	609260
MFN2	1p36.22	608507	AD	否	视神经萎缩，遗传性运动和感觉神经病（HMSN6A 型）	601152
MFN2	1p36.22	608507	AR	否	视神经萎缩，运动和感觉神经病（腓骨肌萎缩症，轴突，2A2B 型；CMT2A2B）	617087
ATAD3A	1p36.33	612316	AD 或 AR	否	Harel–Yoon 综合征：视神经萎缩，周围神经病变，精神运动发育迟缓，智力残疾，痉挛性截瘫	617183
NDUFS2	1q23.3	602985	AR	是	无；LHON 表型	*
NDUFS1	2q33.3	157655	AR 或 XLD	否	视神经萎缩和多系统神经障碍	252010
DNAJC19	3q26.33	608977	AR	否	视神经萎缩和扩张性心肌病伴共济失调，V 型 3–甲基戊二酸尿症（DCMA 综合征）	610198
OPA1	3q29	605290	AD	是	视神经萎缩、耳聋、眼肌麻痹、肌病、共济失调、神经病变（DOA 附加表型）；视神经萎缩和痴呆、帕金森病和慢性进行性眼外肌麻痹；视神经萎缩和致命性婴儿脑病、肥厚性心肌病	165500 及 125250
OPA1	3q29	605290	AR	否	Behr 综合征：肌阵挛性癫痫、进行性痉挛性截瘫、构音障碍、锥体外系症状、共济失调、尿失禁、智力低下、后柱感觉丧失或肌肉挛缩	210000
WFS1	4p16.1	606201	AD	是	Wolfram 样综合征；Wolfram 综合征样表型	614296
WFS1	4p16.1	606201	AR	是	Wolfram 综合症 1 型	222300
CISD2	4q24	611507	AR	否	Wolfram 综合症 2 型	604928
NR2F1	5q15	132890	AD	否	Bosch–Boonstra–Schaaf 视神经萎缩综合征	615722
SLC25A46	5q22.1	610826	AR	否	视神经萎缩、运动和感觉神经病（腓骨肌萎缩症，6B 型，HMSN6B；CMT6B）	616505

续表

	定位	相关基因 OMIM 编码	遗传方式	孤立性视神经萎缩	综合症性视神经萎缩	疾病的 OMIM 编码
RTN4Ip1	6q21	610502	AR	是	视神经萎缩 10 型，锥杆细胞营养不良，共济失调，精神残疾和癫痫	616732
DNAJC30	7q11.23	618202	AR	是	孤立 LHON 表型或儿童发病 Leigh 综合征	*
SSBP1	7q34	600439	AD	是	视神经萎缩，视网膜营养不良，耳聋	165510
SSBP1	7q34	600439	AR	是	视神经萎缩、视网膜营养不良、耳聋、肌病、共济失调、心肌病和肾功能不全	165510
OPA6†	8q21-q22	258500	AR	是	无	258500
FXN	9q21.11	606829	AR	否	Friedreich 共济失调	229300
AUH	9q22.31	600529	AR	否	3- 甲基戊二酸尿症 1 型和视神经萎缩	250950
PMPCA	9q34.3	613036	AD	是	视神经萎缩，周围神经病和多发性硬化	*
MTPAP	10p11.23	613669	AR	否	视神经萎缩 4 型和痉挛性共济失调	613672
YME1L1	10p12.1	607472	AR	否	视神经萎缩 11 型，感音神经性听力障碍，共济失调和其他中枢神经系统症状	617302
PDSS1	10p12.1	607429	AR	否	视神经萎缩和感觉神经性听力障碍，轻度智力残疾和肌肉受累	614651
TMEM126A	11q14.1	612988	AR	是	视神经萎缩 7 型和听神经病变	612989
DNM1L	12p11.21	603850	AD 或 AR	是	视神经萎缩和发育不全、脑病、肌病（EMPF1）	614388
TSFM	12q14.1	604723	AR	否	视神经萎缩和多系统神经障碍	610505
C12orf65	12q24.31	613541	AR	否	视神经萎缩和遗传性痉挛性截瘫 55 型，周围神经病变	615035
POLG	15q26.1	174763	AR	否	线粒体 DNA 耗竭综合征 4A（Alpers 型）和视神经萎缩	258450
OPA8†	16q21-q22	616648	AD	是	视神经萎缩和听神经病变	616648
SPG7	16q24.3	602783	AD 或 AR	是	视神经萎缩和遗传性痉挛性截瘫 7 型	607259
ZNHIT3	17q12	604500	AR	否	伴有水肿、心律失常和视神经萎缩的进行性脑病	260565

续表

	定位	相关基因 OMIM 编码	遗传方式	孤立性视神经萎缩	综合症性视神经萎缩	疾病的 OMIM 编码
AFG3L2	18p11.21	104206	AD	是	视神经萎缩和智力障碍	–
OPA4†	18q12.2–q12.3	605293	AD	是	无	605293
C19orf12	19q12	614297	AR	否	视神经萎缩和遗传性痉挛性截瘫 43 型，周围神经病变和认知障碍	615043
OPA3	19q13.32	606580	AD	否	常染色体显性视神经萎缩伴早发性白内障	165300
OPA3	19q13.32	606580	AR	否	3-甲基戊二酸尿症 3 型（Costeff 综合症）	258501
NDUFAF5	20p12.1	612360	AR	否	视神经萎缩伴双侧下肢肌张力障碍	*
MIEF1	22q13.1	615497	AD	否	视神经萎缩和脑病	*
MCAT	22q13.2	614479	AR	是	无；LHON 表型	*
ACO2	22q13.2	100850	AR	是	视神经萎缩 9 型，小脑变性、张力低下和癫痫	616289
OPA 2†	Xp11.4–p11.21	311050	XL	是	视神经萎缩 2 型，精神残疾和周围神经病变	311050
TIMM8A	Xq22.1	300356	XLR	否	Mohr-Tranebjaerg 综合征	304700

OMIM：在线《人类孟德尔遗传》；AD：常染色体显性遗传。AR：常染色体隐性遗传；DOA：显性视神经萎缩；DCMA：扩张型心肌病伴共济失调。EMPF1：线粒体和过氧化物酶体裂变缺陷引起的脑病。LHON：Leber 遗传性视神经病变；XL：x 连锁；XLR：x 连锁隐性遗传；XLD=X 连锁显性遗传。

* 在 LHON 样表型患者中报告了核基因，但目前未更新 OMIM 条目。† 致病核基因尚未确定。

近年来，细胞与基因治疗成为现代医疗的主要趋势，为一些遗传性疾病、肿瘤、其他难治性疾病等提供了新的治疗理念和手段。目前最成功的Wilson病基因治疗研究是在Wilson病小鼠模型中使用腺病毒相关病毒（adeno-associated virus，AAV）载体。初步研究发现，利用肝脏特异性启动子，在肝脏发生病理性改变之前给予AAV可部分甚至全部逆转疾病的发展[35, 36]。如果已经存在肝损伤，则需要更高剂量的AAV[37]，但目前尚不清楚这种方法在人类中的适用性。

（病例提供者：陈 菲 滕州市中心人民医院眼科；

陈春丽 首都医科大学附属北京同仁医院眼科）

（点评专家：姜利斌 首都医科大学附属北京同仁医院眼科）

参考文献

[1]中华医学会肝病学分会遗传代谢性肝病协作组.肝豆状核变性诊疗指南（2022年版）[J].中华肝脏病杂志，2022，30（1）：9-20.

[2]Chou LT，Horkey D，Slabaugh M.Acute-onset optic neuropathy in Wilson's disease[J].Case Reports in Ophthalmology，2019，9（3）：520-525.

[3]Nagral A，Sarma MS，Matthai J，et al. Wilson's disease：clinical practice guidelines of the indian national association for study of the liver，the indian society of pediatric gastroenterology，hepatology and nutrition，and the movement disorders society of India[J].Journal of Clinical and Experimental Hepatology，2019，9（1）：74-98.

[4]Sandahl TD，Laursen TL，Munk DE，et al.The prevalence of Wilson's disease：an update[J].Hepatology，2020，71（2）：722-732.

[5]Dong Y，Ni W，Chen WJ，et al.Spectrum and classification of ATP7B variants in a large cohort of chinese patients with Wilson's disease guides genetic diagnosis[J].Theranostics，2016，6（5）：638-649.

[6]Lalioti V，Sandoval I，Cassio D，et al.Molecular pathology of Wilson's disease：a brief[J].Journal of Hepatology，2010，53（6）：1151-1153.

[7]La Fontaine S，Mercer JF.Trafficking of the copper-ATPases，ATP7A and ATP7B：role in copper homeostasis[J].Archives of Biochemistry and Biophysics，2007，463（2）：149-167.

[8]Gerosa C，Fanni D，Congiu T，et al.Liver pathology in Wilson's disease：from copper overload to cirrhosis[J].Journal of Inorganic Biochemistry，2019，193：106-111.

[9]Davies KM，Hare DJ，Cottam V，et al.Localization of copper and copper transporters in the human brain[J].Metallomics，2013，5（1）：43-51.

[10]Saito T，Okabe M，Hosokawa T，et al.Immunohistochemical determination of the wilson copper-transporting P-type ATPase in the brain tissues of the rat[J].Neuroscience Letter，1999，266（1）：13-16.

[11]Poujois A，Mikol J，Woimant F.Wilson disease：brain pathology[J].Handbook of Clinical Neurology，2017，142：77-89.

[12]Wallace DF，Dooley JS.Atp7B variant penetrance explains differences between genetic and clinical prevalence estimates for Wilson disease[J].Human Genetics，2020，139（8）：1065-1075.

[13]Chevalier K，Mauget-Faysse M，Vasseur V，et al.Eye involvement in Wilson's disease：a review of the literature[J].Journal of Clinical Medicine，2022，11（9）：2528.

[14]Schilsky ML，Roberts EA，Bronstein JM，et al.A multidisciplinary approach to the diagnosis and management of wilson disease：executive summary of the 2022 practice guidance on wilson disease from the American association for the study of liver diseases[J].Hepatology，2023，77（4）：1428-1455.

[15]Pfeiffer RF.Wilson's Disease[J].Seminars in Neurology，2007，27（2）：123-132.

[16]Broniek-Kowalik K，Dziekzik K，Litwin T，et al.Anterior segment optical coherence tomography（AS-OCT）as a new method of detecting copper deposits forming the Kayser-Fleischer ring in patients with wilson disease[J].Acta Ophthalmologica，2019，97（5）：e757-e760.

[17]Sridhar MS，Rangaraju A，Anbarasu K，et al.Evaluation of Kayser-Fleischer ring in wilson disease by anterior segment optical coherence tomography[J].Indian Journal of Ophthalmology，2017，65（5）：354-357.

[18]Tauber J，Steinert RF.Pseudo-Kayser-Fleischer ring of the cornea associated with non-wilsonian liver disease.A case report and literature review[J].Cornea，1993，12（1）：74-77.

[19]Dunn LL，Annable WL，Kliegman RM.Pigmented corneal rings in neonates with liver disease[J].The Journal of Pediatrics，1987，110（5）：771-776.

[20]Langwinska-Wosko E，Litwin T，Dziezyc K，et al.The sunflower cataract in Wilson's disease：pathognomonic sign or rare finding[J]？Acta Neurologica Belgica，2016，116（3）：325-328.

[21]Prasad D，Bhriguvanshi A.Ocular manifestations of liver disease in children：clinical aspects and implications[J].Annals of Hepatology，2020，19（6）：608-613.

[22]Albrecht P，Muller AK，Ringelstein M，et al.Retinal neurodegeneration in Wilson's disease revealed by spectral domain optical coherence tomography[J].PLoS ONE，2012，7（11）：e49825.

[23]Kersten HM，Danesh-Meyer HV，Kliofoyle DH，et al.Optical coherence tomography findings in Huntingtion's disease：a potential biomarker of disease progression[J].Journal of Neurology，2015，262（11）：2457-2465.

[24]Mailankody P，Battu R，Khanna A，et al.Optical coherence tomography as a tool to evaluate retinal changes in Parkinson's disease[J].Parkinsonism & Related Disorders，2015，21（10）：1164-1169.

[25]Langwinska-Wosko E，Litwin T，Szulborski K，et al.Optical coherence tomography and electrophysiology of retinal and visual pathways in Wilson's disease[J].Metabolic Brain Disease，2016，31（2）：405-415.

[26]Langwinska-Wosko E，Litwin T，Dziezyc K，et al.Optical coherence tomography as a marker of neurodegeneration in patients with Wilson's disease[J].Acta Neurologica Belgica，2017，17（4）：867-871.

[27]Svetel M，Bozic M，Vitklvic J，et al.Optical coherence tomography in patients with Wilson's disease[J].Acta Neurologica Scandinavica，2021，144（2）：149-154.

[28]Ingster-Moati I，Quoc EB，Pless M，et al.Ocular motility and Wilson's disease：a study on 34 patients[J].Journal of Neurology Neurosurgery and Psychiatry，2007，78（11）：1199-1201.

[29]Zheng ZW，Xu MH，Sun CB，et al.Acute-onset visual impairment in Wilson's disease：a case report and literature review[J].Frontiers in Neurology，2022，13：911882.

[30]Rukunuzzaman M，Karim MB，Rahman MM，et al. Wilson's disease in children with blindness：an atypical presentation[J].Mymensingh Medical Journal，2013，22（1）：176-179.

[31]Yang S，Kuang S，Xiao Y，et al.Bilateral optic neuropathy as the prominent manifestation of

Wilson's disease[J].Journal of Clinical Neurology，2022，18（4）：492-494.

[32]Gow PJ，Peacock SE，Chapman RW.Wilson's disease presenting with rapidly progressive visual loss：another neurologic manifestation of Wilson's disease[J]？Journal of Gastroenterology and Hepatology，2001，16（6）：699-701.

[33]Goel S，Sahay P，Maharana PK，et al.Ocular manifestations of Wilson's disease[J].BMJ Case Reports，2019，12（3）：e229662.

[34]Newman NJ，Yu-Wai-Man P，Biousse V，et al.Understanding the molecular basis and pathogenesis of hereditary optic neuropathies：towards improved diagnosis and management[J].The Lancet Neurology，2023，22（2）：172-188.

[35]Greig JA，Nordin JML，Smith MK，et al.A gene therapy approach to improve copper metabolism and prevent liver damage in a mouse model of Wilson disease[J].Human Gene Therapy Clinical Development，2019，30（1）：29-39.

[36]Murillo O，Luqui DM，Gazquez C，et al.Long-term metabolic correction of Wilson's disease in a murine model by gene therapy[J].Journal of Hepatology，2016，64（2）：419-426.

[37]Murillo O，Moreno D，Gazquez C，et al.Liver expression of a miniATP7B gene results in long-term restoration of copper homeostasis in a wilson disease model in mice[J].Hepatology，2019，70（1）：108-126.

第五节 误诊为视神经疾病的其他眼部疾病

病例17 误诊为球后视神经炎的圆锥角膜

一、病历摘要

（一）基本信息

患者男性，17岁。

主诉：左眼视力下降1个月余。

现病史：患者于1个月前无明显诱因发现左眼视物不清，曾就诊于外院，诊断为"左眼球后视神经炎"，予改善微循环、营养神经及全身激素治疗（具体剂量及用法不详），治疗后视力较前无显著改善。

既往史：双眼屈光不正，否认糖尿病等全身疾病病史，否认遗传性疾病家族史。

（二）专科检查

①视力：右眼0.8，左眼0.1，矫正视力：右眼–6.00DS/+0.75DC×80° ＝1.0，左眼–8.00DS/+2.00DC×75° ＝0.1。②眼压：右眼19mmHg，左眼15mmHg。③眼前节：双眼角膜清，晶状体透明，左眼RAPD（–）。④眼底：左眼底略模糊，双眼豹纹状眼底，视盘界清色可，C/D约为0.3，未见视网膜神经纤维层缺损（RNFLD），黄斑中心凹反光可见（病例17图1）。

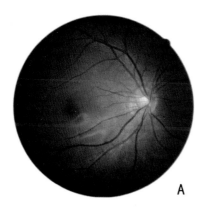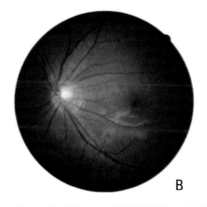

A B

病例17图1 双眼眼底检查：左眼底略模糊，双眼视盘界清色可，视网膜及黄斑未见异常

A．右眼；B．左眼

（三）辅助检查

患者完善光学相关断层扫描（OCT）及Humphrey视野检查。

1. OCT检查　双眼黄斑区内外层结构大致正常。双眼各方向RNFL厚度均在正常范围内（病例17图2）。

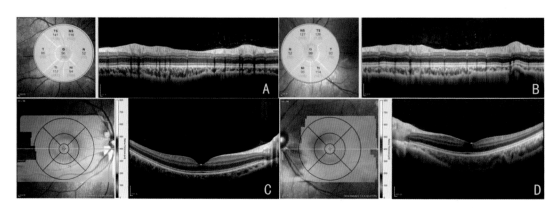

病例17图2　OCT检查

A、B. 双眼盘周RNFL厚度正常；C、D. 双眼黄斑区未见异常

2. Humphrey视野检查　双眼视野均大致正常（病例17图3）。

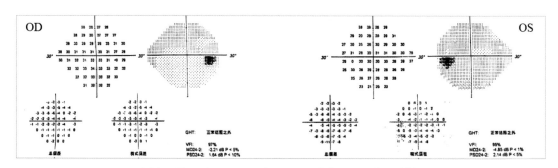

病例17图3　Humphrey视野示双眼未见明显视野缺损

3. 患者双眼前节及眼底均未见明显特异性改变，结合患者既往激素治疗史，确诊视神经病变？为明确诊断进一步完善视神经功能检查。

矫正双眼屈光不正后行视觉诱发电位（VEP）显示右眼P-VEP大致正常，左眼P-VEP潜伏期在高SF较右眼稍延迟，振幅在高SF较右眼下降；双眼F-VEP振幅相近，均无明显下降（病例17图4）。

4. VEP检查左眼仅在高SF稍有潜伏期延迟及振幅下降变化，尚不足以证明左眼视神经功能异常，但可以说明视觉功能有器质性损伤存在。那么造成患者短期内视力急剧下降的原因究竟是什么？进一步追问病史，得知患者2年前左眼矫正视力可达1.0，散光约-0.5DC。患者2年内屈光尤其是散光度数增长迅速，高度怀疑圆锥角膜。故进一步完善前段光学相干断层扫描（前段OCT）及Pentacam角膜地形图检查。

前段OCT结果显示右眼角膜最薄点厚度为490μm，左眼角膜最薄点厚度为430μm，扫描发现双眼角膜各层次结构形态未见明显异常（病例17图5）。

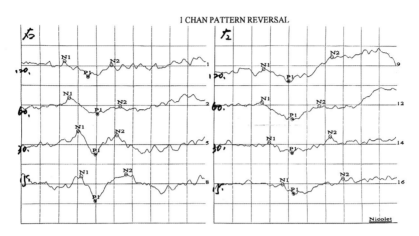

病例17图4 视觉诱发电位（VEP）检查

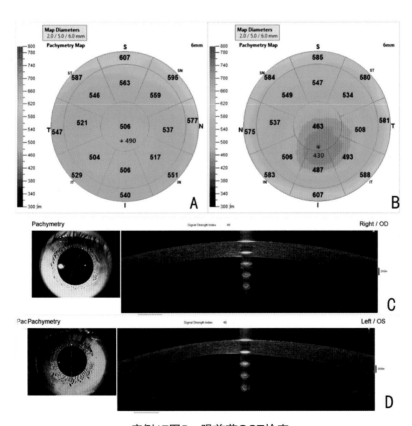

病例17图5 眼前节OCT检查

A. 右眼角膜厚度大致正常；B. 左眼下方角膜厚度变薄；C. 右眼角膜各层次结构大致正常；D. 左眼下方角膜前凸变薄

Pentacam角膜地形图示右眼角膜曲率、角膜厚度及前后表面高度均在正常范围内，左眼角膜曲率增大，中央角膜厚度变薄，前后表面角膜高度增高（病例17图6）。

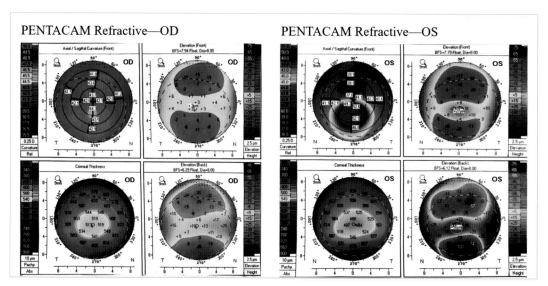

病例17图6　双眼Pentacam角膜地形图

（四）诊断

1. 左眼圆锥角膜
2. 双眼屈光不正

二、疾病介绍

圆锥角膜（keratoconus，KC）是一类角膜扩张性致盲性眼病，常双眼同时或先后发病，以角膜中央或旁中央基质变薄并向前呈锥形扩张为主要特征，角膜曲率改变可以导致高度不规则散光，随病情发展疾病晚期锥顶形成混浊或瘢痕，可引起严重的视力下降甚至致盲。流行病学研究表明KC患病率为0.2/100 000人至4 790/100 000人，各国家地区统计数据存在较大差异，其中中东及亚洲地区的人群患病率更高[1]。亚洲男女发病比约为（0.9 ~ 2.5）∶1，且研究结果显示男性患者起病更早、病情发展更快[2]。KC患者多于青春期起病，病情进行性发展至30 ~ 40岁逐渐趋于稳定。早在1763年就有学者描述了这一疾病[3]，直到John Nottingham于1784年正式定义KC才将其与其他扩张性角膜疾病区分开来[4]，此后各国学者就其病因展开了大量的研究，目前虽然仍未得出统一结论，但相关研究表明家族史、揉眼、变态反应等可能是圆锥角膜发生的危险因素[5, 6]。遗传学研究表明，KC可能与多个染色体区域相关，符合多基因遗传模式。目前候选基因包括：VSX1、SOD1、TGFBI、MIR184、COL4A3/COL4A4、FLG[7]。既往传统观点认为KC是一种非炎症性疾病；然而近年来越来越多的研究报道了KC与炎症介质之间的密切相关性[8]，为探究KC的病因提供了新方向。

KC的病理改变在各层角膜组织间均可发生，且与周边角膜相比，中央角膜的组织病理学变化更加明显[1]，典型改变包括中央或旁中央旁角膜基质变薄，同时可以观察到角膜细胞密度降低，角膜片层数量减少，基质中成纤维细胞降解等病理生理改变[8]。典型的KC临床体征包括：①角膜中央或颞下方锥形前凸，角膜厚度明显变薄；②Fleisher环：表现为围绕视锥底部的环形或半环形棕褐色上皮下色素沉着；③Vogt纹：中央角膜基质内的垂直细线，当对眼球施加轻微压力时可消失；④Munson征：患者向下看时下睑缘挤压前凸角膜产生形变。约有超过一半的KC患者可以观察到上述全部体征[9]。急性圆锥角膜是一种特殊形式，系由后弹力层破裂导致角膜急性水肿，患者可出现视力急剧下降。

角膜地形图可以有效辅助KC临床诊断，可见角膜前后表面异常抬高、中央角膜曲率异常增高、角膜厚度变薄的典型改变，当散光>5D、角膜曲率比值（K1/K2）>48D、最大角膜曲率>49D、角膜中央厚度<470μm时应高度警惕KC[10]。光学相干断层扫描技术可以显示角膜亚层结构，近年来广泛用于KC的早期诊断以及病情评估中，OCT可以检测到圆锥顶部上皮变薄呈现"甜甜圈样"改变，整体上皮厚度减少，以及最小和最大上皮厚度间差值增大等表现，同时可以显示角膜厚度以监测病情进展情况[8]。近年来，角膜生物力学测量仪器、角膜共聚焦显微镜也逐渐应用于圆锥角膜的检查中，在早期筛查KC具体较好的特异度和敏感度[9]。目前KC尚缺乏统一分级类标准，国际上多采用Amsler-Krumeich分级法。国内专家根据我国KC临床特点，将其分为4期：初发期、潜伏期、完成期及瘢痕期，并根据患者最佳矫正视力、前表面直径3mm角膜曲率及角膜最薄点厚度将完成期细分为3级[11]，为KC患者的管理及治疗提供了重要价值。而对于早期圆锥角膜，其临床特征隐匿，裂隙灯检查常无异常体征，上述方法中的任何独立测量值都难以对亚临床圆锥角膜进行准确的诊断，角膜地形图也可能仅表现为角膜后表面异常抬高、角膜厚度异常分布等细微改变[10]，因此极易漏诊或误诊为视神经病变、弱视等疾病。

三、病例点评

此例年轻患者主诉单眼突发视力下降，前节及眼底检查均未见特异性改变，故外院考虑球后视神经炎，予激素、改善微循环治疗，但是效果欠佳。然而急性球后视神经炎患者起病前可有感染等诱因，多伴有眼球转动痛、视野多有中心暗点，可出现色觉异常[8]，虽然临床症状相对隐匿，但由于视觉传导的异常，查体可见RAPD（+）及VEP的异常。而本例年轻患者虽然出现单眼短期内视力急剧下降，而眼底正常，似乎符合球后视神经炎的临床表现，但患眼RAPD（-），视野改变不明显，均不支持视神经病变诊断，故不能贸然作出球后视神经炎诊断；此外患者经激素治疗视力仍在持续减退，也不符合球后视神经炎临床特征。

早期圆锥角膜症状隐匿，裂隙灯检查缺乏典型表现，门诊极易误诊漏诊，因此对于年轻患者不明原因的视力下降，应详尽检查屈光间质尤其是角膜，避免误诊和漏诊的发生。

四、延伸阅读

激素可以通过泪膜和（或）房水的扩散到达角膜，有研究表明长期暴露于异常的激素水平，可能影响角膜内稳态及细胞外基质（ECM）重塑[11]。雌激素可能通过降低角膜上皮密度、诱导MMP和前列腺素的释放、调节角膜上皮细胞中炎症因子表达来降解ECM[12]。虽然KC的成因目前尚未明确，但有学者注意到其疾病进展过程与人体激素波动水平同步。此外多项研究显示性激素和KC之间有显著的关系。一些病例报告显示了妊娠和激素替代疗法中角膜扩张的增加趋势，Yuksel[13]等发现，3位圆锥角膜患者在接受体外受精后，6只眼病情均发生进展。Emilio[14]则报道了一名49岁的女性在使用雌激素活性调节剂替勃龙治疗子宫内膜异位症时，先前稳定的KC再次出现了迟发性进展。此外有研究发现性激素和基质金属蛋白酶-9（MMP-9）和基质金属蛋白酶-2（MMP-2）在KC患者角膜上皮、基质和泪液中的表达可能与KC的严重程度相关。进一步说明KC和泪液中MMP-2、MMP-9的波动水平可能受性激素的调节，并可能促进角膜扩张的进展[15]。此外，有学者发现17β-雌二醇可以刺激包括IL-6、IL-1β、IL-8在内的各种促炎细胞因子的表达，并刺激活化人角膜上皮细胞中的MMP基因。活化的MMP-9和MMP-2可以降解基膜，导致细胞因子进一步释放，并调节促炎细胞因子[16]。由此可见，尽管性激素在KC发病及进展过程中的作用机制尚不得而知，但大量研究表明其水平与KC关系密切。随着研究的深入，未来或可利用检测患者血清或泪液中激素的水平以早期诊断KC，或预判病情的进展，也可能为圆锥角膜的治疗提供新的药物靶点。

（病例提供者：陈　玥　北京市普仁医院眼科；

陈春丽　首都医科大学附属北京同仁医院眼科）

（点评专家：姜利斌　首都医科大学附属北京同仁医院眼科）

参考文献

[1]Santodomingo-Rubido J，Carrachdo G，Suzaki A，et al.Keratoconus：an updated review[J].Contact

Lens & Anterior Eye，2022，45（3）：101559.

[2]Saini JS，Saroha V，Singh P，et al.Keratoconus in asian eyes at a tertiary eye care facility[J].Clinical and Experimental Optometry，2004，87（2）：97-101.

[3]Grzybowski A，Mcghee CN.The early history of keratoconus prior to Nottingham's landmark 1854 treatise on conical cornea：a review[J].Clin Exp Optom，2013，96（2）：140-145.

[4]Gokul A，Patel DV，Mcghee CN.Dr john Nottingham's 1854 landmark treatise on conical cornea considered in the context of the current knowledge of keratoconus[J].Cornea，2016，35（5）：673-678.

[5]Hashemi H，Heydarian S，Hooshmand E，et al.The prevalence and risk factors for keratoconus：a systematic review and meta-analysis[J].Cornea，2020，39（2）：263-270.

[6]Crawford AZ，Zhang J，Gokul A，et al.The enigma of environmental factors in keratoconus[J].Asia-Pacific Journal of Ophthalmology（Phila），2020，9（6）：549-556.

[7]Mas Tur V，Macgregor C，Jayaswal R，et al.A review of keratoconus：diagnosis，pathophysiology，and genetics[J].Survey of Ophthalmology，2017，62（6）：770-783.

[8]Llorens-Quintana C，Lee DJ，Pavlatos E，et al.Measuring corneal astigmatism using OCT in keratoconus[J].J Cataract Refract Surg，2022，48（11）：1285-1291.

[9]Naderan M，Jahanrad A，Farjadnia M.Clinical biomicroscopy and retinoscopy findings of keratoconus in a middle eastern population[J].Clin Exp Optom，2018，101（1）：46-51.

[10]Krumeich JH，Kezirian GM.Circular keratotomy to reduce astigmatism and improve vision in stage I and II keratoconusI[J].J Refract Surg，2009，25（4）：357-365.

[11]中华医学会眼科学分会角膜病学组.中国圆锥角膜诊断和治疗专家共识（2019年）[J].中华眼科杂志，2019，55（12）：891-895.

[12]Zhao X，Yuan Y，Sun T，et al.Associations between keratoconus and the level of sex hormones：a Cross-Sectional study[J].Frontiers Of Medicine（Lausanne），2022，9：828233.

[13]Yuksel E，Yalinbas D，Aydin B，et al.Keratoconus progression induced by in vitro fertilization treatment[J].Journal of Refractive Surgery，2016，32（1）：60-63.

[14]Torres-Netto EA，Randleman JB，Hafezi NL，et al.Late-onset progression of keratoconus after therapy with selective tissue estrogenic activity regulator[J].Journal of Cataract and Refractive Surgery，2019，45（1）：101-104.

[15]Predovic J，Balog T，Marotti T，et al.The expression of human corneal MMP-2，MMP-9，proMMP-13 and TIMP-1 in bullous keratopathy and keratoconus[J].Collegium Antropologicum，2008，32（2）：15-19.

[16]Shetty R，D'Souza S，Khanar P，et al.Biochemical markers and alterations in keratoconus[J].Asia-Pacific Journal of Ophthalmology（Phila），2020，9（6）：533-540.

病例18　误诊为球后视神经炎的急性区域性隐匿性外层视网膜病变

一、病历摘要

（一）基本信息

患者女性，34岁。

主诉：右眼视力下降伴颞上方视物遮挡感1年。

现病史：患者自诉发病初时右眼有眼前波纹状感觉及闪光感，曾在外院就诊，眼眶MRI未见明显异常，诊断为"右眼球后视神经炎"，给予全身激素治疗，无效。

既往史：体健，双眼屈光不正多年。

（二）专科检查

①视力：右眼0.1，左眼0.5，矫正视力：右眼−3.00DS/−1.00DC×90°　=0.3，左眼−1.00=1.0。②眼压：双眼16mmHg。③眼前节：右眼RAPD（+），余双眼前节未见明显异常。④眼底：双眼视盘界清色红，C/D约0.2，右眼视盘周围后极部可见豹纹状眼底改变（病例18图1）。

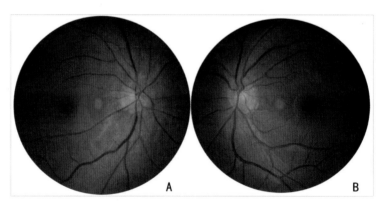

病例18图1　双眼眼底检查

A. 右眼；B. 左眼

（三）辅助检查

患者完善光学相干断层扫描（OCT）、眼底自发荧光（FAF）、Humphrey视野、全视野视网膜电图（F-ERG）及多焦视网膜电图（mfERG）等检查。

1. OCT检查　右眼视盘周围椭圆体带缺如，左眼未见明显异常（病例18图2）。

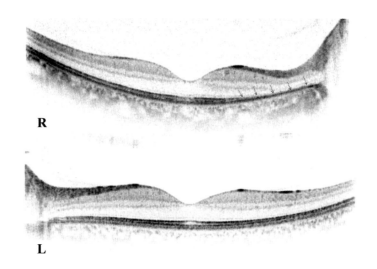

病例18图2　OCT检查：红色箭头示右眼视盘周围椭圆体带缺如

2. FAF检查　右眼盘周弧形高荧光环，左眼未见明显异常（病例18图3）。

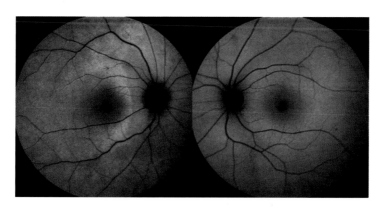

病例18图3　FAF检查：红色箭头示右眼盘周弧形高荧光环

3. Humphrey视野检查　右眼颞侧视野缺损，左眼未见明显异常（病例18图4）。

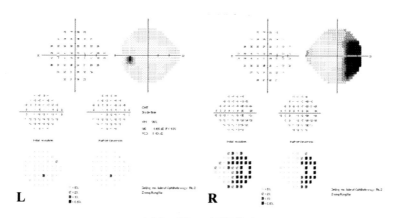

病例18图4　视野检查

4．F-ERG检查　右眼五种标准反应振幅中度降低，左眼正常。提示右眼全视网膜外层至内层功能中度受损（病例18图5）。

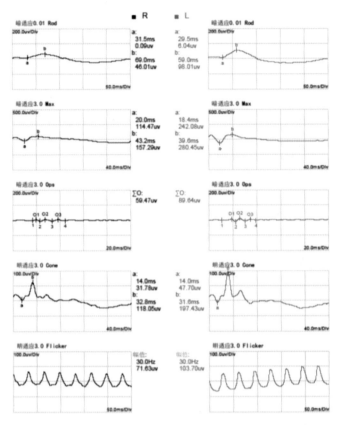

病例18图5　F-ERG检查

5．mfERG检查　可见右眼鼻侧视网膜振幅密度重度降低，病变部位与视野缺损及OCT改变相对应（病例18图6）。

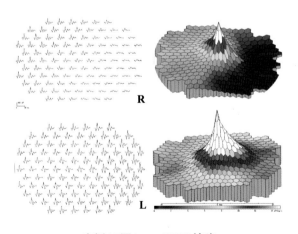

病例18图6　mfERG检查

（四）诊断

1. 右眼急性区域性隐匿性外层视网膜病变（AZOOR）
2. 双眼屈光不正

二、疾病介绍

急性区域性隐匿性外层视网膜病变（acute zonal occult outer retinopathy，AZOOR）单眼（61%）多见，常合并近视（66%），多见于30～40岁。AZOOR在急性期眼底正常，晚期出现RPE及脉络膜萎缩的外层视网膜病变。主要症状是急性视力丧失伴闪光感或暗点，有的患者伴有轻度视网膜血管鞘、囊样黄斑水肿。57%的患者有轻中度玻璃体细胞，约24%患者RAPD（+）、ERG异常，往往存在单个或多个视野缺损[1~4]。病程预后因损伤区域而异，如未累及黄斑区一般不影响视力。

AZOOR的诊断主要依据多模式临床影像资料，荧光素眼底血管造影（FFA）通常是正常的；OCT显示椭圆体区消失及晚期三区模式改变（外层正常区域–椭圆体带缺失–椭圆体带联合RPE层萎缩缺失）对应于视野异常[5~6]；ERG有助于评估外层视网膜功能障碍，可能存在视杆或视锥细胞功能障碍。眼底自体荧光（FAF）[7~8]是评估RPE的无创手段，急性期炎症倾向于导致这些荧光团的积聚，因此在活动性病变中或脉络膜视网膜瘢痕边缘处可见高自发荧光。在慢性疾病中，RPE可能凋亡，导致低自荧光，AZOOR患者的FAF不可恢复。晚期AZOOR患者OCT上三区模式改变与自发荧光改变相对应。视野主要表现为生理盲点的扩大或者生理盲点周围的视野缺损。

AZOOR的具体病因和发病机制不清仍处于探索阶段，Jampol和Becker最初提出了自身免疫/炎性假说，后有研究支持AZOOR是一种由自身抗体与光感受器结合引起的视网膜疾病[9]。Gass提出了该病可能是病毒感染的过程，该过程首先涉及视盘周围区域并逐渐发展，认为是感光细胞的原发性感染[10]，与1993年Jacobson等报道的免疫组织化学结果为阴性一致。此外也有学者提出了其他可能的发病机制，如毒性视网膜病变、真菌浸润及真性红细胞增多症等[11]。

AZOOR的鉴别诊断主要是多发性一过性白点综合征（multiple evanescent white dot syndrome，MEWDS），MEWDS主要见于中青年女性，男女患病率约为1∶5，表现为单眼急性或亚急性视力中度至重度下降，伴部分视野受损、生理盲点扩大及从盲点处扩散的闪光感[12]，超半数患者有双眼轻至中度屈光不正病史[13]。MEWDS多为自限性病程，视力可恢复或接近基线，多模式影像检查的特征性结构改变均可得到恢复。MEWDS与AZOOR的共同点：女性，单眼多见，低中度屈光不正，FAF活动期可见点状或融合片状高荧光，ICGA晚期低荧光灶。MEWDS与AZOOR主要鉴别点：MEWDS主要见于15～

30岁年轻女性，眼底像可见明显的白点病灶；多位于后极部，也可见于中周部；ERG一般正常，可有a波异常；预后有一定自限性，FAF可恢复，大多预后好。AZOOR多见于30~40岁，AZOOR在疾病的早期阶段，眼部检查几乎完全正常（90%），晚期出现RPE及脉络膜萎缩；主要位于视盘，黄斑及周边部位也可见。AZOOR通常有更严重的视网膜外层病变，并可能与内核层变薄有关，且AZOOR患者初始光感受器丧失的区域在解剖学或视野方面没有改善[14]。AZOOR相比MEWDS预后差，研究报道皮质类固醇（口服、玻腔OZUDEX注射、球后TA注射）与或不与其他免疫抑制剂的全身给药可在较长时间内稳定视力，可能是一种有效的治疗方法[15]。MEWDS与AZOOR也可在同一只眼存在，意味着共同的环境或遗传易感性，或者这些白点综合征具有共同的病因；虽然MEWDS后的典型视力预后良好，随后AZOOR的发生可能预示着更糟糕的结果[11]。

三、病例点评

本病例根据患者的主诉及所有影像学检查诊断为AZOOR，外院曾误诊为球后视神经炎，给予患者激素治疗后症状未见明显好转。首先根据患者的主诉，发病初期患眼主要表现为眼前波纹状感觉、闪光感及视野缺损。而视神经炎的主诉一般是眼球转动痛伴亚急性视力下降，且该患者的MRI未见视神经本身及鞘膜的强化；其次，视神经病变F-ERG和mfERG一般无异常改变，本例患者F-ERG和mfERG有明显异常，提示了病变部位位于视网膜而非视神经。此外，再结合多模式影像的眼部检查资料，患者的OCT可见视盘颞侧椭圆体带缺失，而视神经炎患者OCT的改变一般因为视盘水肿（如存在的话）时可伴有神经上皮层内层间的水肿，而不影响外层视网膜，再结合自发荧光改变可排除视神经炎的诊断。

本病例提示我们，当遇到年轻患者主诉视野缺损或视力下降时，如果疾病早期眼底检查未见明显异常，要结合视网膜形态与功能检查方法，先将病变部位进行定位；然后再根据患者的OCT、自发荧光等多模式眼部影像检查及患者的主诉综合判断疾病的性质，这样可以提高临床诊断水平减少误诊率。

四、延伸阅读

急性轮状外层视网膜病变（acute annular outer retinopathy，AAOR）是一种罕见的疾病，其特征是发病时视网膜深部出现灰白、不规则的不透明的环形带，有的在环形带边界外散在多发小圆形病灶。1995年Gass和Stern[16]首先对AAOR作了描述，主要是单眼发病，急性发作的视野缺损，眼底急性期表现为一种特征性不规则的灰白色、深层视网膜不透明的环形带，2~3周灰白线会褪色，可用橙色轮廓线代替[17]。推测AAOR与AZOOR

密切相关，认为是其一种亚型。AZOOR单眼多见，主要特征是暗点、闪光感和眼底早期无异常，晚期出现RPE及脉络膜萎缩的外层视网膜病变。两者的主要区别是眼底的早期改变。2000年，Gass[18]将AAOR重新分类为AZOOR的一部分，并表明这两种疾病可能代表同一疾病实体的不同表现。由于在AAOR中可观察到视网膜内环消失或色素沉着，且一些甚至许多AZOOR病例可能最初开始出现或随后出现AAOR迹象，AAOR患者可能被诊断为早期的AZOOR。AAOR的病因尚不明确，有人提出感染性血管炎可能是AAOR发展的诱因[19]，推测视网膜内灰白色环形线可能是对病毒感染介导的自身免疫反应[20]。截至目前，AAOR的病例报道较少，其致病机制、发展过程中的伴发症状、治疗方案及视力预后方面也并不统一，目前不能很好的阐述和体现两者之间的关系。

（病例提供者：陈春丽　首都医科大学附属北京同仁医院眼科）

（点评专家：姜利斌　首都医科大学附属北京同仁医院眼科）

参考文献

[1]Gass JD.Acute zonal occult outer retinopathy[J].Journal of Clinical Neuro-ophthalmology，1993，13（2）：79-97.

[2]Tagami M，Matsumiya W，Imai H，et al.Autologous antibodies to outer retina in acute zonal occultouter retinopathy[J].Japanese Journal of Ophthalmology，2014，58（6）：462-472.

[3]Guijarro A，Munoz N，Alejandre N，et al.Long term follow-up and effect of immunosuppression in acute zonal occult outer retinopathy[J].European Journal of Ophthalmology，2020，21：1120672120981874.

[4]Hoang QV，Gallego-Pinazo R，Yannuzzi LA.Long-term follow-up of acute zonal occult outer retinopathy[J].Retina，2013，33（7）：1325-1327.

[5]Spaide RF，Koizumi H，Freund KB.Photoreceptor outer segment abnormalities as a cause of blind spot enlargement in acute zonal occult outer retinopathy-complex diseases[J].American Journal of Ophthalmology，2008，146（1）：111-120.

[6]Zweifel SA，Kim E，Freund BK.Simultaneous presentation of multifocal choroiditisand acute zonal occult outer retinopathy in one eye[J].British Journal of Ophthalmology，2011，95（288）：297-298.

[7]Haen SP，Spaide RF.Fundus autofluorescence in multifocal choroiditis and panuveitis[J].American Journal of Ophthalmology，2008，145（5）：847-853.

[8]Yeh S，Forooghian F，Wong WT，et al.Fundus autofluorescence imaging of the white dot syndromes[J].Archives of Ophthalmology，2010，128（1）：46-56.

[9]Jampol LM，Becker KG.White spot syndromes of the retina：a hypothesis based on the common

genetic hypothesis of autoimmune/inflammatory disease[J].American Journal of Ophthalmology，2003，135（3）：376-379.

[10]Mizuk I，Tagam I，Watar U，et al.Autologous antibodies to outer retina in acute zonal occult outer retinopathy[J].Japanese Journal of Ophthalmology，2014，58（6）：462-472.

[11]Forooghian F.Prevalence of anti-retinal antibodies in acute zonal occult outer retinopathy（AZOOR）：a comprehensive review of 25 cases[J].American Journal of Ophthalmology，2017，179：210-211.

[12]Ryan PT.Multiple evanescent white dot syndrome：a review and case report[J].Clinical and Experimental Optometry，2010，93（5）：324-329.

[13]Kitaya N，Ishiko S，Abiko T，et al.Changes in blood-retinal barrier permeability in form deprivation myopia in tree shrews[J].Vision Research，2000，40（17）：2369-2377.

[14]Onal S，Tugal-Tutkun I，Neri P，et al.Optical coherence tomography imaging in uveitis[J].International Ophthalmology，2014，34（2）：401-435.

[15]Kitakama T，Hayashi T，Takashina H，et al.Improvement of central visual function following steroid pulse therapy in acute zonal occult outer retinopathy[J].Documenta Ophthalmologica volume，2012，124（3）：249-254.

[16]Gass JD，Stern C.Acute annular outer retinopathy as a variant of acute zonal occult outer retinopathy[J].American Journal of Ophthalmology，1995，119（3）：330-334.

[17]Luckie A，Ai E，Del Piero E.Progressive zonal outer retinitis[J].American Journal of Ophthalmology，1994，118（5）：583-588.

[18]Gass JDM.Editorial：the acute zonal outer retinopathies[J].American Journal of Ophthalmology，2000，130（5）：655-657.

[19]Fekrat S，Wilkinson CP，Chang B，et al.Acute annular outer retinopathy：report of four cases[J].American Journal of Ophthalmology，2000，130（5）：636-644.

[20]Tang J，Stevens RA，Okada AA，et al.Association of antiretinal antibodies in acute annular outer retinopathy[J].Archives of Ophthalmology，2008，126（1）：130-132.

病例19 误诊为球后视神经炎的急性黄斑区神经视网膜病变

一、病历摘要

（一）基本信息

患者女性，40岁。

主诉：新型冠状病毒感染4天后双眼视物模糊伴颞上方暗点1个月余。

现病史：患者于1个月前在COVID-19感染发生高热（41℃）后4天出现双眼视物模糊

伴双眼颞上方视物暗点，伴轻微眼球转动痛，曾于外院就诊，诊断为"双眼球后视神经炎"，查视力右眼FC/眼前，左眼0.04，给予醋酸泼尼松片口服35mg/d，每周递减5mg，现已减量至25mg/d，自觉视力有所提高。

既往史：右眼先天性震颤病史。

（二）专科检查

①视力：右眼0.02，左眼0.02，矫正无提高。②眼压：右眼14.4mmHg，左眼13.8mmHg。③眼前节：右眼旋转性震颤，双眼前节未见明显异常，RAPD（－）。④眼底：双眼视盘界清色淡红，视盘颞侧可见脉络膜萎缩弧，黄斑区可见红褐色"花瓣样"改变，视网膜平伏在位，视网膜血管走形可（病例19图1）。

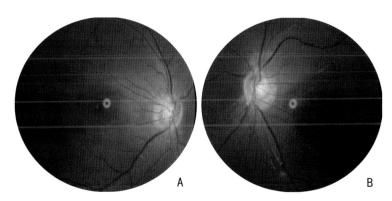

病例19图1　双眼眼底检查

A. 右眼；B. 左眼

（三）辅助检查

患者完善红外眼底成像（IR）、光学相干断层扫描（OCT）、Humphrey视野检查。

1. IR检查　双眼IR示双眼黄斑区深灰色（低反射）、边界清晰的"花瓣样"病灶，形态和眼底像一致，对病灶的显示比眼底像更清晰（病例19图2）。

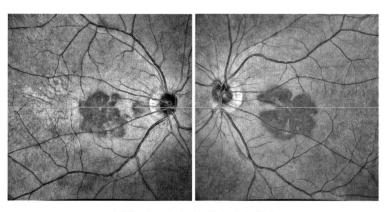

病例19图2　红外眼底成像检查

2．OCT检查　可见外核层薄变及对应处椭圆体带和嵌合体带反射减弱（病例19图3）。

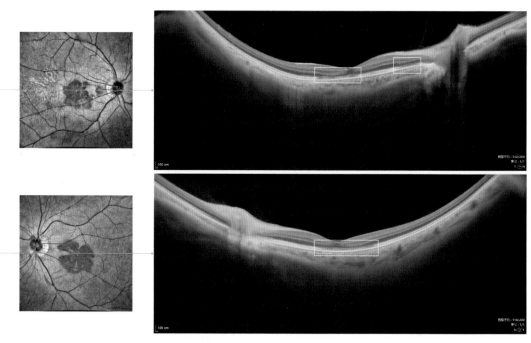

病例19图3　OCT检查

可见与IR所示低反射病灶对应处外核层的薄变（由于AMN区域的ONL变薄，ONL相对于OCT光束方向的改变，提高了OPL内部2/3的高反射可见度）以及椭圆体带和嵌合体带的反射减弱（白色方框）

3．Humphrey视野检查　双眼圆形旁中心暗点（病例19图4）。

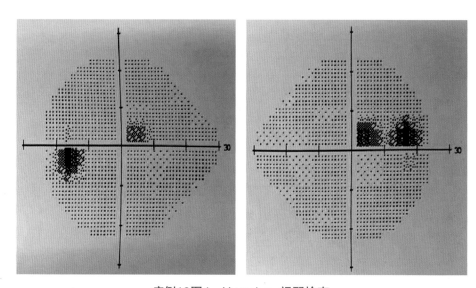

病例19图4　Humphrey视野检查

（四）诊断

1. 双眼急性黄斑区神经视网膜病变
2. 右眼先天性眼球震颤

二、疾病介绍

急性黄斑区神经视网膜病变（acute macular neuroretinopathy，AMN）是一种罕见的视网膜疾病，由 Bos 和 Deutman 在 1975 年首先描述[1]。青年女性多见，常急性发病，单眼或双眼，典型主诉为眼前暗点，可出现视力下降、飞蚊症或视物变形等症状，视力多轻度下降，也有少数患者可出现严重的视力下降。其特征性病变发生在黄斑，典型表现为边界清晰的红褐色或橙色病灶，通常呈楔形、马蹄形、椭圆形、花瓣状或泪滴状，其尖端往往指向中央凹。少数病灶呈脱色素改变或灰白色，也可无肉眼可见的眼底改变。病程通常持续数周至数月，结果各异，暗点可持续存在或完全恢复[2, 3]。

多模式影像的检查有助于对 AMN 做出诊断并和其他疾病进行鉴别。近红外成像检查由于穿透性的增加较眼底彩照可以更清晰地显示病灶，呈深色或灰色、边缘清晰的低反射灶。经 Amsler 表、静态视野检查，大多数 AMN 患者表现为有一个或多个中心旁盲点，视野异常与临床病变的形状和位置密切相关，可表现为楔形、U 形、环形、圆形、半月形、椭圆形、靴形，也可出现生理盲点扩大或无异常视野表现[2]。荧光素眼底血管造影检查（FFA）大多正常，少数患者表现为造影早期和晚期的荧光减弱等[2]。与 FFA 相似，AMN 患者的 ICGA 一般正常，也有学者观察到在 AMN 患者 ICGA 早期的低荧光表现[4]。尽管 FFA 和 ICGA 改变在大多数 AMN 病例中不显著，但是有助于排除急性视力丧失的其他原因，包括白点综合征，如急性后极部多灶性鳞状色素上皮病变（acute posterior multifocal placoid pigment epitheliopathy，APMPPE）和多发性一过性白点综合征（multiple evanescent white dots syndrome，MEWDS），这些疾病也往往发生在年轻患者中，具有特征性的眼底血管造影表现。之前由于共有的人口统计学特征，AMN 曾被错误地归类为白点综合征。眼底自发荧光成像（FAF）改变大多不显著，有报道部分病例晚期在近红外自发荧光成像中显示病变部位相对高荧光，眼底像显示色素沉着，提示 RPE 黑色素异常[5]。

OCT 在检测与 AMN 相关的结构异常方面非常敏感。几乎所有报告的患眼都有一种或多种异常表现，包括椭圆体带（EZ）和嵌合体带（IZ）的破坏，外核层（ONL）和外丛状层的（OPL）高反射斑块等。有学者研究发现，不同的病变的出现和 AMN 的病程相关，在急性期，OCT 上出现短暂的 ONL 和 OPL 高反射斑块，可能是 AMN 的一个特别早期和特征性标志[6]，早于 EZ 带和 IZ 带的异常，并通常于 1 周内消退，这些高反射斑块通常随着时间的推移逐渐发展为 ONL 变薄。在 2 ~ 4 周的病程时病变可能会扩大，表现为 EZ 带、IZ

带断裂范围的延伸，特别是EZ带的断裂范围，与IR成像上病变的边缘相对应。远期的病变包括ONL变薄、IZ带的持续中断及RPE黑色素异常等，在一些患者EZ带的改变可逐渐恢复正常[5]。IR结合OCT可能是诊断AMN最敏感的成像方式，即使在临床检查和彩色眼底照相未能发现异常时，也可发现异常病灶。

　　AMN的发病机制尚不清楚，通常与引起发烧的流感样病毒疾病及导致高凝状态的多种情况有关。目前所报道的与AMN相关的危险因素包括使用口服避孕药、拟交感神经药物、严重外伤、低血容量、休克、静脉使用造影、过量咖啡因摄入[7~18]，其他少见的危险因素包括登革热、贫血、溃疡性结肠炎、血小板减少、狼疮和白血病、玻璃体腔注射抗VEGF药物等[19~22]。虽然有许多诱因与AMN有关，感染、炎症和缺血都被认为是这种情况的发病机制，但光学相关断层成像（OCT）及光学相关断层扫描血管成像（OCTA）的出现使AMN的病变的部位、层次及血流状态得到更好的描述，提示血管损害和（或）缺血可能是其致病机制。一些学者认为有脉络膜血管血流缺陷[23]，而另一些学者认为是视网膜深毛细血管丛（DCP）受损[24]，或两者兼有[25,26]。

　　近年来国外已有多例在COVID-19感染过程中发生AMN的病例报道[27~29]，AMN也可以作为COVID-19感染的首发表现出现[30]。AMN微血管缺血导致视网膜中层和外层的缺氧损伤机制与最近在COVID-19患者中发现微血栓的报道相关。在荷兰的一个重症监护室中，近50%的COVID-19患者经CT证实有血栓性并发症，COVID-19血栓形成及细胞介导的应激源导致的血管收缩，可能参与了微血管缺血的病理生理过程[31]。

三、病例点评

　　AMN在临床较为罕见，由于眼底改变不典型或不明显为该病的诊断造成难度，容易造成漏诊或与视神经疾病混淆。该病例患者为青年女性，急性起病，双眼视力下降伴眼前暗点伴轻微眼球转动痛，以及眼底改变不明显，导致该患者曾被当地医院误诊为双眼球后视神经炎，给予醋酸泼尼松片口服35mg/d口服，并逐渐减量。由于治疗效果不理想，患者来我院就诊，考虑患者为年轻女性，典型的眼前暗点伴视力下降的症状，以及COVID-19病毒感染高热的病史，结合眼底彩照、IR、OCT及视野的表现，诊断为双眼AMN。球后视神经炎也表现为急性起病，伴或不伴眼球转动疼，患者眼底多表现正常，急性期行眼眶MRI检查可表现为视神经的高T_2WI信号和/或T_1WI强化。2014年Toosy等学者提出了典型与非典型神经炎的概念。典型的视神经炎通常与多发性硬化症有关，或被认为是一种视神经脱髓鞘的临床孤立综合征，白种人及青年多见，多表现为急性单眼视力下降、视野缺损伴轻度转眼痛，视盘正常或轻度水肿，视力下降严重程度差异很大，但往往在2周内达到最低点，视力的恢复通常在症状出现的最初几周内开始。而非典型视神经炎多见于亚洲及波利尼西亚人群，发病年龄＞50岁或＜12岁，双眼同时或相继受累，伴严重眶周疼或无痛，视力下降严重，在发病3周后仍无恢复或视力仍进行性下降，可有高度视盘水肿、出血，黄斑星芒样渗出，视网膜水肿，前节炎症反应等。该分类的意义在于将有发展为多发性硬化风险的视神经炎患者明确诊断，可以进行相应的预防性治疗，而对于不典型视神经炎需要做进一步的病因学筛查：如视神经脊髓炎谱系疾病、结节病、系统性红斑狼疮、干燥综合征、结核、梅毒、巴尔通体感染、病毒感染等[32]。在此例患者的诊治中如可仔细观察到眼底黄斑区红褐色的"花瓣样"病灶，并行IR检查更加清晰地显示出病灶轮廓，同时结合OCT对应处视网膜外层的破坏，便容易与球后视神经炎相鉴别。AMN患者大多视力轻度下降，少数视力下降严重，该患者视力下降严重，分析原因可能与病变累及到黄斑中心凹有关。该患者发病时当地医院OCT检查可见ONL和OPL的高反射病灶，来我院就诊时已发病1个月，OCT检查可见ONL的薄变以及EZ、IZ带的反射减弱，此时已不见ONL及OPL层的高反射病灶，可能和病程进展有关，和既往的文献描述一致。

此外我们注意到，该患者在当地医院诊断为双眼球后视神经炎后，给予的治疗方式为醋酸泼尼松片口服35mg/d口服，逐渐减量。针对视神经炎急性期的这种激素的应用方法也是不合理的，临床上要注意明确视神经炎的类型，规范的应用激素，以缩短疾病的病程，改善预后、减少复发，降低致残率。根据《中国脱髓鞘性视神经炎诊断和治疗循证指南（2021年）》[33]，对于脱髓鞘性视神经炎（demyelinating optic neuritis，DON）急性期推荐进行大剂量糖皮质激素静脉输注治疗，不推荐以每千克体重直接口服1mg泼尼松作为起始给药方式。视神经炎治疗试验研究结果显示，口服糖皮质激素治疗组5年内视神经炎的复发率几乎是静脉输注糖皮质激素治疗组和安慰剂对照组的2倍[35]。

四、延伸阅读

迄今为止，尚无明确的AMN治疗方法。多模式影像的检查不仅使临床医生对疾病的诊断和预后更有信心，而且有助于阐明潜在的病理生理机制。视网膜成像技术的进步使得活体玻璃皮质透明细胞（vitreous cortex hyalocytes，VCH）的可视化成为可能[35, 36]。透明细胞是玻璃体内主要驻留的巨噬细胞。它们是神经元损伤的第一反应者，在维持视网膜微环境稳态、调节免疫反应、合成细胞外基质等方面发挥着不可或缺的作用[37]。临床上，OCT能够根据VCH活性的变化区分其表型变化。在健康条件下，透明细胞主要呈细长的纺锤形或分枝状，分布均匀。在视网膜病变眼中，细胞转变为一种激活表型，表现为更饱满、突起更少、更短，聚集在血管和代谢紊乱区域周围，空间分布不均匀[38]。Schatz等学者研究发现AMN患者表现出VCH密度增加，聚集在脉络膜毛细血管流动空洞所示的代谢紊乱区域周围，并且在形态学上表现出更活跃的表型[38]。这些发现与以下假设一致：促炎和促血管生成细胞因子和趋化因子在缺血条件下的急性释放导致VCH的激活，从而试图恢复视网膜微环境的免疫和稳态。成像策略的改进使得未来能够更广泛地研究类似事件，从而能够对细胞转化的发展进行更完整的体内描述。促进对疾病在细胞水平的理解，并提出可能的治疗方法。

Sarraf等在2013年描述了一种类似AMN但不同的病理发现，称为急性旁中心中层黄斑病变（paracentral acute middle maculopathy，PAMM）[39]。PAMM发生在平均年龄49~53岁的患者，无性别偏好，视力可能比AMN稍差。此外，眼底可见深部光滑灰色病灶，而非红褐色病灶，曾一度被认为是AMN的一种变异型，但现在被认为是具有重叠特征的不同疾病。PAMM是由于中间毛细血管丛缺血导致OCT在OPL和INL水平出现高反射带，比AMN更浅[40]。而AMN可能和视网膜深毛细血管丛（DCP）受损或脉络膜血管血流缺陷相关[25, 26]。视网膜血管事件，如动脉或静脉阻塞，可累及所有三个视网膜毛细血管丛或引起单独的PAMM病变，因此PAMM病变有时可能预示着更大范围的视网膜缺血事件[41]。

（病例提供者：陈　菲　滕州市中心人民医院眼科；

陈春丽　首都医科大学附属北京同仁医院眼科）

（点评专家：姜利斌　首都医科大学附属北京同仁医院眼科）

参考文献

[1]Bos PJ, Deutman AF.Acute macular neuroretinopathy[J].American Journal of Ophthalmology，1975，80（4）：573-584.

[2]Bhavsar KV, Lin S, Rahimy E, et al.Acute macular neuroretinopathy：a comprehensive review of the literature[J].Survey of Ophthalmology，2016，61（5）：538-565.

[3]Turbeville SD, Cowan LD, Gass JD.Acute macular neuroretinopathy：a review of the literature[J].Survey of Ophthalmology，2003，48（1）：1-11.

[4]Hashimoto Y, Saito W, Mori S, et al.Increased macular choroidal blood flow velocity during systemic corticosteroid therapy in a patient with acute macular neuroretinopathy[J].Clinical Ophthalmol，2012，6：1645-1649.

[5]Fawzi AA, Pappuru RR, Sarraf D, et al.Acute macular neuroretinopathy：long-term insights revealed by multimodal imaging[J].Retina，2012，32（8）：1500-1513.

[6]Baumuller S, Holz FG.Early spectral-domain optical coherence tomography findings in acute macular neuroretinopathy[J].Retina，2012，32（2）：409-410.

[7]Miller MH, Spalton DJ, Fitzke FW, et al.Acute macular neuroretinopathy[J].Ophthalmology，

1989，96（2）：265-269.

[8]O'Brien DM，Farmer SG，Kalina RE，et al.Acute macular neuroretinopathy following intravenous sympathomimetics[J].Retina，1989，9（4）：281-286.

[9]Rait JL，O'Day J.Acute macular neuroretinopathy[J].Australian and New Zealand Journal of Ophthalmology，1987，15（4）：337-340.

[10]Gass JD，Hamed LM.Acute macular neuroretinopathy and multiple evanescent white dot syndrome occurring in the same patients[J].Archives of Ophthalmology，1989，107（2）：189-193.

[11]Leys M，Van Slycken S，Koller J，et al.Acute macular neuroretinopathy after shock[J].Bulletin de la Société Belge d Ophtalmologie，1991，241：95-104.

[12]Jacobson SG，Morales DS，Sun XK，et al.Pattern of retinal dysfunction in acute zonal occult outer retinopathy[J].Ophthalmology，1995，102（8）：1187-1198.

[13]Kerrison JB，Pollock SC，Biousse V，et al.Coffee and doughnut maculopathy：a cause of acute central ring scotomas[J].British Journal of Ophthalmology，2000，84（2）：158-164.

[14]Hirooka K，Saito W，Noda K，et al.A patient with acute macular neuroretinopathy and central retinal vein occlusion[J].Clinical Ophthalmology，2013，7（7）：1447-1450.

[15]Corver HD，Ruys J，Kestelyn-Stevens AM，et al.Two cases of acute macular neuroretinopathy[J]. Eye（Lond），2007，21（9）：1226-1229.

[16]姜利斌，魏文斌，王光璐.急性黄斑区神经视网膜病变[J].中国实用眼科杂志，2006，24（3）：240-243.

[17]Li M，Zhang X，Ji Y，et al.Acute macular neuroretinopathy in dengue fever：short-term prospectively followed up case series[J].JAMA Ophthalmology，2015，133（11）：1329-1333.

[18]Gillies M，Sarks J，Dunlop C，et al.Traumatic retinopathy resembling acute macular neuroretinopathy[J].Australian and New Zealand Journal of Ophthalmology，1997，25（3）：207-210.

[19]Introini U，Casalino G，Querques G，et al.Acute macular neuroretinopathy following intranasal use of cocaine[J].Acta Ophthalmologica，2015，93（3）：e239-240.

[20]Lee DH，Lee SC，Kim M.Acute macular neuroretinopathy associated with systemic lupus erythematosus[J].Lupus，2016，25（4）：431-435.

[21]Munk MR，Jampol LM，Cunha Souza E，et al.New associations of classic acute macular neuroretinopathy[J].British Journal of Ophthalmology，2016，100（3）：389-394.

[22]Radwan LM，Bou Ghanem GO，Daye GN，et al.Acute macular neuroretinopathy associated with intravitreal anti-VEGF injection：a case report[J].American Journal of Ophthalmology Case Reports，2022，18；28：101687.

[23]Thanos A，Faia LJ，Yonekawa Y，et al.Optical coherence tomographic angiography in acute macular neuroretinopathy[J].JAMA Ophthalmology，2016，134（11）：1310.

[24]Nemiroff J，Sarraf D，Davila JP，et al.Optical coherence tomography angiography of acute macular neuroretinopathy reveals deep capillary ischemia[J].Retinal Cases and Brief Reports，2018，12（1）：S12-S15.

[25]Casalino G，Arrigo A，Romano F，et al.Acute macular neuroretinopathy：pathogenetic insights from optical coherence tomography angiography[J].British Journal of Ophthalmology，2019，103（3）：410-414.

[26]Hwang CK，Sen HN.Concurrent vascular flow defects at the deep capillary plexus and choriocapillaris layers in acute macular neuroretinopathy on multimodal imaging：a case series[J]. American Journal of Ophthalmology Case Reports，2020，20，100866.

[27]Virgo J，Mohamed M.Paracentral acute middle maculopathy and acute macular neuroretinopathy following SARS-CoV-2 infection[J].Eye，2020，34：2352-2353.

[28]Gascon P，Briantais A，Berteand E，et al.Covid-19-associated retinopathy：a case report[J].Ocular Immunology and Inflammation，2020，28：1293-1297.

[29]Zamani G，Ataei Azimi S，Aminizdeh A，et al.Acute macular neuroretinopathy in a patient with acute myeloid leukemia and deceased by COVID-19：a case report[J].Journal of Ophthalmic Inflammation and Infection，2021，10：39.

[30]Preti RC，Zacharias LC，Cunha LP，et al.Acute macular neuroretinopathy as the presenting manifestation of COVID-19 infection[J].Retinal Cases and Brief Reports，2022，16：12-15.

[31]Klok FA，Kruip MJHA，Van Der Meer NJM，et al.Incidence of thrombotic complications in critically ill ICU patients with COVID-19[J].Thrombosis Research，2020，191：e145-e147.

[32]Toosy AT，Mason DF，Miller DH.Optic neuritis[J].Lancet Neurology，2014，13（1）：83-99.

[33]中华医学会眼科学分会神经眼科学组，兰州大学循证医学中心/世界卫生组织指南实施与知识转化合作中心.中国脱髓鞘性视神经炎诊断和治疗循证指南（2021年）[J].中华眼科杂志，2021，57（3）：171-186.

[34]Beck RW，Gal RL.Treatment of acute optic neuritis：a summary of findings from the optic neuritis treatment trial[J].Archives Ophthalmology，2008，126（7）：994-995.

[35]Hammer DX，Agrawal A，Villanueva R，et al.Label-free adaptive optics imaging of human retinal macrophage distribution and dynamics[J].Proceedings of the National Academy Sciences of USA，2020，117（48）：30661-30669.

[36]Castanos MV，Zhou DB，Linderman RE，et al.Imaging of macrophage-like cells in living human retina using clinical OCT[J].Investigative Ophthalmology & Visual Science，2020，61（6）：48.

[37]Suetov AA，Boiko EV.Hyalocytes of the vitreous body and their role in ophthalmic pathology[J]. Vestnik Oftalmologii，2018，134（6）：94-101.

[38]Schatz MJ，Otero-Marquez O，Rosen RB，et al.Multimodal imaging and macular hyalocyte count in a patient with acute macular neuroretinopathy[J].Case Reports in Ophthalmological Medicine，2022，2022：2855191.

[39]Sarraf D，Rahimy E，Fawzi AA，et al.Paracentral acute middle maculopathy：a new variant of acute macular neuroretinopathy associated with retinal capillary ischemia[J].JAMA Ophthalmology，2013，131（10）：1275-87.

[40]Moura-Coelho N，Gaspar T，Ferreira JT，et al.Paracentral acute middle maculopathy-review of the literature[J].Graefes Archive for Clinical and Experimental Ophthalmology，2020，258（12）：

2583-2596.

[41]Rahimy E，Kuehlewein L，Sadda SR，et al.Paracentral acute middle maculopathy：what we knew then and what we know now[J].Retina，2015，35（10）：1921-1930.

病例20 误诊为球后视神经炎的隐匿性黄斑营养不良

一、病历摘要

（一）基本信息

患者女性，38岁。

主诉：体检中发现双眼视力矫正不提高2个月余。

现病史：患者于2个月前体检发现双眼视力差，且矫正不提高，但无眼痛及眼球转动痛，有双眼轻度畏光，自觉色觉无明显改变。曾于外院就诊，颅脑MRI检查未见明显异常，诊断为"双眼球后视神经炎"，建议激素治疗，患者拒绝而来诊。既往体健，否认全身病史，否认家族史。

（二）专科检查

①视力：双眼0.05，矫正视力：右眼–13.00DS/–1.05DC×180°＝0.1，左眼–12.00DS＝0.1。②眼压：右眼15mmHg，左眼16mmHg。③眼前节：双眼前节未见明显异常。④眼底：双眼视盘界清色红，动静脉交叉压迫，后极部豹纹状改变，黄斑区未见明显异常（病例20图1）。

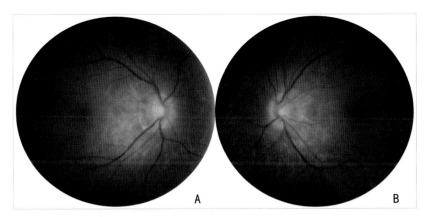

病例20图1　双眼眼底检查

A．右眼；B．左眼

（三）辅助检查

患者完善光学相干断层扫描（OCT）、眼底相干光层析血管成像术（OCTA）、Humphrey视野、眼底自发荧光（FAF）、全视野视网膜电图（F-ERG）、多焦视网膜电图（mfERG）、色觉检查及全外显基因检测。

1. SS-OCT检查　双眼黄斑区椭圆体带及嵌合体带不连续（病例20图2）。双眼GCC复合体平均厚度厚薄不均，局部变薄明显（病例20图3）。

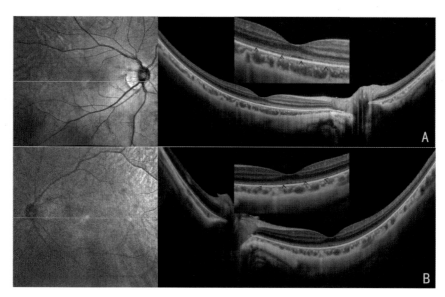

病例20图2　双眼SS-OCT检查

A. 右眼；B. 左眼

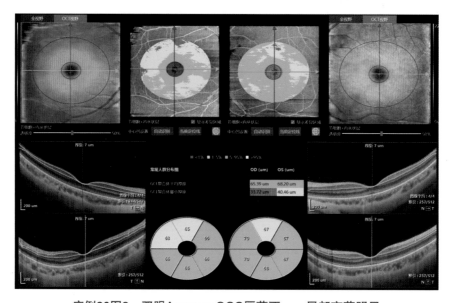

病例20图3　双眼Average GCC厚薄不一，局部变薄明显

2. OCTA检查　可见双眼浅层血管复合体血管密度和深层血管复合体血管密度下降（病例20图4）。

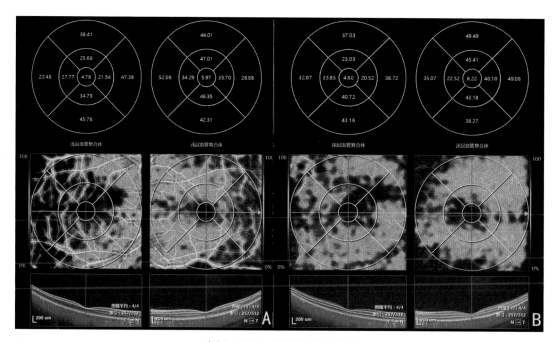

病例20图4　双眼OCTA检查

A. 右眼；B. 左眼

3. FAF检查　双眼中心凹周围斑驳样不规则高荧光（病例20图5）。

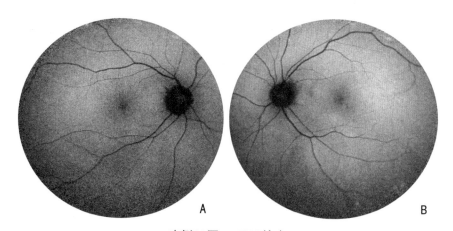

病例20图5　FAF检查

A. 右眼；B. 左眼

4. Humphrey静态视野检查　见双眼中心暗点（病例20图6）。

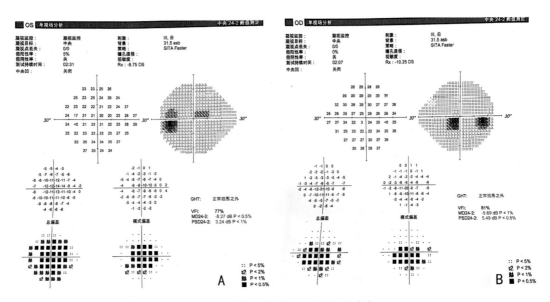

病例20图6　视野检查示双眼中心暗点

A. 左眼；B. 右眼

5. F-ERG检查　双眼视杆及最大反应基本正常，视锥反应振幅轻中度下降，提示双眼黄斑病变可能。进一步完善mfERG示双眼后极部中央区可见振幅密度下降（病例20图7）。

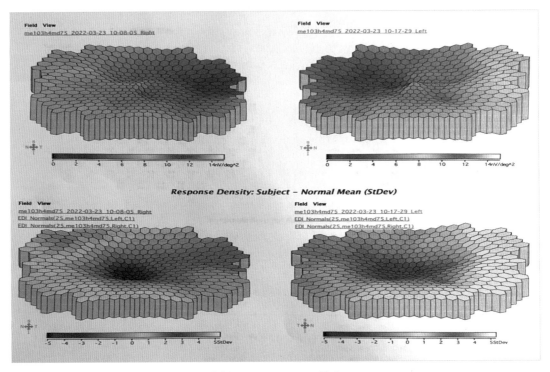

病例20图7　mfERG检查

6. 色觉检查 示双眼蓝色觉异常，提示黄斑疾病或视网膜疾病（病例20图8）。

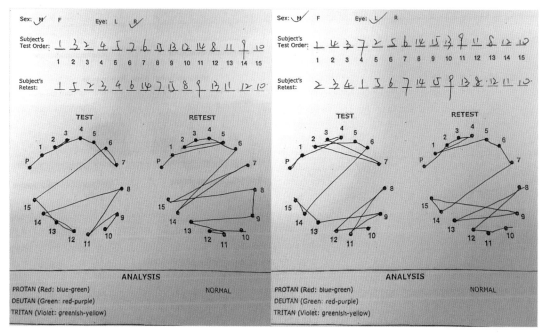

病例20图8 色觉检查

7. 全外显基因检测 采集先证者及直系亲属的外周静脉血2ml，全血基因组DNA提取试剂盒（QIGEN）提取DNA并编号。应用二代测序技术对提取的DNA行TGFBI基因的全外显子组检测，并对所有受试者进行Sanger验证（北京优乐复生医学检验所）。依据美国医学遗传学与基因组学学会（ACMG）2015年发布的《序列变异解读标准和指南》对新发变异进行基因变异致病性评估。参考1000 Genomes Project（1000G，http：//browser.1000genomes.org）及Exome Aggregation Consortium（ExAC，http：//exac.broadinstitute.org/）数据库东亚人种等位基因频率，最小等位基因频率小于0.005作为排除良性变异的标准。用Polyphen2（http：//genetics.bwh.harvard.edu/pph2）、SIFT（http：//sift.jcvi.org）、PROVEAN（http：//provean.jcvi.org/index.php）和Mutation Taster（http：//www.mutationtaster.org）进行致病性预测。

本家系遗传方式为常染色体显性遗传，该患者父母检测无突变，证明患者的突变基因并非来自父母，而是由于自发的错义突变导致。患者有一6岁儿子遗传了该突变，但目前OCT检查正常。基因检测结果显示先证者携带的RP1L1 c.3596C>G（p.Ser1199Cys）杂合变异，HGMD数据库收录的与隐性黄斑营养不良相关的已知的致病变异[1]，突变功能预测工具SIFT预测结果为有害，Polyphen预测结果为可能有害（病例20图9）。

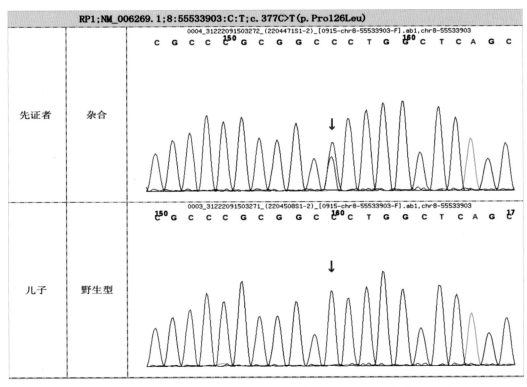

病例20图9　先证者RP1L1 c.3596C＞G（p.Ser1199Cys）杂合变异

（四）诊断

1. 双眼隐匿性黄斑营养不良

2. 双眼高度近视

二、疾病介绍

隐匿性黄斑营养不良（occult macular dystrophy，OMD）由Mayake于1989年首先报道[2]，呈常染色体显性遗传，临床表现为双眼进行性视力下降和畏光症（50%的患者），发病年龄为6~50岁，症状出现时的中位年龄为30岁。视力常低于0.5，在症状出现后10~15年内逐渐下降，但最终多能维持在0.1~0.2[3~5]，疾病的进展停止。OMD患者的眼底、荧光素眼底血管造影、ERG早期都正常，晚期可有轻度异常提示，可伴有色觉异常，视野表现为中心暗点，多焦ERG和OCT是协助诊断的有效手段[6, 7]。对于OMD，基因检测十分必要[8]，RP1L1基因（OMIM 608581）被确定为OMD的致病基因之一，据报道[9, 10]，多个RP1L1变体与OMD有关。最常见的变体是外显子2中的c.133C＞T，p.Arg45Trp突变[2, 11~16]，外显子4中的氨基酸编号1194和1201之间还有另一个热点[13, 14]。

1992年，多焦视网膜电图（mfERGs）成为第一个能够识别与OMD相关的监测工具[17]。Piao等[18]发现OMD患者的mfERG显示，黄斑中心凹7°范围内的振幅明显下降，潜伏期明显下降，7°以外范围25%的患者振幅正常，25%略有下降。且前者多为年轻患者，后者多为老年患者。推测这种差异是OMD处于不同的病变阶段所致。但无论OMD处于哪个阶段，全视野视网膜电图仍正常，而mfERG异常，说明黄斑区的病变不是大范围的萎缩。

2006年，谱域光学相干断层扫描（SD-OCT）问世，可以识别外视网膜的结构变化，显著提高分辨率[19]。OCT是协助诊断OMD最有效的手段，SD-OCT上IZ带的缺失和EZ带的模糊似乎是所有症状性OMD患者中最常见的变化。因此根据不同病程分为3期[5]。①Ⅰ期无视觉症状，OCT图像结构变化最小。Ⅰa期无视觉症状，黄斑中心凹EZ带和IZ带稍模糊。Ⅰb期无视觉症状，旁中心凹处EZ带模糊不清，IZ带缺失。②Ⅱ期IZ带不存在，EZ带模糊且呈穹顶状，Ⅱa期黄斑中心凹处EZ带模糊不清，呈穹顶样，IZ带缺失；Ⅱb期整个黄斑区均可见EZ模糊不清，IZ缺失。中心凹处EZ呈穹顶样。③Ⅲ期EZ带表现扁平，Ⅲa期中心凹处EZ平坦无中断，IZ缺失且CRT薄变；Ⅲb中心凹处EZ平坦，可见中断，IZ缺失且CRT薄变。Ⅰa期是大多数OMD患者的初始期，Ⅰb期是OMD的一种少见的形式。Ⅱ期是OMD临床中最常见的一组。Ⅰ期和Ⅱ期的视力有显著差异，提示视力在发病后的最初15年内逐渐恶化，但在随后的几年内趋于稳定，即使在晚期，正常保存的RPE和部分保存的光感受器层也是OMD最基本的特征。研究发现[5]黄斑区中心凹厚度（central retinal thickness，CRT）和外界膜（external limiting membrane，ELM）-RPE的厚度（ELM-RPE Thicknessat，ERT）变化与疾病持续时间显著相关，且在OMD过程中，ERT的减少先于CRT的减少，光感受器层厚度的变化比中央凹总厚度的变化与BCVA的减少关系更密切。晚期患者可出现GCC不同区域的变薄，推测原因是晚期患者视细胞功能严重受损，导致视细胞-双极细胞-神经节细胞通路受损，进而引起神经节细胞功能受损，GCC变薄。GCC厚度检查有可能成为临床上诊断OMD的辅助手段之一，并可作为OMD治疗效果的评测方法[20]。

众所周知，这种疾病的外显率不完全，据报道外显率低至38%[14]。RP1L1基因定位于8p23.1，该基因编码的蛋白质包含两个结合微管并调节微管聚合的N端双皮质醇结构域和两个C端大重复区域，这两个区域都含有较高比例的谷氨酰胺和谷氨酸残基。RP1L1基因上有许多变异导致OMD，其中最常见的是p.R45W（71.67%）。由于携带该变异的无症状个体数量相对较多，因此有人建议将该变异归类为OMD的风险因素，而不是致病突变。RP1L1基因突变与OMD（OMIM #613587）和视网膜色素变性88型（OMIM #618826）相关。与OMD相反，视网膜色素变性88型是以常染色体隐性遗传模式遗传的。通过基因检测偶然发现了受影响个体的无症状家庭成员。这些无症状的家庭成员中的一些人在SD-OCT检查中出现了与OMD一致的变化，但没有报告任何症状，另外少数人既没有明显的

OCT变化也没有症状。值得注意的是，据报道OMD也可单侧发病或双眼不对称，其中一只眼睛受到严重影响，另一只眼睛没有症状或不太严重[7]。

三、病例点评

本病例特点：①青年女性，屈光手术前检查偶然发现双眼矫正视力不提高2个月余，追问病史患者有轻度畏光病史，否认家族史；②裂隙灯检查前节、后节均阴性、F-ERG示视锥反应轻中度下降，提示可能存在黄斑病变。对于眼科常规检查未发现明显异常的视力下降患者，可能的原因有弱视、伪盲及球后视神经炎等。弱视于儿童期发病，眼球无器质性病变而矫正视力不正常，该患者病程不符。在与患者的交流及询问病史中也不支持伪盲诊断。球后视神经炎可以表现为眼底正常而视力下降，但球后视神经炎常为单眼亚急性视力下降，伴眼球转动痛，检查可见RAPD阳性及红绿色觉异常，P-VEP示P100波潜伏期延长，急性期眼眶MRI可见视神经增粗及异常强化，与该患者表现不符。

OMD是一种罕见的黄斑区营养不良性疾病，临床特点为视力进行性下降，而眼底和多种影像学检查结果均正常，仅多焦ERG、视野及OCT检查异常，因此，临床常将OMD误诊为球后视神经炎或弱视。对于不明原因的视力下降，眼底的结构和功能检查应朝着更细微及更精准的方向深入。本例患者F-ERG未见明显异常，仅提示可能视锥细胞功能轻中度下降，静态视野可见双眼中心暗点，且蓝色觉异常，提示黄斑异常可能，进一步仔细观察SS-OCT可见黄斑区椭圆体带及嵌合体带不连续，mfERG明显下降，与OCT损伤区域相对应。以上均与OMD的临床特征相符，可以行基因检测进一步明确。但在下该诊断之前，应注意排除感染等其他因素。结果显示为：RP1L1 c.3596C＞G（p.Ser1199Cys）杂合变异，基因诊断为OMD。该病例不但加深了临床眼科医师对OMD这一相对少见疾病的认识与了解，同时给大家一些提示：对于无家族史的患者也不能够轻易排除遗传性疾病的可能。

四、延伸阅读

目前尚未发现有效的治疗方法，其病因和发病机制尚不清楚。因眼底检查不易发现异常，易被误诊为球后视神经炎、弱视；而OCT上表现外层视网膜结构破坏，易被误诊为多发性一过性白点综合征（multiple evanescent white dot syndrome，MEDWS）、急性区域性隐匿性外层视网膜病变（acute zonal occult outer retinopathy，AZOOR）、早期视锥细胞营养不良、无色素性视网膜色素变性、Stargardt's病等。主要鉴别点如下：

1. 球后视神经炎　主要表现为视力下降、眼球转动痛，但眼底检查多正常，后期可出现视神经萎缩、视野异常表现多样，也可表现为中心暗点，VEP检查可出现P100潜伏期延长或振幅下降，且糖皮质激素治疗有效。而OMD患者无眼球转动痛，不引起视神经萎缩，糖皮质激素治疗无效。

2. 弱视 儿童期发病，眼球无器质性病变而矫正视力不正常，电生理检查可鉴别。

3. MEDWS及AZOOR 多见于中青年近视女性，单眼急性发病，MEDWS眼底见多发灰白色斑点，经4~14周后可自发缓解[21]，与该患者病程不符。AZOOR早期眼底可无任何异常，但是自发荧光主要见盘周的区域性高荧光，晚期见OCT、ICGA及FAF典型的三区模式[22]。

4. 黄斑区遗传相关疾病 ①视锥细胞营养不良表现为全视野明适应ERG振幅降低且有色觉异常[23]，与该患者不符。②卵黄样黄斑营养不良病眼底黄斑区可见卵黄样物质堆积的典型改变，EOG表现为光峰/暗谷比值（Arden比）下降，本例暂不考虑。③无色素性视网膜色素变性除眼底看不见骨细胞样色素沉着外，其他症状与原发性视网膜色素变性相同（视盘蜡黄色改变、视网膜血管变细、F-ERG的明显异常及视野的环形暗点可与OMD明确鉴别）。④Stargardt's病呈常染色体隐形遗传性疾病，为青少年期的黄斑变性多伴有眼底黄色斑点，后节OCT显示后极部广泛椭圆体带消失和RPE异常，FFA见黄斑区的"牛眼样"外观及脉络膜淹没征等，可与OMD鉴别。

（病例提供者：陈春丽 首都医科大学附属北京同仁医院眼科）

（点评专家：姜利斌 首都医科大学附属北京同仁医院眼科）

参考文献

[1]Miyake Y，Ichikawa K，Shiose Y，et al.Hereditary macular dystrophy without visible fundus abnormality[J].American Journal of Ophthalmology，1989，108（3）：292-299.

[2]Kabuto T，Takahashi H，Goto FY，et al.A new mutation in the RP1L1 gene in a patient with occult macular dystrophy associated with a depolarizing pattern of focal macular electroretinograms[J].Molecular Vision，2012，18：1031-1039.

[3]Ahn SJ，Ahn J，Park KH，et al.Multimodal imaging of occult macular dystrophy[J].Jama Ophthalmology，2013，131（7）：880-890.

[4]Kondo N，Kondo M，Murata K，et al.Visual acuity changes in patients with occult macular dystrophy[J].Investigative Ophthalmology & Visual Science，2004，45：U580.

[5]Nakamura N，Taunoda K，Mizuno Y，et al.Clinical stages of occult macular dystrophy based on optical coherence tomographic findings[J].Investigative Ophthalmology & Visual Science，2019，60（14）：4691-4700.

[6]Miyake Y，Horiguchi M，Tomita N，et al.Occult macular dystrophy[J].American Journal of

Ophthalmology，1996，122（5）：644-653.

[7]Wang DD，Gao FJ，Li JK，et al.Clinical and genetic characteristics of Chinese patients with occult macular dystrophy[J].Investigative Ophthalmology & Visual Science，2020，61（3）：10.

[8]Qi YH，Gao FJ，Hu FY，et al.Next-generation sequencing-aided rapid molecular diagnosis of occult macular dystrophy in a Chinese family[J].Frontiers in Genetics，2017，8：107.

[9]Akahori M，Tsunoda K，Miyake Y，et al.Dominant mutations inRP1L1 are responsible for occult macular dystrophy[J].American Journal of Human Genetics，2010，87（3）：424-429.

[10]Tsunoda K，Usui T，Hatase T，et al.Clinical characteristics of occult macular dystrophy in family with mutation of RP1L1gene[J].Retina，2012，32（6）：1135-1147.

[11]Hayashi T，Gekka T，Kozaki K，et al.Autosomal dominantoccult macular dystrophy with an RP1L1 mutation（R45W）[J].Optometry and Vision Science，2012，89（5）：684-691.

[12]Ahn SJ，Cho SI，Ahn J，et al.Clinical andgenetic characteristics of korean occult macular dystrophy patients[J].Investigative Ophthalmology & Visual Science，2013，54（7）：4856-4863.

[13]Ziccardi L，Giannini D，Lombardo G，et al.Multimodalapproach to monitoring and investigating cone structureand function in an inherited macular dystrophy[J].American Journal of Ophthalmology，2015，160（2）：301-312.

[14]Davidson AE，Sergouniotis PI，Mackay DS，et al.RP1L1variants are associated with a spectrum of inherited retinaldiseases including retinitis pigmentosa and occult maculardystrophy[J].Human Mutation，2013，34（3）：506-514.

[15]Fujinami K，Kameya S，Kikuchi S，et al.Novel RP1L1 variantsand genotype-photoreceptor microstructural phenotype as-sociations in cohort of Japanese patients with occult maculardystrophy[J].Investigative Ophthalmology & Visual Science，2016，57（11）：4837-4846.

[16]Zobor D，Zobor G，Hipp S，et al.Phenotype variations caused by mutations in the RP1L1 gene in a large mainly Germancohort[J].Investigative Ophthalmology & Visual Science，2018，59（7）：3041-3052.

[17]Miyake Y，Tsunoda K.Occult macular dystrophy[J].Japanese Journal of Ophthalmology，2015，59（2）：71-80.

[18]Piao CH，Kondo M，Tanikawa A，et al.Multifocal electroretinogram in occult macular dystrophy[J].Investigative Ophthalmology & Visual Science，2000，41（2）：513-517.

[19]Schuman JS.Spectral domain optical coherence tomography for glaucoma（an AOS Thesis）[J].Transaction of American Ophthalmological Socciety，2008，106：426–458.

[20]田军.观察隐匿性黄斑营养不良患者黄斑神经节细胞复合体厚度[J].中国斜视与小儿眼科杂志，2019，27（4）：34-36.

[21]Kang HG，Kim TY，Kim M，et al.Expanding the clinical spectrum of multiple evanescent white dot syndrome with overlapping multifocal choroiditis[J].Ocular Immunology and Inflammation，2022，30（1）：81-89.

[22]Rodriguez-Coleman H，Bryan RG，Donsoff I，et al.Zonal occult outer retinopathy[J].Retina，2002，22（5）：665-669.

[23]Burstedt MSI, Ristoff E, Larsson A, et al.Rod-cone dystrophy with maculopathy in genetic glutathione synthetase deficiency：a morphologic and electrophysiologic study[J].Ophthalmology，2009，116（2）：324-331.

病例21　误诊为放射性视神经视网膜病变的癌症相关性视网膜病变

一、病历摘要

（一）基本信息

患者女性，48岁。

主诉：双眼视力逐渐下降，右眼3年余，左眼1年。

现病史：患者30年前患左侧腮腺癌，行肿瘤切除术后曾行局部放射治疗。3年前无明显诱因出现右眼视力逐渐下降并加重，1年前开始出现左眼视力逐渐下降，无眼球转动痛等其他不适。8个月前在当地医院就诊，曾行颅脑MRI检查未见明显异常，考虑患者腮腺区放疗病史，诊断为"双眼放射性视神经视网膜病变"，给予营养神经、改善循环和高压氧等治疗，患者自觉视力无好转，遂来我院就诊。

既往史：否认高血压、糖尿病、心脑血管等疾病史。

家族史：否认相关眼病家族史。

（二）专科检查

①视力：右眼0.05，左眼0.05，矫正无提高。②眼压：右眼17mmHg，左眼17mmHg。③眼前节：双眼晶状体轻度混浊，余前节未见明显异常。④眼底：双眼视盘界清色略淡，余未见明显异常改变（病例21图1）。

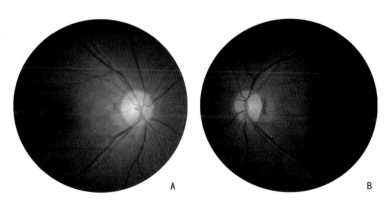

病例21图1　双眼眼底检查

A. 右眼；B. 左眼

（三）辅助检查

患者完善扫频光学相干断层扫描（SS-OCT）、全视野视网膜电图（F-ERG）。患者既往腮腺癌病史，同时完善腮腺超声、副肿瘤综合征抗体、抗视网膜抗体检查。

1. SS-OCT检查　示双眼视网膜外核层薄变、椭圆体带破坏（病例21图2）。

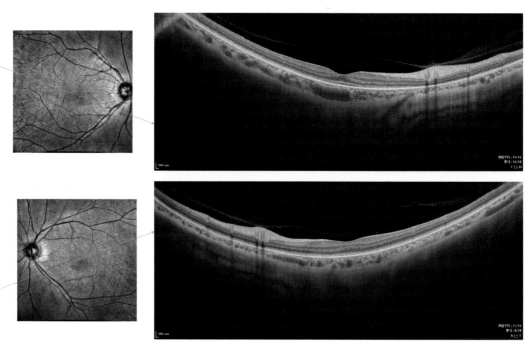

病例21图2　SS-OCT检查

2. F-ERG检查　示双眼视杆和最大反应振幅中重度降低，视锥反应振幅重度下降，近无波形（病例21图3）。

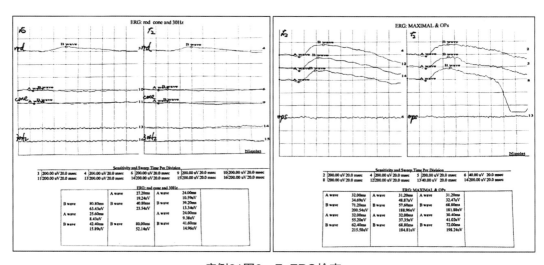

病例21图3　F-ERG检查

3. 腮腺超声　示左侧腮腺及颌下腺切除术后，右侧颌下腺回声欠均。

4. 副肿瘤综合征14项自身抗体检测　抗Yo抗体IgG：阳性（＋），抗Amphiphysin抗体IgG：阳性（＋），余均为阴性（－）。

5. 血清抗视网膜抗体检测　共检测出免疫阳性条带5条。与人重组蛋白抗原反应：α-enolase（＋）；CA-II（＋）。Recoverin（－）。

（四）诊断

1. 双眼癌症相关性视网膜病变

2. 双眼白内障

3. 左侧腮腺癌术后

二、疾病介绍

癌症相关性视网膜病变（cancer associated retinopathy，CAR）是一种由视杆和视锥细胞功能障碍引起的进行性视力丧失伴视网膜变性疾病，可导致失明，是一种罕见的与癌症相关的视网膜副肿瘤性疾病（副肿瘤综合征是由肿瘤产物异常的自身免疫反应或其他原因引起的相应临床表现，与肿瘤大小、侵袭性或转移无关），是自身免疫性视网膜病变（autoimmune retinopathy，AIR）的一种类型，AIR包含一系列疾病，根据视网膜病变的触发因素分为副肿瘤性（paraneoplastic autoimmune retinopathy，pAIR）和非副肿瘤性（non-paraneoplastic autoimmune retinopathy，npAIR）。pAIR除了CAR，还包括黑色素瘤相关视网膜病变（melanoma-associated retinopathy，MAR）、双眼弥漫性葡萄膜黑色素细胞增生（bilateral diffuse uveal melanocytic proliferation，BDUMP）、副肿瘤性卵黄样黄斑病变（paraneoplastic vitelliform maculopathy，PVM），和癌症相关视锥细胞功能障碍（cancer-associated cone dysfunction，CACD）。而具有相同临床和免疫特征，但没有潜在恶性疾病的AIR被归类为npAIR，其在有自身免疫性疾病或家族病史的人群中更普遍[1, 2]。在1976年，Sawyer等学者首次描述了三名患有支气管癌的老年女性患者出现视物模糊和视野丧失等症状，被诊断为退行性视网膜病变[3]。Klingele等学者在1984年提出了副肿瘤性视网膜病变（paraneoplastic retinopathy，PR）这个术语，用来描述与远处肿瘤相关的自身免疫性视网膜病变[4]，将其描述为"一种癌症的非转移性远隔影响，其特征是视力迅速恶化，眼底出现中等程度的动脉狭窄，和熄灭型的视网膜电图"。

CAR最常见的发病年龄在50岁左右，但也可见于年轻人和老年人，以女性为主，与其相关的最常见的恶性肿瘤是小细胞肺癌，也可见于其他恶性肿瘤包括结肠、子宫、乳腺、前列腺、膀胱和淋巴瘤等[1]。据报道，在高达50%的患者中，CAR的诊断先于癌症的诊断[5]，CAR发病与癌症诊断之间的时间间隔可能从几周到几个月（淋巴瘤和肺癌），甚至几年不等（乳腺癌和前列腺癌）。CAR的发病机制尚不完全清楚。Kornguth等人在1982年首次在癌症患者发现抗视网膜抗体[6]，这些抗体通常源于癌症对特定抗原的过度表达，肿瘤抗原和视网膜蛋白之间的分子模拟机制可以触发pAIR[7]。到目前为止，已经鉴定出超过17种不同的抗视网膜抗体[8]。这些抗视网膜抗体可以靶向攻击某些视网膜抗原，包括光感受器、神经节细胞或双极细胞等，目前有两种视网膜蛋白得到了广泛的研究——恢复蛋白和α-烯醇化酶。恢复蛋白是视网膜所特有的，而α-烯醇化酶也可存在于非视网膜组织中。值得注意的是，视网膜抗体尚可在健康患者、系统性自身免疫性疾病如Behcet病、系统性红斑狼疮以及老年性黄斑变性患者的血清中发现[9]。

CAR临床表现为急性或亚急性，进行性，无痛性的视力下降，有时也可表现为慢性，可伴有闪光感、环状暗点、色觉障碍和夜盲症等。眼底可表现为视盘苍白、动脉狭窄，有或无色素改变。通常双眼对称，但也可以不对称、或先后发生，但很少单眼发病。Adamus等学者首次发现CAR的临床表现可能因触发抗原和循环抗体而异。弥漫性视杆细胞和视锥细胞受累见于抗恢复蛋白抗体的CAR患者，临床表现为视力严重下降、色觉异常、暗适应时间延长、夜盲、视野缩窄等。而抗α-烯醇化酶抗体阳性的患者往往有亚急性表现，伴有不同程度的逐渐视力丧失，由于主要局限于中央的视锥细胞受累，极少出现夜盲症的表现[10]。

CAR没有固定的诊断标准，是结合患者的临床症状、辅助检查结果、系统性癌症诊断和抗视网膜蛋白抗体阳性进行的。患者的视觉症状可能先于癌症诊断，使CAR的诊断变得更加困难。多模式影像检查，包括FAF和SD-OCT，通常可以揭示其非特异性的改变，特别是在病程早期，可以为疾病的诊断提供一定的线索。大多数FAF异常患者表现为弥漫性或颗粒状、点状遍布后极的高自发荧光，主要集中在黄斑和乳头周围区。这种高自发荧光是由于脂褐质衍生物的异常积累导致RPE代谢亢进的结果[11]，也可能源于光感受器破坏及外核层变薄所致底层RPE自发荧光信号的可见性增加[12]。由于FAF可以检测到眼底镜下难以识别的细微结构变化，因此是诊断及评估CAR病情进展的重要成像工具，应该成为这种情况患者的标准成像方案的一部分。在SD-OCT检查中，CAR患者多表现为视网膜外层异常，特别是外核层（ONL）的薄变和的椭圆体带（EZ）的破坏，且往往与FAF中的高自发荧光相对应[13~15]。ERG可能是一种比SD-OCT更敏感的检查工具，F-ERG的异常发现，主要取决于视锥、视杆细胞或其功能障碍的神经元的类型。光感受器损伤影响a波和b波，双极细胞受损可以导致b波的降低或缺失，从而呈现负波形ERG。CAR患者常见的ERG表现为b波延迟、a波和b波振幅降低、负波型ERG等[16]。而当主要受影响的为视锥细胞，F-ERG可能正常，或有视锥细胞反应的异常，多焦ERG会有明显异常表现[17]。FFA检查通常正常，少数患者可出现视盘染色，血管周围渗漏以及与视网膜变性区相对应的窗样缺损等[18]。视野检查可表现为向心性缩小、中心或旁中心盲点[19]。抗视网膜抗体检测可以通过免疫组织化学、western blotting、ELISA等方法实现。由于抗视网膜抗体也可在正常人群和系统性自身免疫性疾病等人群中出现[9]，因此，仅抗视网膜抗体阳性不能做出诊断。

由于CAR可以发生在癌症诊断前，因此进行全身系统检查必不可少，包括血液检查、脑部磁共振成像（MRI）、胸部、腹部和骨盆的计算机断层扫描（CT）、全身正电子发射断层扫描（PET）及其他适当的检查，如乳房X线检查、结肠镜检查、前列腺和泌尿生殖系统评估等，这对于确定治疗方案和患者的预后至关重要。

CAR目前没有标准的治疗方案，一旦确诊，首先要使用化疗、放疗或手术来减少肿瘤负荷，原发肿瘤的消退可能会使抗视网膜的自身抗体显著下降[20, 21]。针对眼部的治疗，之前文献中所用到的治疗方案主要有以下几种[2]：①通过全身或局部皮质类固醇进行免疫抑制治疗；②免疫调节剂，如环孢素英夫利昔单抗，吗替麦考酚酯；③生物制剂，单克隆抗体如利妥昔单抗、阿伦单抗、伊匹单抗、托珠单抗等；④其他，如静脉注射免疫球蛋白（IVIG）、血浆置换。此外抗氧化维生素如叶黄素、维生素C、维生素E和β胡萝卜素也被提出可用于稳定视网膜变性和疾病进程[22]。遗憾的是，由于总体发病率较低，样本量较小，缺乏随机性，且诊断常延迟，因此很难总结这些方法的临床疗效。此外有研究数据表明，接受免疫调节治疗或未接受免疫调节治疗的患者的临床预后并无差异[23]。

三、病例点评

CAR在临床上比较罕见，眼底常无特异性改变，该病例眼底仅仅表现为双眼视盘色稍淡，视网膜动脉变细，当地医院考虑到患者30年前曾行左侧腮腺癌切除术，并行放射治疗的病史，颅脑影像学检查未见异常，而诊断为"双眼放射性视神经视网膜病变"。放射性视网膜病变是放射暴露后缓慢进行性的血管病变引起的，眼底可表现为微动脉瘤、出血斑、毛细血管闭塞、渗出、新生血管增生、黄斑水肿和神经视网膜变性等。而放射性视神经病变的特征是继血管损伤和闭塞之后出现的视神经萎缩和视网膜神经纤维的丢失。据报道，这两种疾病的发病高峰在放疗后1~1.5年，平均发生在3个月至8年之间[24, 25]。本例患者的发病时间不符，且在完善OCT、ERG检查发现异常后将病变部位定位于视网膜外层，眼底除表现为视盘色略淡外无其他改变，不符合放射性视网膜病变。结合患者的临床表现、辅助检查、癌症病史及血清抗视网膜抗体检测，最终做出了CAR的诊断。值得注意的是，CAR是pAIR的一种类型，需要和MAR相鉴别，此外它是一种主要累及视网膜外层的视网膜变性类的疾病，眼底可表现正常，还需要与白点综合征谱系疾病如急性区域性隐匿性外层视网膜病变（acute zonal outer occult retinopathy，AZOOR）、多发性一过性白点综合征（multiple evanescent white dot syndrome，MEWDS），视网膜变性类疾病如视网膜色素变性（retinitis pigmentosa，RP）、中毒性视网膜病变如三氯苯达唑中毒性视网膜病变等鉴别，这些疾病的临床表现与CAR相似，病变部位主要定位于视网膜外层，临床上需要注意与CAR之间进行鉴别，主要鉴别点见病例21表1[26~35]。

病例21表1　CAR和其他相似疾病的鉴别诊断要点

疾病	发病人群	双眼发病	色觉障碍	夜盲	预后	眼底表现	FAF	OCT	F-ERG	FFA/ICG	视野	家族史	自身抗视网膜抗体
CAR	50岁左右，女性多见，多在肿瘤确诊前出现	是	可伴	可伴	差，可致盲	多正常，晚期表现为视盘苍白、动脉狭窄，有或无色素改变	弥漫性或颗粒状、点状遍布后极的高自发荧光，主要集中在黄斑和乳头周围区	ONL、NFL的薄变，EZ的破坏，可伴CME	视锥和（或）视杆细胞反应降低	FFA多正常，少数患者可有视盘染色，血管周围渗漏以及与窗样缺损	常见向心性缩小、中心或旁中心暗点	无	阳性
MAR	50岁左右，男性多见多在黑色素瘤诊断后出现	是	多无伴	可伴	差，可致盲	多正常，也可表现为卵黄样物质和多发性浆液性视网膜脱离	弥漫性或颗粒状、点状遍布后极的高自发荧光，主要集中在黄斑和乳头周围区	ONL、NFL的薄变，EZ的破坏，可伴CME	视杆细胞、双极细胞功能障碍，负波形特征	FFA多正常，少数患者可有视盘染色，血管周围渗漏以及与窗样缺损	常见向心性缩小、中心或旁中心暗点	无	阳性
AZOOR	青中年近视女性多见	多单眼	多无	多无	部分可自愈	早期多正常，慢性期可见视盘周围的脉络膜视网膜萎缩或色素性改变	慢性活动期可有典型的"三区带[注1]"表现[24]	慢性活动期可有典型的"三区带[注1]"表现	视锥和/或视杆细胞反应降低	慢性活动期可有典型的"三区带[注1]"表现	生理盲点扩大常见	无	多无

续表

疾病	发病人群	双眼发病	色觉障碍	夜盲	预后	眼底表现	FAF	OCT	F-ERG	FFA/ICG	视野	家族史	自身抗视网膜抗体
MEWDS	青中年近视女性多见	多单眼	多无	多无	多可自愈	急性期在眼底后极和中周部见大量白点。急性期后，黄斑中心呈颗粒状改变	斑片状高自发荧光，与眼底白点病灶对应，可见更多的病灶	EZ/IZ破坏急性期脉络膜厚度增加，严重可有局灶性RPE萎缩	视锥和/或视杆细胞反应降低	FFA可见"花环状"高荧光/ICGA表现为低荧光与眼底白点病灶对应	正常，或中心暗点、生理盲点扩大	无	多无
RP	儿童到成年，青春期多见	是	可伴	最早出现	差，可致盲	骨细胞样色素沉着，视盘蜡样苍白，视网膜血管变细	黄斑区高荧光环伴周围地荧光，随病情进展高荧光环逐渐缩小	外核层薄变、EZ断裂或缺失，可伴黄斑囊样水肿	早期视杆细胞功能受损，晚期视锥视杆细胞均严重受损	FFA中脉络膜背景荧光充盈缺损，视网膜动脉充盈缓慢，可见透见荧光、遮蔽荧光及荧光渗漏	早期中周视野缺损，视野向心性缩小	多有	10%～37%阳性[26]
三氯苯达唑中毒性视网膜病变	误服三氯苯达唑	是	无报道	无报道	不可逆或恢复部分视力	早期正常或视盘水肿，晚期可见视盘苍白、血管变细以及骨细胞样色素沉着	多正常	外层变薄，外核层弥漫性高反射，EZ带、IZ带及外界膜破坏	视锥视杆细胞功能均严重受损	FFA部分视盘水肿患者早期视盘低荧光，晚期视盘渗漏染色	旁中心暗点，进行性缩窄	无	无

注：三区带改变：SD-OCT 上表现为病变区外的正常视网膜（1 区），已经病变区的视网膜下玻璃膜疣样的沉积（2 区）及 RPE 和脉络膜的萎缩（3 区）。在 FAF 及 ICGA 中表现为一条位于 AZOOR 病变区和正常视网膜（1 区）之间的高荧光线，AZOOR 病变区的雀斑样高荧光（2 区）及对应于脉络膜萎缩区的低荧光（3 区）。

四、延伸阅读

由于推测CAR的自身免疫性损伤的性质，免疫抑制治疗仍然是目前AIR的首选治疗方案，长期全身调节，包括使用类固醇和其他免疫抑制剂，效果在既往的研究中存在争议[23, 36]，且长期使用可引起严重的不良反应，如骨质疏松、高血糖、高血压、骨髓移植、肝功能异常等，额外增加了患者痛苦。另外，一些患者还可能有全身应用的禁忌证。因此，局部治疗成为一个有吸引力的选择。Karatsai等学者报告了一例患者在没有任何全身治疗的情况下，使用双侧玻璃体腔内缓释氟喹诺酮植入物改善了视力、视野和视网膜功能[37]。Huynh等学者报告了一个CAR的病例，通过2.5年内4次玻璃体腔注射曲安奈德，不仅视力显著提高，在OCT上视网膜解剖结构也得以恢复[38]。首都医科大学附属北京同仁医院曾惠阳教授等的研究也证明了大多数AIR患者在玻璃体腔注射了地塞米松玻璃体腔植入剂后视力、OCT、ERG和视野参数结果稳定或改善，实现了解剖和功能的改善[39]。

（病例提供者：陈　菲　滕州市中心人民医院眼科；

陈春丽　首都医科大学附属北京同仁医院眼科）

（点评专家：姜利斌　首都医科大学附属北京同仁医院眼科）

参考文献

[1]Tsang SH，Sharma T.Autoimmune retinopathy[J].Advances in Experimental Medicine and Biology，2018，1085：223-226.

[2]Dutta Majumder P，Marchese A，Pichi F，et al.An update on autoimmune retinopathy[J].Indian Journal of Ophthalmology，2020，68（9）：1829-1837.

[3]Sawyer RA，Sekhorst JB，Zimmerman LE，et al.Blindness caused by photoreceptor degeneration as a remote effect of cancer[J].American Journal of Ophthalmology，1976，81（5）：606-613.

[4]Klingele TG，Burde RM，Rappazzo JA，et al.Paraneoplastic retinopathy[J].Journal of clinical neuro-ophthalmology，1984，4（4）：239-224.

[5]Katsuta H，Okada M，Nakuchi T，et al.Cancer-associated retinopathy associated with invasive thymoma[J].American Journal of Ophthalmology，2002，134（3）：383-389.

[6]Kornguth SE，Klein R，Appen R，et al.Occurrence of anti-retinal ganglion cell antibodies in patients with small cell carcinoma of the lung[J].Cancer，1982，50（7）：1289-1293.

[7]Adanus G，Chamoaigne R，Yang S.Occurrence of major antiretinal autoantibodies associated with paraneoplastic autoimmune retinopathy[J].Clinical Immunology，2020，210：108317.

[8]Grewal DS, Fishman GA, Jampol LM.Autoimmune retinopathy and antiretinal antibodies: a review[J].Retina, 2014, 34（5）: 827-845.

[9]Stanwyck LK, Moussa K, Chan W, et al.Lack of correlation between number of antiretinal antibodies and clinical outcome measures in autoimmune retinopathy patients[J].Ophthalmology Retina, 2019, 3（11）: 1007-1009.

[10]Weleber RG, Watzke RC, Shults WT, et al.Clinical and electrophysiologic characterization of paraneoplastic and autoimmune retinopathies associated with antienolase antibodies[J].American Journal of Ophthalmology, 2005, 139（5）: 780-794.

[11]Mititelu M, Wong BJ, Brenner M, et al.Progression of hydroxychloroquine toxic effects after drug therapy cessation: new evidence from multimodal imaging[J].JAMA Ophthalmology, 2013, 131（9）: 1187-1197.

[12]Spaide R.Autofluorescence from the outer retina and subretinal space: hypothesis and review[J].Retina, 2008, 28（1）: 5-35.

[13]Abazari A, Allam SS, Adamus G, et al.Optical coherence tomography findings in autoimmune retinopathy[J].American Journal of Ophthalmology, 2012, 153（4）: 750-756.

[14]Lima LH, Greenberg JP, Greenstein VC, et al.Hyperautofluorescent ring in autoimmune retinopathy[J].Retina, 2012, 32（7）: 1385-1394.

[15]Sepah YJ, Sadiq MA, Hassan M, et al.Assessment of retinal structural and functional characteristics in eyes with autoimmune retinopathy[J].Current Molecular Medicine, 2015, 15（6）: 578-586.

[16]Link B, Schlotzer_Scherhardt U, Junemaan A.Carcinoma-associated retinopathy-an electrophysiological and immunohistochemical correlation[J].Retina, 2009, 29（1）: 69-72.

[17]Mohamed Q, Harper CA.Acute optical coherence tomographic findings in cancer-associated retinopathy[J].Archives Ophthalmology, 2007, 125（8）: 1132-1133.

[18]Saito W, Kase S, Ohguro H, et al.Slowly progressive cancer-associated retinopathy[J].Archives of Ophthalmology, 2007, 125（10）: 1431-1433.

[19]Braithwaite T, Vugler A, Tufail A.Autoimmune retinopathy[J].Ophthalmologica, 2012, 228（3）: 131-142.

[20]Stead RE, Fox MA, Staples E, et al.Delayed presentation of melanoma-associated retinopathy and subsequent resolution with cytoreduction surgery[J].Documenta Ophthalmologica, 2013, 127（2）: 165-171.

[21]Murphy MA, Thirkill CE, Hart WM.Paraneoplastic retinopathy: a novel autoantibody reaction associated with small-cell lung carcinoma[J].Journal of Neuro-ophthalmology, 1997, 17（2）: 77-83.

[22]Canamary AM, Takahashi WY, Sallum JMF.Autoimmune retinopathy: a review[J].International Journal of Retina and Vitreous, 2018, 3（4）: 1.

[23]Ferreyra HA, Jaysundera T, Khan NW, et al.Management of autoimmune retinopathies with immunosuppression[J].Archives of Ophthalmology, 2009, 127（4）: 390-397.

[24]Akagunduz OO，Yilmaz SG，Tavlayan E，et al.Radiation-Induced ocular surface disorders and retinopathy：ocular structures and radiation dose-volume effect[J].Cancer Research and Treatment，2022，54（2）：417-423.

[25]Kinaci-Tas B，Alderliesten T，Verbraak FD，et al.Radiation-induced retinopathy and optic neuropathy after radiation therapy for brain，head，and neck tumors：a systematic review[J].Cancers（Basel），2023，15（7）：1999.

[26]Lin BR，Russell JF，Al-Khersan H，et al.A systematic review of acute zonal occult outer retinopathy with a focus on attempted treatment modalities[J].Current Ophthalmology Reports，2022，10（4）：168-178.

[27]Hartong DT，Berson EL，Dryja TP.Retinitis pigmentosa[J].Lancet，2006，368（9549）：1795-809.

[28]Heckenlively JR，Aptsiauri N，Nusinowitz S，et al.Investigations of antiretinal antibodies in pigmentary retinopathy and other retinal degenerations[J].Transactions of the American Ophthalmological Society，1996，94：179-200.

[29]Papasavvas I，Mantovani A，Tugal-Tutkun I，et al.Multiple evanescent white dot syndrome （MEWDS）：update on practical appraisal，diagnosis and clinicopathology；a review and an alternative comprehensive perspective[J].Journal of Ophthalmic Inflammation and Infection，2021，11（1）：45.

[30]Adilovic M，Ignjatic E，Cabric A.Optical coherence tomography （OCT） diagnostic of retinitis pigmentosa -case study[J].Acta Informatica Medica，2022，30（4）：329-333.

[31]Fahim A.Retinitis pigmentosa：recent advances and future directions in diagnosis and management[J].Curretn Opinion in Pediatrics，2018，30（6）：725-733.

[32]Ghods S，Khalili Pour E，Riazi-Esfahani H，et al.Closantel retinal toxicity：case report and literature review[J].Case Reports in Ophthalmological Medicine，2021，2021：4832965.

[33]Asoklis R，Cimbalas A，Augyte A，et al.Late ocular changes after closantel poisoning in five women[J].Eye （Lond），2018，32（12）：1800-1802.

[34]Tabatabaei SA，Soleimani M，Mansouri MR，et al.Closantel：a veterinary drug with potential severe morbidity in humans[J].BMC Ophthalmology，2016，16（1）：207.

[35]Koziolek MJ，Pztschan D，Desel H，et al.Closantel poisoning treated with plasma exchange[J].JAMA Ophthalmology，2015，33（6）：718-720.

[36]Fox AR，Gordon LK，Heckenlively JR，et al.Consensus on the diagnosis and management of nonparaneoplastic autoimmune retinopathy using a modified Delphi approach[J].American Journal of Ophthalmology，2016，168：183-190.

[37]Karatsai E，Rpbson AG，Taylor SRJ.Outcomes associated with sustained-release intraocular fluocinolone implants in a case of melanoma-associated retinopathy treated without systemic immunosuppression[J].JAMA Ophthalmology，2019，137（5）：564-567.

[38]Huynh N，Shildkpoth Y，Lobo AM，et al.Intravitreal triamcinolone for cancer-associated retinopathy refractory to systemic therapy[J].Journal of Ophthalmic Inflammation and Infection，

2012，2（3）：169-171.

[39]Hou SM，Liu Q，Peng XY，et al.Management of autoimmune retinopathy treated with intravitreal dexamethasone implant[J].Graefes Archive for Clinical and Experimental Ophthalmology，2022，24：1-9.

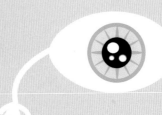

PART 02

第二章

视觉传出系统疾病

第一节　肌肉源性病变

病例22　甲状腺功能障碍性视神经病变

一、病历摘要

（一）基本信息

患者女性，56岁。

主诉：双眼眼睑肿胀、眼球突出、眼红半年余，加重伴视物模糊2个月余。

现病史：患者于半年前无明显诱因出现双眼眼睑肿胀、眼球突出、眼红，未诊治。2个月前因双眼视物模糊再次就诊。

既往史：甲状腺功能亢进1年余，现药物治疗控制稳定。否认糖尿病、风湿免疫性疾病、肾病史、恶性肿瘤病史。否认外伤史、药物过敏史及阳性家族史。

（二）专科检查

①矫正视力：右眼0.05，左眼0.1。②眼压：右眼16.0mmHg，左眼16.0mmHg。③眼外观：双眼眼睑高度水肿，轻度充血，眼球突出，双眼眶压（T+1），双眼眼睑退缩，上睑迟落（＋），无眼睑闭合障碍，双眼下睑倒睫（病例22图1）；双眼眼球正位，各方向眼球运动受限；双眼泪阜部和球结膜明显充血水肿，下方角膜上皮点状缺损，双眼瞳孔直径5mm，直接对光反射减弱.④眼底：双眼视盘边界欠清色淡红，杯盘比（C/D）＝0.4，余未见明显异常（病例22图2）。

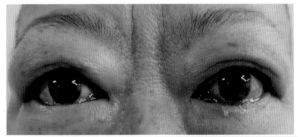

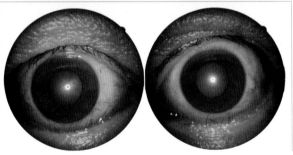

病例22图1　双眼睑水肿、眼球突出、眼睑退缩、倒睫、结膜充血水肿

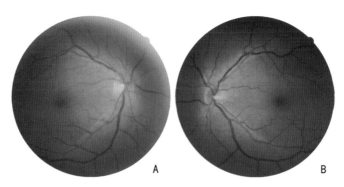

病例22图2　双眼眼底检查

A. 右眼；B. 左眼

（三）辅助检查

患者完善Humphrey视野、图形视觉诱发电位（P-VEP）、眼眶MRI及眼眶CT检查。

1. Humphrey视野检查　右眼下方及鼻侧视野缺损，左眼鼻侧视野缺损（病例22图3）。

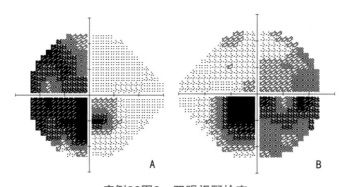

病例22图3　双眼视野检查

A. 左眼；B. 右眼

2. P-VEP检查　双眼P100波的潜伏期未见显著延长，但振幅明显下降（病例22图4）。

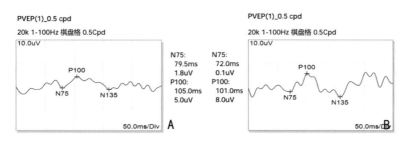

病例22图4　P-VEP检查

A. 右眼；B. 左眼

　　3. 眼眶MRI检查　双眼T$_2$WI的水平位和冠状位见双眼球突出，双眼下、内、外、上直肌增粗，双侧视神经眶尖部受压（病例22图5）。

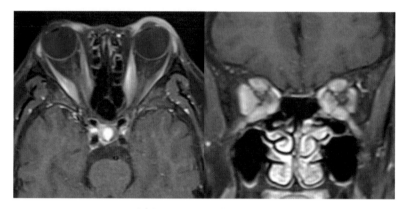

病例22图5　双眼眼眶MRI

　　4. 眼眶CT检查　水平位和冠状位示双眼球突出，双眼内直肌增粗显著，眶尖拥挤（病例22图6）。

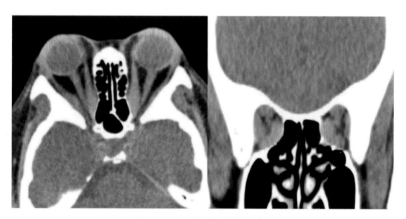

病例22图6　双眼眼眶CT检查

（四）诊断

1. 双眼甲状腺功能障碍性视神经病变
2. 双眼角膜上皮损伤
3. 双眼下睑倒睫
4. 甲状腺功能亢进症
5. 甲状腺结节

（五）治疗经过

　　患者入院完善全身检查，排除激素使用禁忌后，予甲强龙500mg、1次/日静脉输注治疗5次，同时联合口服吗替麦考酚酯0.5g，2次/日，2周后进行病情评估，患者眼部表现较前改善，考虑激素治疗有效，后改为甲强龙500mg/w静脉输注治疗2次，甲强龙250mg/w序贯治疗4次，患者在激素序贯治疗期间出现双眼视物模糊加重，考虑疾病进展，在全身麻醉下行双眼眶内外壁联合平衡减压术以抢救视力。术后1个月复查双眼视力改善，矫正视力右眼0.7，左眼1.0，双眼视野较前改善（病例22图7），双侧眼眶减压术后眼眶CT表现见病例22图8。

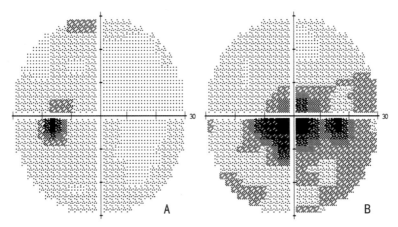

病例22图7 双眼视野损害较术前明显改善

A. 左眼；B. 右眼

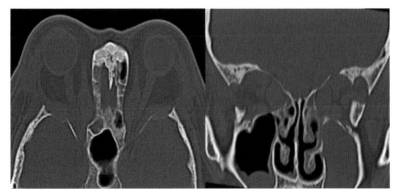

病例22图8 双侧眼眶减压术后眼眶CT（骨窗像）

双侧鼻侧眶尖处骨质向内凹陷，外侧壁骨质缺失，眶尖拥挤状态有明显改善

二、疾病介绍

甲状腺相关眼病（thyroid associated ophthalmopathy，TAO）是一种与甲状腺疾病密切相关的器官特异自身免疫性疾病，占眼眶病首位。TAO的总患病率约为10/10 000，在女性中更为常见。TAO常见于Graves病患者，较少见于患有桥本氏甲状腺炎或甲状腺功能正常的患者[1]。

　　TAO的发病机制尚不完全清楚，目前认为细胞免疫与体液免疫共同参与了TAO的病理生理学过程，机体产生促甲状腺激素受体抗体（thyrotrophin receptor antibody，TRAb）攻击眼眶成纤维细胞，最终导致炎症因子、细胞外基质生成增加，眼外肌和脂肪体积增加等[2]。临床表现以眼睑退缩、眼球突出、限制性斜视、眼球运动受限等为特征[1]。根据2022年中国甲状腺相关眼病诊断和治疗指南，TAO的诊断标准分为以下两种情况，见病例22表1[3]。

病例22表1　甲状腺相关眼病的诊断标准

诊断标准	首发症状	需同时合并以下 3 项体征或检查结果之一，并排除其他原因
一	眼睑退缩	甲状腺功能或甲状腺相关抗体之一异常 a 眼球突出 b 眼外肌受累 c
二	甲状腺功能或甲状腺相关抗体异常	眼睑退缩 眼球突出 眼外肌受累

　　a：游离三碘甲腺原氨酸（free triiodothyronine，FT_3）、游离甲状腺素（free thyroxine，FT_4）、总三碘甲腺原氨酸、总甲状腺素、血清促甲状腺激素（thyroid stimulating hormone，TSH）、TRab；b：眼球突出度大于正常值，或双眼突出度差值＞2mm，或进行性眼球突出；c：眼眶 CT 或眼眶 MRI 显示不累及肌腱的单条或多条眼外肌中后段规则性增粗。

　　TAO的治疗基于疾病的临床活动性分期和严重程度分级。可联合临床活动性评分（clinical activity score，CAS）（病例22表2）和眼眶MRI检查结果对疾病活动性进行分期。TAO严重程度分级方法包括欧洲Graves眼病专家组（European Group on Graves' Orbitopathy，EUGOGO）分级（病例22表3）和美国甲状腺学会的NOSPECS分级（病例22表4）[1, 3]。

病例22表2　甲状腺相关眼病临床活动性（CAS）评分

分值	表现
1	自发性眼球后疼痛
2	眼球转动时疼痛
3	眼睑充血
4	眼睑水肿
5	结膜充血
6	结膜水肿
7	泪阜水肿

病例22表3　甲状腺相关眼病严重程度EUGOGO分级

分级	表现	生活质量
轻度	通常有以下 1 种或多种表现： 1. 眼睑退缩宽度 < 2mm 2. 轻度软组织受累 3. 眼球突出在正常值上限 +3mm 内 4. 一过性复视 5. 润滑型滴眼液治疗有效的角膜暴露性症状	轻微影响生活质量，通常无需干预
中重度	通常有以下 2 种或多种表现： 1. 眼睑退缩宽度 ≥ 2mm 2. 中度或重度软组织受累 3. 眼球突出等于或超过正常值上限 +3mm 4. 间歇性或持续性复视	影响生活质量，需要干预，但不威胁视功能
极重度	出现以下任一表现： 1. 甲状腺相关眼病视神经病变 2. 严重暴露性角膜病变	威胁视功能，需要立即干预

病例22表4　甲状腺相关眼病的NOSPECS分级

分级	临床特征	分级
0	无症状，无体征	
1	仅有体征（only signs，O）	
2	眼部软组织受累（soft tissue involvement，S）	0：无 a：轻 b：中 c：重
3	眼球突出度（proptosis，P）	0：正常值上限 +3mm a：正常值上限 +3mm ~ +4mm b：正常值上限 +5mm ~ +7mm c：正常值上限 +8mm
4	眼外肌受累（extraocular muscle involvement，E）	0：无 a：极限眼位运动受限 b：眼球运动明显受限 c：固视
5	角膜受累（corneal involvement，C）	0：无 a：点状角膜上皮损伤 b：角膜溃疡 c：角膜穿孔

续表

分级	临床特征	分级
6	视力下降（sight loss，S）[a]	0：视力 ≥ 1.0 a：0.3 ≤ 视力 < 1.0 b：0.1 ≤ 视力 < 0.3 c：视力 < 0.1

注：0、a、b、c 示 4 个分度；a 示国际标准视力表检查结果

EUGOGO将疾病严重程度分为轻度、中重度和极重度。临床中，约3%~5%的TAO患者会发展为极重度，包括威胁视力的暴露性角膜病变或甲状腺功能障碍性视神经病变（dysthyroid optic neuropathy，DON）。DON是指因眼外肌肥大、眶压增高、免疫性炎性反应而导致的视神经病变，临床表现和体征包括视力下降、色觉或光敏度受损、双眼视神经损伤程度不相同或单眼损伤时，可出现相对性瞳孔传入障碍（relative afferent pupillary defect，RAPD），眼底可出现视盘水肿，晚期发生视神经萎缩。眼科辅助检查表现为视野异常和视觉诱发电位异常等，影像学检查显示眶尖拥挤征象[3]。

患者一旦明确诊断甲状腺相关眼病，应立即启动多学科联合诊疗，给予眼部支持治疗（主要指眼表支持治疗和眼压管理），控制疾病进展的相关危险因素，如吸烟、甲状腺功能异常、微量元素缺乏等。治疗方案的制订是基于疾病的分期和分级（病例22图9）[3]。

轻度TAO患者，无生活质量受影响者，长期定期随访评估病情变化即可；有生活质量受影响者，活动性患者可以考虑给予免疫抑制剂治疗，非活动性的满足手术条件且有手术需求的患者可行手术治疗。中重度和极重度的非活动性TAO患者，满足手术条件的患者可行手术治疗，而活动性TAO患者的治疗是TAO管理的重要部分，需动态评估患者病情，根据患者具体病情启动不同治疗方案，治疗方法主要包括药物治疗、眼眶放射治疗和手术治疗。

活动性中重度和极重度TAO患者的一线治疗为糖皮质激素静脉冲击治疗，可以联合使用传统免疫抑制剂（例如吗替麦考酚酯）。中重度患者的治疗方案主要有：①糖皮质激素累积剂量4.5g（12周）方案。②糖皮质激素累积剂量7.5g（12周）方案，主要用于眼部软组织病变、眼球突出或复视严重的患者。活动性中重度患者糖皮质激素治疗无效或病情加重者，需启用二线治疗（包括糖皮质激素、传统免疫抑制剂、生物制剂、眼眶放射治疗等），治疗有效者，待疾病转为非活动期可行手术治疗。

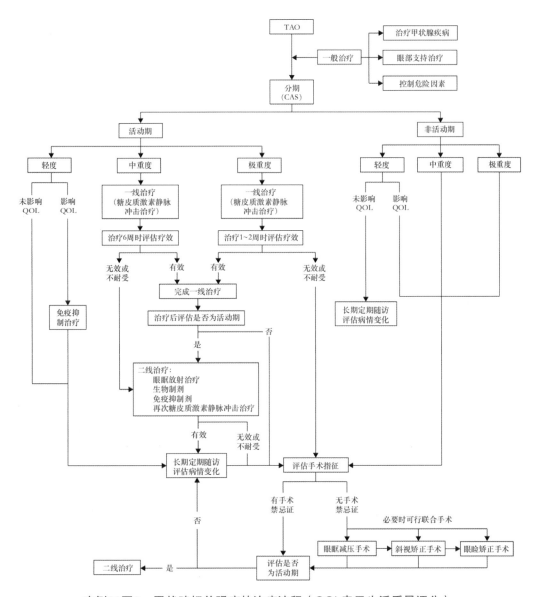

病例22图9 甲状腺相关眼病的治疗流程（QOL表示生活质量评分）

　　DON的治疗方案为甲泼尼龙0.5～1.0g静脉输注，每天或隔天1次，每周3次，共2周。治疗开始1～2周后使用以下标准评估治疗是否有效，包括：①视力无提高或下降；②结膜脱垂无改善；③视盘水肿和（或）视网膜皱褶无改善；④影像学检查显示视神经压迫无改善；⑤无法耐受糖皮质激素；⑥因眼球突出、眼睑闭合不全而致严重暴露性角膜病变。糖皮质激素治疗无效或病情加重者须接受眼眶减压手术以抢救视力。

　　DON的手术治疗常需联合眶壁减压术和脂肪减压术，眶壁减压术治疗方式有内下壁联合减压术和三壁减压术。脂肪减压术通常去除眼眶各象限和肌锥内的脂肪，每取出1ml脂肪可使眼球回退0.5～1.0mm。内下壁联合减压术可使眼球回退4～5mm，手术并发症包括出血、视神经损伤、脑脊液漏、复视、感觉神经麻痹等。三壁减压术包括内、下、外侧三个眼眶壁，此术式能最大程度减压，使眼球回退5～9mm，适用于治疗DON的患者。若在眼眶减压手术后，疾病仍处于活动期，则需继续采用糖皮质激素静脉冲击治疗或联合其他治疗方法，如眼眶放射治疗或传统免疫抑制剂治疗，病情稳定进入TAO非活动期后，再行眼部矫正手术。

TAO手术治疗包括眼眶减压手术、斜视矫正手术、眼睑矫正手术等。应遵循先行眼眶减压手术，其次行斜视矫正手术，最后行眼睑矫正手术。手术治疗需同时满足以下三个条件：①FT_3、FT_4水平控制在正常范围；②TAO处于非活动期；③眼部症状稳定6个月以上。

三、病例点评

本病例是中年女性，双眼眼睑红肿、眼球突出半年，视物模糊2个月，查体示双眼视力下降，眼球突出，眼睑退缩，眼球运动受限，瞳孔对光反射迟钝，眼底表现为双眼视盘界欠清。患者既往诊断甲状腺功能亢进症。眼科辅助检查示双眼视野和视觉诱发电位异常，眼眶影像学检查显示双眼多条眼外肌肌腹增粗、眶尖拥挤征象，因此诊断为"甲状腺功能障碍性视神经病变"。根据2022年中国甲状腺相关眼病诊疗指南，对于活动性极重度TAO，需行糖皮质激素静脉冲击治疗，治疗期间密切评估疗效，治疗无效者应紧急行眼眶减压术以抢救视力。

四、延伸阅读

根据患者典型的眼部表现，结合甲状腺功能和抗体检查，特征性的眼眶影像学检查结果，诊断甲状腺相关眼病并不困难，但该病治疗较为棘手，因为目前尚无针对发病机制的根本性治疗，主要是对症治疗[1, 3]。近年来，基于对甲状腺相关眼病发病机制的进一步研究，部分靶向治疗药物显示出了巨大的潜力，其中最具代表性的是靶向胰岛素样生长因子1受体（IGF-1R）的替妥木单抗，其他靶向药物包括托珠单抗和利妥昔单抗。

利妥昔单抗是一种针对CD20的嵌合单克隆抗体。CD20是一种表达于前B和成熟B淋巴细胞表面的膜蛋白，利妥昔单抗通过与CD20受体结合诱导B细胞凋亡，从而减少自身抗体TRAb的产生。一项随机临床试验结果显示，利妥昔单抗是一种耐受性良好的安全疗法，与糖皮质激素静脉注射治疗相比，利妥昔单抗显著改善了活动性中重度TAO患者的临床活动性评分，还观察到眼球运动和生活质量的改善，接受利妥昔单抗治疗还能减少患者手术次数[4]。

托珠单抗是一种抗IL-6受体的重组人源化单克隆抗体。通过阻断IL-6与其受体结合，抑制信号转导，降低免疫球蛋白水平，从而减少炎症反应。IL-6由多种细胞产生，主要包括成纤维细胞、单核细胞及T和B淋巴细胞，IL-6在TAO患者中表达增加[5]。妥珠单抗可有效减低活动性TAO患者的眼部炎症，改善眼球突出、眼睑肿胀等，且全身不良反应少，耐受性好[6]。对于糖皮质激素耐药的患者，妥珠单抗显著降低了患者的CAS和TRAb，眼球突出、眼睑退缩和复视也得到了改善[7]。

替妥木单抗是首个被FDA批准用于治疗甲状腺相关眼病的靶向治疗药物，是一种全人源单克隆抗体，通过靶向IGF-1R，降低患者促甲状腺激素（TSH）受体和IGF-1R的表达，从而阻止疾病进展。有研究发现IGF-1R在TAO患者外周血中表达增加[8]，体外实验证实IGF-1R抑制剂能阻断TSH对促炎细胞因子的诱导作用，减少细胞因子和透明质酸的产生，抑制细胞分化[9]。已完成的2期和3期随机对照试验结果显示[10, 11]，与安慰剂组相比，替妥木单抗组患者的总体缓解率、CAS评分、眼球突出、复视和GO-QOL评分的改善更佳，还观察到患者眼外肌和眼眶脂肪体积减少，且严重的不良反应少见。需要注意的是替妥木单抗可能会影响血糖代谢，应密切监测接受其治疗的糖尿病患者。令人欣慰的是，国产替妥木单抗的临床试验正在招募中，有望在不久的将来用于临床。

（病例提供者：张露尹 首都医科大学附属北京同仁医院眼科）
（点评专家：姜利斌 首都医科大学附属北京同仁医院眼科）

参考文献

[1]Bartalena L，Kahaly GJ，Baldeschi L，et al.The 2021 european group on graves' orbitopathy（EUGOGO）clinical practice guidelines for the medical management of Graves' orbitopathy[J].European Journal Of Endocrinology，2021，185（4）：G43-g67.

[2]Taylor PN，Zhang L，Leer WJ，et al.New insights into the pathogenesis and nonsurgical management of Graves orbitopathy[J].Nature Reviews Endocrinology，2020，16（2）：104-116.

[3]中华医学会眼科学分会眼整形眼眶病学组，中华医学会内分泌学分会甲状腺学组.中国甲状腺相关眼病诊断和治疗指南（2022年）[J].中华眼科杂志，2022，（9）：646-668.

[4]Salvi M，Vannucchi G，Curro N，et al.Efficacy of B-cell targeted therapy with rituximab in patients with active moderate to severe Graves' orbitopathy：a randomized controlled study[J].The Journal Of Clinical Endocrinology And Metabolism，2015，100（2）：422-431.

[5]Hamed Azzam S，Kang S，Salvi M，et al.Tocilizumab for thyroid eye disease[J].The Cochrane Database Of Systematic Reviews，2018，11（11）：Cd012984.

[6]Perez-Moreiras JV，Gomez-Reino JJ，Maneiro JR，et al.Efficacy of tocilizumab in patients with Moderate-to-Severe corticosteroid-resistant graves orbitopathy：a randomized clinical trial[J].

American Journal Of Ophthalmology，2018，195：181-190.

[7]Perez-Moreiras JV，Vzrela-Agra M，Prada-Sanchez MC，et al.Steroid-Resistant graves' orbitopathy treated with tocilizumab in Real-World clinical practice：a 9-Year single-center experience[J].Journal of Clinical Medicine，2021，10（4）：706.

[8]Douglas RS，Gianoukakis AG，Kamat S，et al.Aberrant expression of the insulin-like growth factor-1 receptor by T cells from patients with Graves' disease may carry functional consequences for disease pathogenesis[J].Journal Of Immunology，2007，178（5）：3281-3287.

[9]Chen H，Mester T，Raychaudhuri N，et al.Teprotumumab，an IGF-1R blocking monoclonal antibody inhibits TSH and IGF-1 action in fibrocytes[J].The Journal Of Clinical Endocrinology And Metabolism，2014，99（9）：E1635-1640.

[10]Smith TJ.Teprotumumab as a novel therapy for thyroid-associated ophthalmopathy[J].Frontiers In endocrinology，2020，11：610337.

[11]Douglas RS，Kahaly GJ，Patel A，et al.Teprotumumab for the treatment of active thyroid eye disease [J].The New England Journal Of Medicine，2020，382（4）：341-352.

病例23　误诊为前部缺血性视神经病变的IgG$_4$相关眼病

一、病历摘要

（一）基本信息

患者男性，65岁。

现病史：右眼间歇性视物不清，鼻侧"黑三角"遮挡，伴眼部胀痛24天。曾在当地医院诊断为"右眼非动脉炎性前部缺血性视神经病变（NAION），双眼白内障"，予以20mg曲安奈德，球后注射；羟苯磺酸钙、银杏叶、甲钴胺口服治疗20天。患者自觉胀痛稍缓解、视物不清及视野遮挡仍有加重。1年前曾因顽固性呕吐、黄疸、消瘦等症状于外院就诊，拟诊为"胰腺癌"，行内镜下胆管支架姑息治疗后症状缓解，建议入院穿刺活检明确诊断，患者拒绝，未继续检查和治疗。

既往史：既往有高血压，双侧颈动脉粥样斑块，狭窄4年，未用药物治疗；否认糖尿病、高血脂、外伤等病史。

（二）专科检查

①视力：右眼0.2，左眼0.2，矫正视力右眼+1.50DS＝0.4，左眼+2.00DS/+0.50DC×10°＝0.3。②眼压：右眼16.2mmHg，左眼16mmHg。③眼前节：右眼瞳孔RAPD（＋），双眼晶状体周边皮质混浊，余前节未见明显异常。④眼底：右眼视盘水肿

隆起，边缘不清，视盘周围视网膜可见线状出血，黄斑未见异常；左眼小视杯，视网膜和黄斑未见异常（病例23图1）。

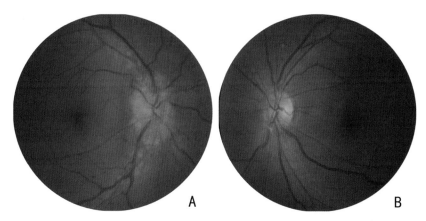

病例23图1　双眼眼底检查

A. 右眼；B. 左眼

（三）辅助检查

患者完善Humphrey视野、颅脑及眼眶MRI、风湿免疫学血清学检测。

1. Humphrey视野　双眼周边视野缺损（病例23图2）。

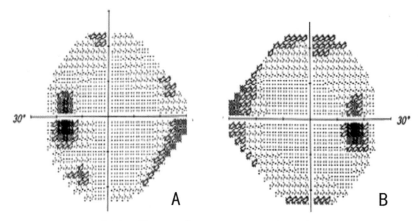

病例23图2　双眼Humphrey周边视野缺损

A. 左眼；B. 右眼

2. 颅脑及眼眶MRI　双侧眶尖可见斑片状等T_1等T_2信号影，增强后明显强化，边缘模糊，右侧明显。双侧视神经眶内段T_2WI信号略增高（病例23图3）。

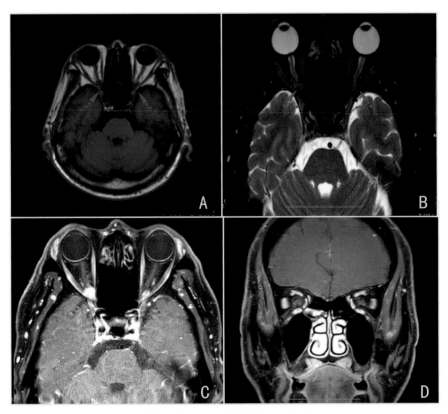

病例23图3　颅脑及眼眶MRI检查

A．眼眶MRI水平位T_1WI显示双眶尖片状病灶等T_1WI信号（红色箭头）；B．水平位T_2WI示双侧视神经眶内段信号略增高，双眶尖片状病灶等T_2WI信号（红色箭头）；C～D．病灶增强后明显强化（红色箭头）

3．实验室检查　红细胞沉降率升高。感染四项（乙肝、丙肝、梅毒、HIV）及TORCH检查均阴性。抗核抗体、抗ANA、ENA抗体、抗SSA抗体检测均阴性。IgG亚型：IgG_1升高（11.9g/L，参考值4.05～10.11g/L），IgG_4升高（2.23g/L，参考值0.03～2.01g/L）。

（四）初步诊断

双眼IgG_4相关眼病。

（五）治疗经过

予甲泼尼龙32mg/d口服，2周后复诊双眼症状明显缓解。双眼矫正视力0.8。视盘水肿较前明显消退（病例23图4）。激素逐渐减量，3个月后复诊，病情稳定无复发，视野明显改善（病例23图5）。患者再次进行腹部CT检查，显示胰腺占位病变较初诊时明显减小。

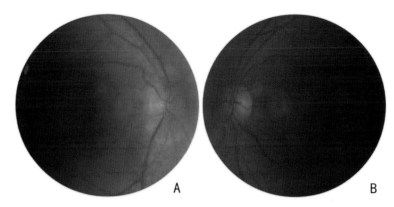

病例23图4　右眼视盘水肿较前明显消退

A. 右眼；B. 左眼

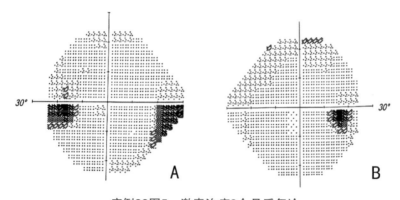

病例23图5　激素治疗3个月后复诊

双眼Humphrey视野明显改善（治疗前右/左眼MD值为−5.77/−5.30dB，

治疗后MD值为−3.01−4.41/−4.41dB）

A. 左眼；B. 右眼

（六）最终诊断

1. IgG$_4$相关眼病

2. 双眼白内障

3. IgG$_4$相关胰腺病变（胰腺炎）

二、疾病介绍

IgG$_4$相关性疾病（IgG$_4$-RD）是一种以血清IgG$_4$升高和IgG$_4$阳性细胞组织浸润伴纤维化为特征的的系统性自身免疫疾病，于2003年首次被提出可累及全身多个脏器[1]。

胰腺是IgG$_4$-RD中第一个被描述的受累部位，约占20%~60%，被称为Ⅰ型自身免疫性胰腺炎（AIP）。IgG$_4$-AIP好发于60岁左右的中老年男性，通常表现为慢性反复发作性腹痛、黄疸、脂肪泻和新发糖尿病等[2]，严重者可有体重减轻，常被误诊为胰腺癌。影像学显示胰腺弥漫性或节段性增大，伴有正常小叶消失和多发性主胰管狭窄但不伴远端胰管扩张，少数IgG_4–AIP可有远端胰腺萎缩。IgG_4相关的硬化性胆管炎是最常见的胰腺外表现，临床多表现为梗阻性黄疸和腹痛[3]。IgG_4相关的胆囊炎较为罕见，经常被意外诊断，影像学检查中可见胆囊壁增厚，患者通常无临床症状[4]。

肾脏受累在IgG_4–RD中同样常见，表现为肾小管间质性肾炎、膜性肾小球病变或肾脏假性肿瘤。影像学研究显示，在疾病早期，肾脏明显增大，CT检查可见肾皮质低密度[5]。IgG_4相关的肾小管间质肾炎会导致不同程度的肾功能衰竭，引起肾萎缩。50%以上的活动性IgG_4相关的肾小管间质肾炎患者的补体浓度较低[6]。研究显示，IgG_4–RD中极低水平的C3（<50mg/dl）与肾脏受累密切相关。

腹膜后纤维化是IgG_4–RD常见的表现之一，发病率为10%~27%[7]。该病常表现为腹部、侧面或腰部疼痛、下肢水肿、下尿路症状、发热<38℃和体重减轻。慢性炎症和纤维化变化从主动脉和髂动脉壁扩散到局部区域结构，如输尿管，导致梗阻性肾病和急性肾损伤。在腹部CT上，腹膜后纤维化表现为均匀的主动脉和髂动脉周围肿块，与肌肉等密度，可以压迫邻近结构和（或）将输尿管向内侧牵引。在磁共振上，在T_1WI加权图像中表现为低强度；在T_2WI加权图像中，当组织水肿和细胞增多时，其信号强度在疾病的静止期较低，活动期较高[8]。

IgG_4–RD易累及腺体，包括下颌下腺、腮腺、舌下腺及甲状腺。临床常表现为无痛性对称性腮腺、下颌下腺肿大，出现眼口干燥等症状[9]。纤维化甲状腺炎是IgG_4–RD的表现之一，表现为甲状腺肿大及甲状腺功能亢进/减退或正常[10]。

IgG_4相关眼病（IgG_4–ROD）是IgG_4相关疾病在眼部的一种特殊类型，占系统性IgG_4–RD的4%~34%[11]，可单独出现也可是系统损害的一部分。IgG_4–ROD好发于中老年人、无明显性别差异，多数为双侧发病。可累及眼部任何眼附属器[12]，多见于泪腺、眼眶脂肪、眶下神经、眼外肌和眼睑，眶尖和视神经较为少见。患者多以慢性无痛性进行性眼部肿胀、眼球突出伴或不伴视力下降就诊。

本病中多数患者血清IgG_4升高，并随着治疗反应逐渐降低，但是血清IgG_4高水平并非IgG_4–RD特异性指标，其他自身免疫性疾病、恶性肿瘤和感染亦可出现IgG_4水平升高[13]。在经活检证明的IgG_4–RD患者中，高达40%的患者血清IgG_4水平正常[14]。血清IgG_4浓度升高也与全身多系统受累和治疗后复发相关[15, 16]，因此，血清IgG_4水平被认为是IgG_4–ROD诊断和治疗反应的辅助标志物。其他与疾病活动相关的生物标志物包括血清IgG_1、IgE、嗜酸性粒细胞、红细胞沉降率、C反应蛋白[17]。

组织病理学是诊断该病的重要基础，典型特征包括[9]：①大量T、B淋巴细胞，嗜酸性粒细胞及IgG_4^+浆细胞浸润；IgG_4^+浆细胞/高倍镜视野（HPF）的数量因受累器官而异。

在IgG$_4$-ROD中，IgG$_4$$^+$浆细胞/HPF≥50个或IgG$_4$$^+$浆细胞/IgG+浆细胞≥40%即可认为阳性（病例23表1）[18]；②席纹状纤维化：梭形细胞由中心向四周放射状排列；③闭塞性静脉炎。IgG$_4$-ROD中闭塞性静脉炎相对少见[17]。

病例23表1　2014年IgG$_4$相关眼科疾病的诊断标准

1. 影像学研究显示泪腺肿大、三叉神经或眼外肌增粗，以及各种眼部组织增生或肥厚性病变
2. 组织病理学检查显示有明显的淋巴细胞和浆细胞浸润，有时伴有纤维化。通常可见生发中心。IgG$_4$$^+$浆细胞/IgG浆细胞>40%，或IgG$_4$$^+$浆细胞>50/HPF（高倍镜视野）
3. 血液检测：血清IgG$_4$升高（>135mg/dl）
满足1、2和3为确诊；满足1和2为拟诊；满足1和3时疑诊。

影像学检查也可帮助诊断。IgG$_4$-ROD典型的影像学表现为双侧泪腺弥漫性对称性肿大、眶内边界清楚密度均匀的软组织肿块、双侧眶下神经或眼外肌增粗，MRI T$_1$WI呈等或稍低信号，T$_2$WI多呈等或稍高信号，增强扫描明显均匀强化[17]。IgG$_4$-ROD累及眶尖和视神经相对少见。53%的IgG$_4$-ROD视神经受累患者表现为压迫性病变特征，MRI显示为视神经周围圆形肿块，眼外肌、硬脑膜增厚，三叉神经分支增粗，增强后明显强化，压迫眶尖视神经；46%患者表现为视神经鞘炎，MRI显示视神经鞘弥漫性增厚强化，边缘模糊[19]。其中，眶下神经增粗与血清IgG$_4$水平明显相关[20]，被认为是IgG$_4$-ROD的特征性影像学表现，可作为早期诊断的依据。

本病尚需与多种眼眶疾病进行鉴别。包括眼眶黏膜相关淋巴组织结外边缘区B细胞淋巴瘤（MALT淋巴瘤）、特发性眼眶炎性假瘤、甲状腺相关性眼病（TAO）病等。MALT淋巴瘤是一类恶性程度低的B细胞非霍奇金淋巴瘤，也可伴有IgG$_4$$^+$浆细胞数量增多和血清IgG$_4$浓度升高。免疫球蛋白轻链限制性表达和免疫球蛋白基因重排有助于鉴别两者[21]。特发性眼眶炎性假瘤是临床上较为常见的良性非感染性眼眶炎性病变，常急性起病多伴有疼痛、眼球突出、球结膜充血水肿和眼球运动受限。IgG$_4$-ROD多慢性起病，症状的持续数月甚至数年，很少出现眼部疼痛，多伴有全身其他系统疾病。TAO可合并甲状腺功能异常，出现眼睑退缩或眼睑迟滞和具有典型的肌腱保留形态的眼外肌扩大。IgG$_4$-ROD则多累及整条眼外肌。

IgG$_4$-RD通常对治疗反应良好，早期诊断和及时开始治疗，可以避免严重的器官损伤。糖皮质激素是治疗IgG$_4$-RD的一线药物，但患者常在激素减量或停用后复发。小剂量激素维持治疗或联用免疫抑制剂如硫唑嘌呤、甲氨蝶呤和吗替麦考酚酯等能有效减少复发[22]。

三、病例点评

患者为老年男性，既往有高血压病史，以及发现有双侧颈动脉粥样斑块，发病时眼底有明显的视盘水肿，对侧眼小视杯，及视野呈周边缺损的改变，这些临床特征似乎支持NAION的诊断。但是患者发病时有眼部胀痛感，激素球后注射能缓解疼痛症状，并在发病1个月后依然有视觉症状的恶化，这些特征并不符合NAION临床特征。此外，患者1年前发现胰腺部病变，怀疑"胰腺癌"，是否与本次眼部发病有关联（如癌肿转移），需要结合眼部影像学资料进行进一步鉴别。

患者眼部MRI显示，双侧眶尖可见斑片状等T_1WI等T_2WI信号影，增强后明显强化；双侧视神经眶内段T_2WI信号略增高。对病灶进行组织病理学活检是明确诊断的金标准，但对于病灶位于眶尖处，活检势必会带来较严重的不良损伤。通过对患者行风湿免疫学检查，发现外周血红细胞沉降率升高，IgG_1和IgG_4升高，结合激素诊断性治疗后眼部和胰腺部病变有明显效果等特点，基本可以确定IgG_4-ROD诊断，排除NAION的可能。

四、延伸阅读

IgG_4-RD的发病机制仍然未完全确定，B细胞和T细胞被认为是该病的关键参与者。在未知抗原的驱动下，抗原特异性或记忆性B细胞、嗜酸性粒细胞或巨噬细胞向CD_4^+ T细胞呈递抗原，触发其激活并极化。效应CD_4^+ T细胞迁移到发炎组织，产生炎症细胞因子，包括IFN-γ、IL-4、IL-10、IL-5、IL-13和TGF-β。IL-4和IL-10可以驱动抗原特异性B细胞扩增并分化为产生IgG_4的浆母细胞和浆细胞[23]。IgG_4抗体被认为是抗炎分子，无法激活补体，形成稳定的免疫复合物，并在先天免疫细胞上结合高亲和力Fc受体[24]。IL-5、IL-13和TGF-β能激活嗜酸性粒细胞、成纤维细胞和替代激活的巨噬细胞。这些免疫细胞和因子协同激活成纤维细胞，诱导肌成纤维细胞产生和细胞外基质沉积，并通过抗体产生、免疫复合物和补体激活使组织永久性损伤[23]。

随着对IgG_4-RD病理生理的进一步认识，针对T细胞、B细胞的靶向治疗逐渐出现。利妥昔单抗是一种抗CD20嵌合单克隆抗体，能直接靶向CD20阳性B细胞，如初始B细胞和记忆B细胞。2010年，Khosroshahi等人[25]首次利用利妥昔单抗治疗了10名IgG_4-RD患者，观察到其中9例患者的临床症状改善，血清IgG_4水平明显降低。与其他免疫抑制剂相比，利妥昔单抗具有良好的耐受性，复发率低。奥贝利单抗是一种人源化的抗CD19的单克隆抗体，其Fc端与同一细胞上抑制性Fc受体（FcγRIIb）结合，从而抑制受体介导的B细胞激活和增生。初步研究结果表明奥贝利单抗治疗使IgG_4-RD响应指数降低了2个百分点，且没有重大不良事件[26]。Elotuzumab是一种抗信号淋巴细胞活化分子7（SLAMF7）

单克隆抗体，通过激活自然杀伤细胞和抗体依赖的细胞毒性作用，靶向CD_4^+细胞毒性T细胞、激活的B细胞和浆母细胞。目前，美国国立卫生研究院资助相关试验正在进行中[24]。

（病例提供者：邵永慧　首都医科大学附属北京同仁医院眼科）

（点评专家：姜利斌　首都医科大学附属北京同仁医院眼科）

参考文献

[1]Kamisawa t，Egawa N，Nakajima H.Autoimmune pancreatitis is a systemic autoimmune disease[J]. The American journal of gastroenterology，2003，98（12）：2811-2812.

[2]Ghazale A，Chari ST，Zhang L，et al.Immunoglobulin G_4-associated cholangitis：clinical profile and response to therapy[J].Gastroenterology，2008，134（3）：706-715.

[3]Tanaka A，Tazuma S，Okazaki K，et al.Clinical features，response to treatment，and outcomes of IgG_4-Related sclerosing cholangitis[J].Clinical gastroenterology and hepatology：the official clinical practice journal of the American Gastroenterological Association，2017，15（6）：920-926，e923.

[4]Kamisawa T，Nakajima H，Egawa N，et al.Extrapancreatic lesions in autoimmune pancreatitis[J]. Journal of clinical gastroenterology，2005，39（10）：904-907.

[5]Pradhan D，Pattnaik N，Silowash R，et al.IgG_4-related kidney disease-A review[J].Pathology，research and practice，2015，211（10）：707-711.

[6]Kawano M，Saeki T，Nakashima H，et al.Proposal for diagnostic criteria for IgG_4-related kidney disease[J].Clinical and experimental nephrology，2011，15（5）：615-626.

[7]Maritati F，Peyronel F，Vaglio A.IgG_4-related disease：a clinical perspective[J].Rheumatology（Oxford），2020，59（Suppl 3）：123-131.

[8]Khosroshahi A，Carruthers MN，Stone JH，et al.Rethinking ormond's disease："idiopathic" retroperitoneal fibrosis in the era of IgG_4-related disease[J].Medicine（Baltimore），2013，92（2）：82-91.

[9]Katz G，Stone JH.Clinical perspectives on IgG_4-Related disease and its classification[J].Annual review of medicine，2022，73：545-562.

[10]Zala A，Berhane T，Juhlin CC，et al.Riedel thyroiditis[J].The Journal of clinical endocrinology and metabolism，2020，105（9）：dgaa468.

[11]Zhang X，Wu G，Wang M，et al.Novel advances in the study of IgG_4-Related disease in the eye and ocular adnexa[J].Ophthalmic research，2022，65（6）：605-614.

[12]Ebbo M，Patient M，Grados A，et al.Ophthalmic manifestations in IgG_4-related disease：clinical presentation and response to treatment in a french case-series[J].Medicine（Baltimore），2017，96（10）：e6205.

[13]Carruthers MN，Khosroshahi A，Augustin T，et al.The diagnostic utility of serum IgG_4 concentrations in IgG_4-related disease[J].Annals of the rheumatic diseases，2015，74（1）：14-18.

[14]Sah RP，Chari ST.Serologic issues in IgG₄-related systemic disease and autoimmune pancreatitis[J]. Current opinion in rheumatology，2011，23（1）：108-113.

[15]Woo YJ，Kim JW，Yoon JS.Clinical implications of serum IgG（4）levels in patients with IgG （4）-related ophthalmic disease[J].The British journal of ophthalmology，2017，101（3）：256-260.

[16]Yuan Y，Meng F，Ren H，et al.Pathological count of IgG₄-positive plasmacytes suggests extraophthalmic involvement and relapse in patients with IgG₄-related ophthalmic disease：a retrospective study[J].Arthritis research & therapy，2022，24（1）：80.

[17]Chwalisz BK，Stone JH.Neuro-ophthalmic complications of IgG₄-related disease[J].Current opinion in ophthalmology，2018，29（6）：485-494.

[18]Goto H，Takahira M，Azumi A，et al.Diagnostic criteria for IgG₄-related ophthalmic disease[J]. Japanese journal of ophthalmology，2015，59（1）：1-7.

[19]Li J，Zhang Y，Zhou H，et al.Magnetic resonance imaging indicator of the causes of optic neuropathy in IgG₄-related ophthalmic disease[J].BMC medical imaging，2019，19（1）：49.

[20]Takano K，Yajima R，Seki N，et al.A study of infraorbital nerve swelling associated with immunoglobulin G4 Mikulicz's disease[J].Modern rheumatology，2014，24（5）：798-801.

[21]Coupland SE.Molecular pathology of lymphoma[J].Eye（Lond），2013，27（2）：180-189.

[22]Khosrlshahi A，Wallace ZS，Crowe JL，et al.International consensus guidance statement on the management and treatment of IgG₄-Related disease[J].Arthritis & Rheumatology，2015，67（7）：1688-1699.

[23]Della-Torre E，Lanzillotta M，Doglioni C.Immunology of IgG₄-related disease[J].Clinical and experimental immunology，2015，181（2）：191-206.

[24]Perugino CA，Stone JH.IgG₄-related disease：an update on pathophysiology and implications for clinical care[J].Nature reviews Rheumatology，2020，16（12）：702-714.

[25]Khosroshahi A，Bloch DB，Deshpande V，et al.Rituximab therapy leads to rapid decline of serum IgG₄ levels and prompt clinical improvement in IgG₄-related systemic disease[J].Arthritis and rheumatism，2010，62（6）：1755-1762.

[26]Lanzillotta M，Fernandez-Codina A，Culver E，et al.Emerging therapy options for IgG₄-related disease[J].Expert review of clinical immunology，2021，17（5）：471-483.

病例24　误诊为眼眶蜂窝织炎的眼眶非特异性炎症

一、病历摘要

（一）病例1

1. 基本信息　患儿男性，7岁。右眼眶红肿疼痛伴视力下降1个月，加重1周。患儿于1个月前出现右眼睑红肿伴眼眶疼痛，于当地医院就诊未明确疼痛病因。1周前右眼眶疼痛加重，无法睁眼，诊断为"右眼眶蜂窝织炎"，行抗生素治疗，予头孢曲松钠1.0g联合地塞米松5mg静脉滴注4天，后地塞米松减量至2.5mg静脉滴注2天，眼痛略好转。停药后病情再次加重。足月顺产，无吸氧史、手术史及外伤史。否认全身疾病史。

2. 专科检查　①矫正视力：右眼0.05，左眼1.0。②眼压：右眼11mmHg，左眼12mmHg。③眼前节：右眼睑水肿隆起增厚，结膜充血（病例24图1），角膜清，前房浅，虹膜膨隆，瞳孔5mm×5mm，对光反射迟钝，晶状体透明；左眼前节未见明显异常。④眼底：右眼视盘水肿，视网膜轻度皱褶，黄斑区轻度水肿；左眼视盘色可，视网膜及黄斑未见异常（病例24图1）。

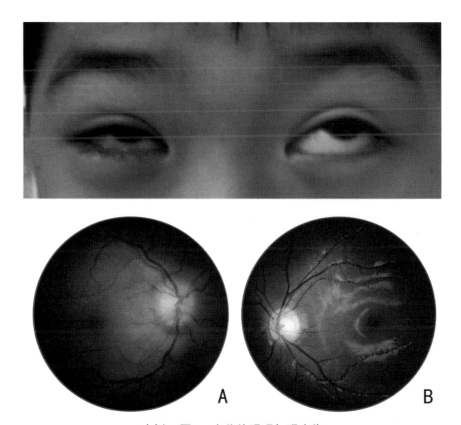

病例24图1　患儿外眼观与眼底像

A. 右眼视盘水肿，视网膜轻度皱褶，黄斑区轻度水肿；B. 左眼底未见明显异常

3. 辅助检查　完善Humphrey视野、光学相干断层扫描（OCT）、眼B超、眼眶CT、MRI和实验室检查。

（1）Humphrey视野检查：右眼周边视野缺损，左眼周边视野散在缺损（病例24图2）。

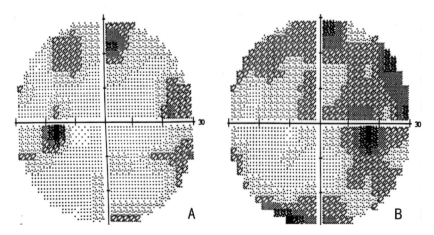

病例24图2　双眼Humphrey视野

A. 左眼；B. 右眼

（2）OCT检查：右眼视网膜水肿明显，左眼网膜厚度正常（病例24图3）。

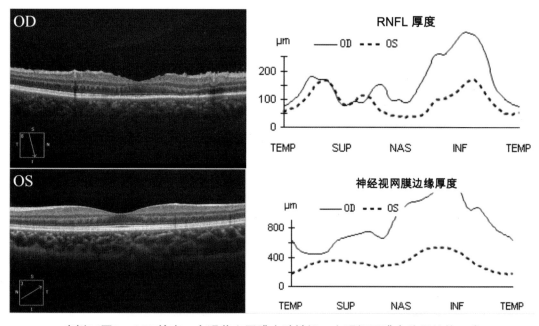

病例24图3　OCT检查：右眼黄斑网膜水肿皱褶，左眼视网膜内外层结构正常

（3）双眼B超检查：右眼玻璃体内偶见弱点状回声，球壁回声广泛增厚，T形征（+），考虑为脉络膜水肿、后巩膜炎可能性大。左眼玻璃体内未探及明显异常回声（病例24图4）。

（4）眼眶MRI检查：双侧眼球对称，眼外肌形态如常。右侧泪腺增大，右眼眶内组织信号异常（病例24图5）。

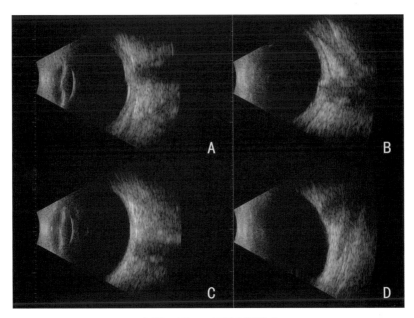

病例24图4　双眼B超检查

A、B. 右眼；C、D. 左眼

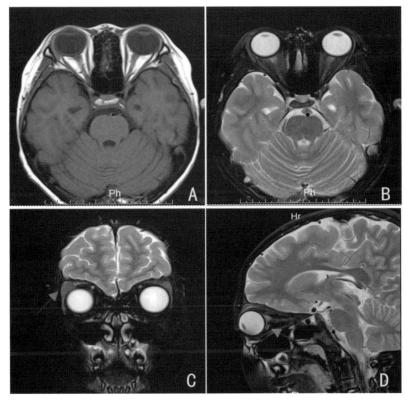

病例24图5　眼眶MRI检查

右侧泪腺增大（C）（箭头），矢状位脂肪抑制T$_2$WI示右侧眶内组织信号增高（D）（箭头）

（5）实验室检查：抗心磷脂抗体阳性；血尿常规、凝血功能：大致正常。自身抗体、抗核抗体谱、IL-6测定、结核杆菌特异性细胞免疫、传染病九项测定阴性。

（四）诊断

1. 右眼眶非特异性炎性病变

2. 右眼后巩膜炎

（五）治疗经过

入院期间完善眼眶炎症相关检查，无激素使用禁忌，予甲强龙40mg、1次/日静脉滴注7天，后改为口服甲泼尼龙片32mg、1次/日，局部妥布霉素地塞米松滴眼液和眼膏点眼、阿托品凝胶点眼散瞳。右眼视力逐渐恢复至0.25，眼底视盘及视网膜水肿减轻（病例24图6）。

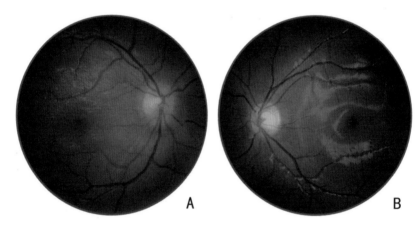

病例24图6 眼底检查

A. 右眼视盘水肿较前减轻；B. 左眼视盘色可，视网膜在位血管走形平滑，黄斑反光可见

（二）病例2

1. **基本信息** 患者男性，35岁。右眼红肿、疼痛20天，加重13天。患者于20天前疲劳后出现右眼眼红、眼痛，伴前额部疼痛，就诊于当地医院，考虑"右眶蜂窝组织炎"，予左氧氟沙星静脉输注3天，红肿略好转。13天前，患者右眼视力下降，伴结膜脱出睑裂外，抗生素治疗效果不佳，转诊至首都医科大学附属北京同仁医院眼科门诊，考虑"右眼眶非特异性炎性病变，右眼后巩膜炎"可能大，建议住院行糖皮质激素静脉输注治疗。既往双眼近视约-3.0DS，矫正视力正常；否认传染病病史；否认高血压、糖尿病、免疫性疾病和恶性肿瘤等病史；否认吸烟、饮酒史，否认遗传性疾病家族史。

2. **体格检查** ①视力：右眼0.01，左眼0.3，矫正视力右眼-4.25DS＝0.02，左眼-3.00DS/-0.75DC×20°＝1.0。②眼压：右眼12.0mmHg，左眼14.0mmHg。③眼前节：双眼眼球正位，无眼球突出，眼球运动正常；右眼眼睑轻度红肿，右眼球结膜充血，下方球结膜高度水肿，脱出于结膜囊外，浅层巩膜充血，角膜清亮，瞳孔圆，直径3mm，对光反射正常，余前节大致正常，左眼前节未见明显异常（病例24图7A、B）。④眼底：右眼玻璃体轻度混浊，视盘界清色淡红，后极部视网膜褶皱，网膜下少量积液。左眼眼底大致正常（病例24图7C、D）。

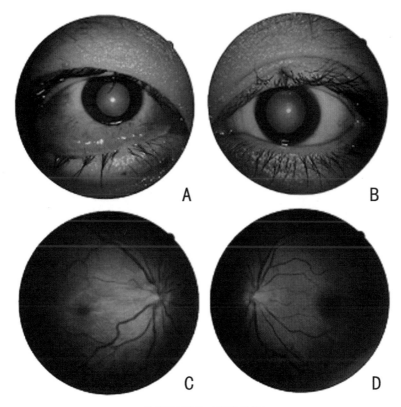

病例24图7　眼部检查

A. 右眼结膜充血，高度水肿；B. 左眼眼前节未见异常；C. 右眼后极部视网膜褶皱，网膜下少量积液；D. 左眼眼底未见异常

3. 辅助检查　患者完善全身感染、凝血、内分泌功能、眼部超声检查（病例24图8）、眼后节OCT（病例24图9）、荧光素眼底血管造影（FFA）（病例24图10）、眼眶MRI（病例24图11）。实验室检查：血尿常规、肝肾功能、甲状腺功能、空腹血糖、凝血功能、感染指标、抗核抗体、抗心磷脂抗体正常，血沉增快。

4. 诊断

（1）右眼眶非特异性炎性病变

（2）右眼后巩膜炎

（3）右眼渗出性视网膜脱离

（4）双眼屈光不正

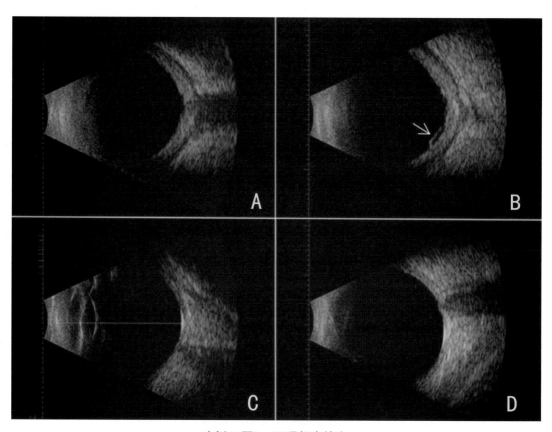

病例24图8　双眼超声检查

A、B. 右眼；C、D. 左眼

右眼球壁广泛增厚，球壁可见低回声间隙，T形征（＋），右眼局限视网膜脱离（白色箭头处）；左眼球未见异常

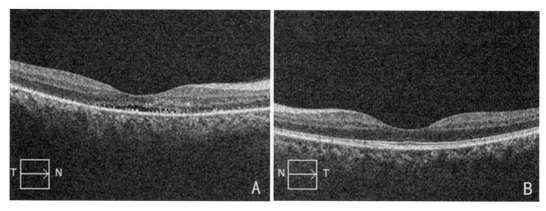

病例24图9　双眼OCT检查

A. 右眼黄斑区视网膜神经上皮局限性脱离；B. 左眼黄斑区大致正常

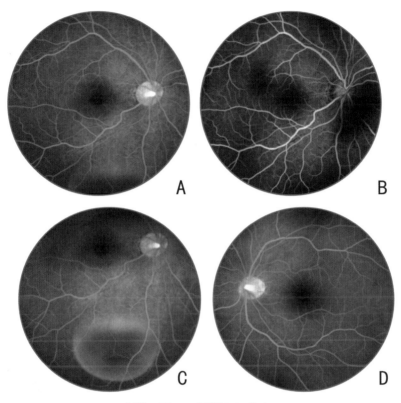

病例24图10 双眼FFA检查

视网膜血管及脉络膜血管未见异常荧光渗漏，右眼下方视网膜下少量液体积聚（C）

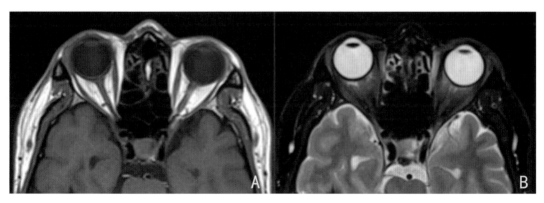

病例24图11 双眼眼眶MRI检查

A. 右眼球略突出；B. 右眼眶内球后组织信号异常，眶周软组织信号稍增高，为炎性改变

5. 治疗经过 患者入院后完善全身实验室及影像学检查，排除激素使用禁忌证，给予甲强龙0.25g静脉输注5天，后减量为80mg静脉输注5天，右眼矫正视力提升至0.2，结膜充血水肿消退，后极部视网膜褶皱改善，眼后节OCT示右眼黄斑区视网膜神经上皮层下液明显吸收（病例24图12）。

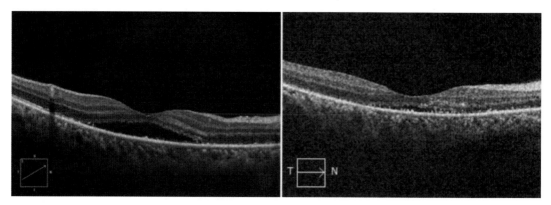

病例24图12　眼后节OCT示右眼黄斑区视网膜下液较前明显吸收

二、疾病介绍

眼眶非特异性炎症又称特发性眼眶炎性假瘤（idiopathic orbital inflammatory pseudotumor，IOIP），是临床上较为常见的良性非感染性眼眶炎性病变，以眼眶痛性肿块为典型特征，由Birch-Hirschfeld于1905年首次提出并描述[1]。IOIP没有性别和种族偏好，可发生于任何年龄，平均发病年龄为40～50岁，中年人群高发。本病在儿童中非常罕见，且常累及双侧眼眶[2]。在成年人中，IOIP往往是单侧的，双侧较为罕见。

IOIP可累及眼眶的任何组织结构，临床表现多种多样。根据眼眶受累部位可将IOIP分为后巩膜炎、肌炎、泪腺炎、视神经周围炎、弥漫性炎症及硬化型等类型。

后部巩膜炎是儿童IOIP常见的类型，可单眼或双眼同时发作[3]。炎症累及眶壁和Tenon囊周围，患者多表现为剧烈眼痛，眼球突出，上睑下垂，眼睑肿胀，结膜充血水肿及视力下降。影像学显示眼眶前部不规则炎性病变，累及眼球，视网膜脉络膜增厚。超声检查可显示巩膜水肿增厚，伴Tenon囊积液，使正常圆形视神经与巩膜的交接处形成直角，称为"T"字征[4]。荧光素血管造影可见斑片状脉络膜浸润、渗出性视网膜脱离和黄斑水肿等异常表现。

弥漫性炎症型是指累及全眶内组织，患者可表现为眼球突出、眼睑肿胀、上睑下垂，偶有眼外肌受累和复视。部分患者也可伴有视乳头炎和渗出性视网膜炎。影像学显示全眶内不规则炎性病变浸润，掩盖正常组织结构。当炎症累及眶尖，患者多出现不成比例的视觉和眼球运动功能障碍，少数患者出现炎症向颅内蔓延[5]。

肌炎型以复视和眼球运动痛为主，伴眼睑下垂肿胀，结膜充血水肿，可与多种眼外肌受累的眼眶疾病如甲状腺相关眼病混淆。病情进展迅速及特征性眼痛是两者鉴别的重要特点。此外，CT/MRI显示IOIP肌腱和肌腹弥漫受累，这与TAO多肌腹受累不同。IOIP可累及任一或多块肌肉同时受累，最常见是上直肌、提上睑肌和内直肌[6]。上斜肌受累时，眶上内侧可有局部压痛。

泪腺炎型是最常见的IOIP[7]，患者多出现眼睑颞侧红肿胀痛，表现为典型S形畸形伴眼球下移，部分患者出现眼睑退缩，颞侧结膜水肿。很少患者出现复视或视力下降。影像学显示颞上眼眶炎性肿块，病变与眼球相邻，通常不累及其他眼眶组织。组织病理活检可与其他特异性泪腺炎如淋巴瘤、结节病等鉴别。

视神经周围炎型炎症沿视神经鞘从眼球进展至视神经管，称为视神经周围炎。典型临床特征包括不同程度视力下降、眼痛及色觉异常。影像学显示视神经周围肿块，视神经鞘边缘模糊及邻近脂肪浸润。视神经炎临床特征与本病类似，但在MRI上显示视神经本身增强[8]。此外，与视神经炎患者相比，IOIP患者通常年龄较大，多累及双侧，最初中心视力下降不显著，常出现周边视野的缺失，眼底可表现为视盘水肿，继发视网膜静脉瘀血、血管扩张和外周视网膜出血。

眼眶硬化性炎症，部分IOIP患者可进展为慢性瘢痕性眼眶病，其特征为致密的纤维组织和稀疏炎症细胞浸润（淋巴细胞、嗜酸性粒细胞、组织细胞和浆细胞）。发病更为隐蔽，可发生于任何年龄（包括幼儿）[9, 10]，患者常出现疼痛、复视及持续性的视力丧失。硬化性IOIP的病理生理过程尚不清楚，但目前研究认为该病和其他纤维硬化性系统性疾病可能相关，如肺纤维化、腹膜后纤维化、硬化性胆管炎、纵隔纤维化和肠系膜炎等。此外，Abad等人[11]的一项前瞻性队列研究发现高达48%的硬化性IOIP患者样本IgG$_4$免疫染色阳性，Tsai等人[12]的的研究中也报告了类似的IgG$_4$免疫阳性率。这些研究表明IOIP与IgG$_4$相关疾病之间也存在适度的联系或重叠。

IOIP是一种基于临床表现、血液检验、影像学检查的排除性诊断，组织病理学检查在诊断中具有重要作用。IOIP典型组织病理学特征为淋巴细胞、浆细胞、巨噬细胞和与纤维血管基质相关的多形核细胞浸润[13]。这种炎症最终会导致纤维化，产生明显的软组织肿块，但不伴有血管炎的特征。

部分无明显症状的局限性IOIP，可进行临床观察。多数有明显症状的IOIP诊断后，需早期充分治疗以减轻炎症，防止复发，并保护眼眶组织免受瘢痕形成的影响。IOIP的治疗方法有皮质类固醇、免疫调节剂、生物制剂、放射治疗和手术治疗。皮质类固醇激素对弥漫性非纤维化型炎症型和急性肌炎型疗效明显，而对局限性肿块型或纤维硬化型疗效较差。儿童患者激素用量一般为泼尼松1.0~1.5mg/（kg·d），维持2~3周疗效满意后可每周逐渐减量至停药[14]。在激素治疗过程中，应注意全身性不良反应及眼压变化。对激素治疗反应不佳、不能耐受者或治疗后复发的患者，可以考虑免疫抑制疗法，包括环磷酰胺、环孢菌素、甲氨蝶呤和静脉注射免疫球蛋白[15]及抗肿瘤坏死因子（TNF）的抗体（英夫利昔单抗）[16]等。此外，眼眶放射治疗也是重要的替代治疗方法，Lanciano等人[17]研究发现近90%的患者对2000cGy有初始反应，其中五名视神经病变导致视力下降的患者中，有三名通过放射治疗得到改善。

三、病例点评

眼眶蜂窝组织炎通常与鼻窦炎、眼睑或面部感染有关。在超过90%的病例中，眼眶蜂窝组织炎是由急性或慢性细菌性鼻窦炎的继发延伸而来。临床常表现包括发热、白细胞计数升高、上睑下垂、结膜水肿和眼球运动运动受限等，偶累及视神经造成视力下降。局部及血培养可发现阳性致病菌，当脓肿形成时有诊断价值。抗生素治疗有效。针对临床表现酷似眼眶蜂窝组织炎症者，尤其是常规抗感染治疗不愈，甚至逐渐加重者，应高度怀疑肿瘤和非特异性炎症假瘤。本组中两例患者均表现为应用抗生素治疗不佳，加用激素后症状减轻，但在激素快速减量中，病情可出现反复。因此该类患者的诊断，应综合患者病史、影像学、实验室检查及对抗生素和激素的反应性等方面进行判断，必要时应进行病理学活检。

四、延伸阅读

常规MRI在区别眼眶炎症与感染或淋巴瘤存在局限。具有表观扩散系数（ADC）图的扩散加权成像（DWI）被认为能提高IOIP和眼眶淋巴瘤的鉴别诊断性能。DWI是一种特定的MRI序列，利用正常组织和病理组织之间水扩散程度和方向的差别来成像[18]。眼眶淋巴瘤显示出较低的ADC值，这是由于淋巴瘤富含细胞减少了水的可用扩散空间，而IOIP由于组织水肿明显而具有较高的ADC值。然而，有研究发现IOIP和眼眶淋巴瘤的ADC值也有相当大的重叠[18, 19]。动态对比增强MRI（DCE-MRI）可以提供微循环成像及血液动力学信息也被认为可以区分炎症和肿瘤病变。Hu等人[20]报道，kep（从组织间隙到血浆的回流速率常数）和ve（组织间隙的体积分数）显示出良好的诊断性能，可以区分恶性眼眶淋巴瘤和良性炎症和淋巴增生性病变。一项使用DCE-MRI直方图参数分析的研究也表明，kep是眼眶恶性淋巴瘤的独立预测因子[21]。

这些MRI序列有其自身的优点和缺点，但它们可以相互补充。通过组合两种或多种模态能提高诊断准确性。

（病例提供者：邵永慧　首都医科大学附属北京同仁医院眼科）

（点评专家：姜利斌　首都医科大学附属北京同仁医院眼科）

参考文献

[1]Ding ZX，Lip G，Chong V.Idiopathic orbital pseudotumour[J].Clinical radiology，2011，66（9）：886-892.

[2]Belanger C，Zhang KS，Reddy AK，et al.Inflammatory disorders of the orbit in childhood：a case series[J].American journal of ophthalmology，2010，150（4）：460-463.

[3]Guerriero S，Di LEO E，Piscitelli D，et al.Orbital pseudotumor in a child：diagnostic implications and treatment strategies[J].Clinical and experimental medicine，2011，11（1）：61-63.

[4]Cheung CM，Chee SP.Posterior scleritis in children：clinical features and treatment[J].Ophthalmology，2012，119（1）：59-65.

[5]Mahr MA，Salomao DR，Garrity JA.Inflammatory orbital pseudotumor with extension beyond the orbit[J].American journal of ophthalmology，2004，138（3）：396-400.

[6]Montagnese F，Wenninger S，Schoser B."Orbiting around" the orbital myositis：clinical features，differential diagnosis and therapy[J].Journal of neurology，2016，263（4）：631-640.

[7]Yuen Sj RP.Idiopathic orbital inflammation：distribution，clinical features，and treatment outcome[J].Archives of ophthalmology，2003，121（4）：491-499.

[8]Purvin VKA，Jacobson DM.Optic perineuritis：clinical and radiographic features[J].Archives of ophthalmology，2001，119（9）：1299-1306.

[9]Hauan JD SD，McNab AA，et al.Idiopathic sclerosing orbital inflammation[J].Archives of ophthalmology，2006，124（9）：1244-1250.

[10]Brannan PA，Kersten RC，Kulwin DR.Sclerosing idiopathic orbital inflammation[J].Journal of pediatric ophthalmology and strabismus，2006，43（3）：183-184.

[11]Abad S，Martin A，Heran F，et al.IgG$_4$-related disease in patients with idiopathic orbital inflammation syndrome：data from the french SIOI prospective cohort[J].Acta Ophthalmologica，2019，97（4）：e648-e656.

[12]Tsai CY，Kuo KT，Cheng AMS，et al.IgG$_4$-related ophthalmic disease in idiopathic sclerosing and Non-Sclerosing orbital inflammation：a 25-Year experience[J].Current eye research，2019，44（11）：1220-1225.

[13]Lee MJ，Planck SR，Choi D，et al.Non-specific orbital inflammation：current understanding and unmet needs[J].Progress in retinal and eye research，2021，81：100885.

[14]Yesiltas YS，Gunduz AK.Idiopathic orbital inflammation：review of literature and new advances[J].Middle East African Journal Of Ophthalmology，2018，25（2）：71-80.

[15]Symon Z，Schneebaum N，Eyal A，et al.Successful intravenous immunoglobulin therapy for resistant inflammatory pseudotumor of the orbit[J].Thyroid，2005，15（4）：398-399.

[16]Kapadia MK，Rubin PA.The emerging use of TNF-alpha inhibitors in orbital inflammatory disease[J].International ophthalmology clinics，2006，46（2）：165-181.

[17]Lanciano R，Fowble B，Sergott RC，et al.The results of radiotherapy for orbital pseudotumor[J].

International journal of radiation oncology，biology，physics，1990，18（2）：407-411.

[18]Fatima Z，Ichikawa T，Ishigame K，et al.Orbital masses：the usefulness of diffusion-weighted imaging in lesion categorization[J].Clinical neuroradiology，2014，24（2）：129-134.

[19]Hiwatashi A，Togao O，Yamashita K，et al.Diffusivity of intraorbital lymphoma vs.inflammation：comparison of single shot turbo spin echo and multishot echo planar imaging techniques[J].European radiology，2018，28（1）：325-330.

[20]Hu H，Xu XQ，Liu H，et al.Orbital benign and malignant lymphoproliferative disorders：differentiation using semi-quantitative and quantitative analysis of dynamic contrast-enhanced magnetic resonance imaging[J].European journal of radiology，2017，88：88-94.

[21]Xu XQ，Qian W，Hu H，et al.Histogram analysis of dynamic contrast-enhanced magnetic resonance imaging for differentiating malignant from benign orbital lymphproliferative disorders[J].Acta radiologica，2019，60（2）：239-246.

第二节　肌肉-神经接头源性病变

病例25　眼肌型重症肌无力

一、病历摘要

（一）基本信息

患者女性，53岁。

主诉：双眼复视6个月，左眼上睑下垂3个月。

现病史：患者于2017年2月间断出现双眼视物成双，5月份出现左眼上睑下垂，有明显晨轻暮重表现。当地医院曾予激素（具体剂量不详）治疗后症状有改善，停用激素后复发。发病以来全身无不适感觉。

既往史：既往体健，否则高血压、糖尿病及肿瘤病史；否认遗传性疾病家族史。

（二）专科检查

①视力：双眼1.0。②右眼睑裂14mm，左眼睑裂4mm，眼球运动各方向无障碍，跷跷板征（＋）（病例25图1）。双侧瞳孔等大等圆，约2.5mm，对光反射灵敏，双眼底未见明显异常。

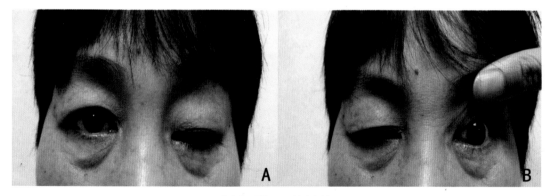

病例25图1　跷跷板征

A. 左眼上睑下垂；B. 被动抬高左眼下垂上眼睑后，会导致右眼上睑下垂

（三）辅助检查

疲劳试验、休息试验及冰袋试验均阳性（＋）（病例25图2）。

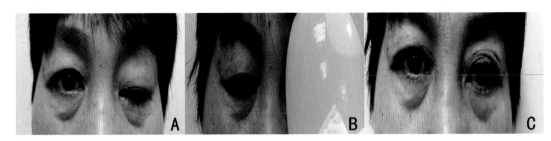

病例25图2　冰袋试验

冰袋敷于下垂的眼睑表面1～2分钟（B），患眼上睑能明显提起，睑裂宽度改善＞2mm，即为冰袋试验阳性

（四）诊断

眼肌型重症肌无力

（五）治疗经过

予泼尼松20mg口服，1次/日，2周后复诊左眼症状明显缓解。激素逐渐减量，1个月后复诊，病情稳定。

二、疾病介绍

重症肌无力（myasthenia gravis，MG）是一类由自身抗体介导，补体系统参与的神经-肌肉接头传递障碍的自身免疫性疾病。乙酰胆碱受体（AChR）抗体是最常见的致病性自身抗体，突触后膜上乙酰胆碱受体受到循环抗体的破坏，其数量减少、形态改变，因此造成骨骼肌的收缩无力。眼肌型重症肌无力（ocular myasthenia gravis，OMG），特指肌无力症状局限于眼外肌，是MG患者最常见的类型。80% MG患者以眼部表现为首发症状，同时，35%～40% OMG患者在发病2年后（18个月高峰期）会发展为全身型肌无力（generalized myasthenia gravis，GMG）[1]。

MG的发病率和患病率分别为1/10万和8/10万。各个年龄段均可发病，在30岁和60岁左右的女性中多发，呈双峰分布，在70岁左右的男性中相对多发，呈单峰分布。OMG也有类似的分布，但OMG在男性中略为常见，男女比例约为3∶2[2]。

1. 眼肌型重症肌无力的症状　OMG主要表现为上睑下垂伴或不伴复视，也可单纯表现为复视。症状具有一定的波动性和易疲劳性，常反复发作。

（1）上睑下垂：可单眼、双眼或交替出现。查体时嘱患者持续双眼向上注视，上睑随时间延长而出现下垂，即疲劳现象。提上睑肌的快速恢复和易疲劳性会引起Cogan眼睑颤动[3]，即患者向下直视10～20秒后，上看使眼球迅速回到第一眼位，这时上眼睑过度上抬，而后或者下垂，或者颤动数次后趋于稳定。此外，由于遵循Hering法则[4]，即双眼提上睑肌神经支配力相等，双侧不对称性上睑下垂可表现为程度较轻一侧出现假性的眼睑退缩，此时，如被动抬高下垂的眼睑会导致对侧眼睑（假性眼睑退缩的眼睑）出现下垂，即"跷跷板征"阳性[5]，该体征可与甲状腺相关眼病所致的眼睑退缩进行鉴别。

（2）眼外肌麻痹：MG患者易累及眼外肌，其原因可能为[6]：①眼外肌肌力轻微改变即可造成复视，容易引起患者的注意；②眼外肌神经冲动调控频率高，更易疲劳；③眼外肌神经肌肉接头通常表现为突触后折叠发育不全，乙酰胆碱受体含量降低，使其容易遭受神经—肌肉阻断的影响；④眼外肌中补体调节剂如衰变加速因子（DAF）等低表达，因此更易受到补体介导的组织损伤。

眼外肌受累的模式多种多样，可表现为单一肌肉麻痹或完全性眼球运动障碍，易与其他传出性眼科疾病（颅神经麻痹、核性及核上性眼肌麻痹）混淆。症状的疲劳性与波动性是鉴别的重要依据。此外，不同于神经源性眼肌麻痹，MG眼肌麻痹眼球扫视速度正常；完全性MG眼肌麻痹偏侧注视时眼球有细微的"颤动"动。

（3）其他肌肉受累：OMG患者常会出现双侧眼轮匝肌无力。查体时嘱患者用力闭眼30秒，数秒后眼睑分离，露出巩膜，似在"偷窥"检查者，即偷窥征阳性[7]。眼轮匝肌疲劳明显者，甚至可见角膜。少数患者可因长期角膜暴露出现角膜炎。偷窥征阳性可提示重症肌无力，但阴性不能排除重症肌无力。对怀疑全身型的MG的患者应同时进行其他面部肌肉力量评估，嘱患者扬眉（额肌），鼓腮和吹口哨等（口轮匝肌）。OMG患者多不伴有咀嚼、吞咽、发音或呼吸困难，全身无力等症状。

（4）瞳孔正常：瞳孔括约肌及散大肌是由自主神经支配的平滑肌，缺乏烟碱型乙酰胆碱受体[8]，因此不论眼肌麻痹的程度轻重，OMG患者瞳孔始终不受累。

2. 重症肌无力的诊断　典型MG可通过特征性临床表现（波动性肌无力）结合实验室检查、电生理检查和药物试验等作出临床诊断。

（1）冰袋试验：简单易行，在诊室及床旁即可完成。将冰袋敷于眼睑表面1~2分钟，MG患者上睑下垂改善2mm或以上者为冰袋试验阳性。该试验原理为：低温可减低胆碱酯酶活性，改善终板处突触传递，当肌肉遇冷时，肌无力患者肌力往往会增强。研究表明，该测试的敏感性和特异性分别为94%和97%[9]。但对完全性或近乎完全性上睑下垂的MG患者可表现假阴性。休息试验可作为冰袋试验的替代方案在临床应用：嘱患者在黑暗的房间卧床休息，20~30分钟后测量其眼裂宽度，观察眼位及运动情况，刚被叫醒时均明显改善，仅持续2~5分钟，继而症状再次出现。

（2）药物试验：腾喜龙是一种短效的胆碱酯酶抑制剂，静脉注射后，观察上睑下垂、眼位异常、眼球运动幅度受限症状有无改善，作用持续2~5分钟。若症状明显缓解试验为阳性。不良反应包括心率缓慢、胸痛、脉搏虚弱、出汗增加、头晕、呼吸减弱、癫痫发作和吞咽困难等。由于不良服药较大目前已很少使用。新斯的明是一种替代的胆碱酯酶药物，起效较慢，对于不合作且难以在短时间内监测的婴幼儿或症状轻微的成年患者适用[1]。成人肌内注射1.5mg，儿童可按照0.04mg/kg，最大用药剂量不超1.0mg，同时予以阿脱品0.5～1mg，以防毒蕈碱作用。注射前和注射后30分钟，分别做疲劳试验，前后对比，如明显改善，即为阳性。

（3）血清抗体检查：乙酰胆碱受体抗体可在90%的全身型MG和50%的OMG患者血清中检出[2]，但抗体滴度与疾病的严重程度或进展相关性很低，因此通常不用于指导治疗。此外，AChR抗体检测对OMG诊断的阳性预测值较高，而阴性预测值相对较低[8]。因此，抗体检测呈阳性在诊断上非常有价值，但AChR抗体检测呈阴性并不能排除重症肌无力。

在AChR抗体阴性的GMG中，约有40%～50%的患者抗肌肉特异性受体酪氨酸激酶（muscle-specific receptor tyrosine kinase，MuSK）抗体检测呈阳性[2]。MuSK抗体与细胞外结构域结合，阻碍agrin蛋白介导的AChR聚类，导致AChR突触后密度降低。并破坏正常的突触后结构。这些患者中女性多见，常累及延髓、颈部和呼吸系统，对常规治疗反应较差。单纯性OMG中罕见抗MuSK抗体[10]。

在ARcH和MuSK抗体阴性的MG患者中7%～33%可检出低密度脂蛋白受体相关蛋白4（low-density lipoprotein receptor-related protein 4，LRP4）[11]。LRP4抗体会破坏乙酰胆碱聚类和稳定。与AChR或抗MuSK阳性患者相比，LRP4抗体阳性患者的症状往往较轻，并可能出现孤立的眼部症状。因此，如果AChR抗体呈阴性，则应在怀疑患有OMG的患者中检测LRP4。

（4）电生理检查：低频重复神经电刺激（RNS）。采用2～3Hz重复电流刺激特定神经（面神经、尺神经、腋神经等），并在受神经支配的肌肉上用表面电极测量复合肌肉动作电位。观察并记录第一波与第四或第五波之间的波幅，动作电位波幅降低超过10%即为异常。在全身性重症肌无力中，远端肌肉的RNS灵敏度为30%～35%，近端肌肉的RNS敏感度为60%～70%，在OMG中，面部肌肉的RNS的灵敏度为35%～38%。然而，GMG和OMG的特异性更高，分别为97%和94%[9]。乙酰胆碱酯酶药物会掩盖部分异常，因此至少停药12～18小时后进行检查。

（5）单纤维肌电图（SFEMG）：是目前MG诊断最灵敏的方法。使用单纤维针或同心针电极，插入肌肉记录单个运动单位电位，并评估"颤动"。颤动是指由同一神经分支支配的两条肌纤维之间达到去极化终板电位的时间间隔。在MG中，终板电位在神经肌肉接头处达到阈值所需的时间具有高度可变性，因此导致颤动增加。颤动一般为15～35μs，超过55μs为"颤动增宽"，一块肌肉记录20个"颤动"中有2个或2个以上大于55μs则为异常。此外，如果肌肉纤维的终板电位从未达到阈值且没有发生去极化，则在肌无力患者中会发生"阻滞"，判定为异常。

单纤维肌电图敏感度高达90%，但特异性较差，运动神经元病、周围神经病及许多其他神经肌肉病均可导致颤动增加。单纤维肌电图对MG的阴性预测值较约为98%，因此对无力肌肉检测正常患者基本可以排除MG诊断[12]。

（6）其他：由于10%～15%的MG患者合并胸腺瘤[13]，故纵隔CT或磁共振成像需要作为常规筛查。怀疑MG合并有甲状腺疾病时可行甲状腺功能检查。

3．OMG的治疗目标　是减轻症状、阻止或延缓进展为GMG。对于儿童患者，应在保护患儿心理和生理健康发育的基础上使其达到临床缓解或治愈。

（1）胆碱酯酶抑制剂：是治疗所有类型MG的一线药物，国内常用溴吡斯的明，可缓解、改善绝大部分MG患者的临床症状。依据病情与激素及其他非激素类免疫抑制联合使用。成年人服用溴吡斯的明的首次剂量为30～60mg，口服，3～5次/天，儿童依据体重7mg/（kg·d）口服治疗[10, 14]。该药不良服药有恶心、呕吐、出汗、肌纤颤等。

（2）糖皮质激素：通过减少抗体产生和抑制CD_4^+T细胞活化使得至少80%的OMG患者症状得到明显改善。通常采用递增法[10]：每隔一天服用10～20mg的泼尼松龙，每5天递增5～10mg，直到症状显著改善，随着症状的缓解（通常在4～6周后），缓慢减量至最低有效剂量或完全停药。常见不良反应包括骨质疏松、肥胖、高血压、糖尿病、消化道溃疡、机会性感染、青光眼和白内障等。

（3）非激素类免疫抑制剂：包括环磷酰胺、硫唑嘌呤、吗替麦考酚酯、环孢素等。在OMG中，单独使用或与泼尼松联合使用均可有效改善多数患者的症状，且其耐受性通常比长期糖皮质激素治疗好。

（4）胸腺切除：合并胸腺瘤的MG应尽早行胸腺切除手术；60岁以下有全身症状非胸腺瘤性MG患者可考虑胸腺切除；胸腺瘤的OMG经保守治疗后无效才考虑手术；小儿患者一般不主张手术；OMG胸腺切除术防止向全身型转化的意义大于改善临床症状。

（5）其他：对于轻症眼肌型患者可通过遮盖改善复视。如果症状稳定至少6个月，可考虑棱镜眼镜或斜视手术及上睑下垂矫正术。

三、病例点评

典型MG患者依据明显的疲劳性并结合药物试验、血液抗体检查、电生理检查，不难确诊。由于眼肌型MG患者血液循环抗体的阳性检出率很低，故该指标在临床表现典型的患者中仅供参考。普通的电生理检查阳性率亦很低，因此对于OMG的诊断严重依赖病史和临床检查。本例患者具有典型症状体征，疲劳试验、休息试验与冰袋试验阳性，此外患者曾试行激素治疗有效，可以确诊。治疗方面采用激素联合免疫抑制剂（吗替麦考酚酯）治疗。

四、延伸阅读

OMG治疗目标是减轻症状、阻止或延缓进展为全身型。2020年11月，美国重症肌无力基金会（Myasthenia Gravis Foundation of America，MGFA）在线发布了《重症肌无力管理国际共识指南：2020更新版》[15]，该指南将OMG作为一个独立的条目，并且提出早期免疫治疗的推荐。推荐1：眼肌型重症肌无力若对胆碱酯酶抑制剂无应答，且眼肌麻痹导致功能受限，则应启动免疫抑制治疗。推荐2：眼肌型重症肌无力的初始免疫抑制治疗应使用皮质类固醇激素，如果使用单一激素无效或存在禁忌或不能耐受激素时，可以加用其他非激素类免疫抑制药物。推荐3：小剂量激素治疗对眼肌型重症肌无力有效，建议初始使用小剂量激素以避免大剂量激素的不良反应。推荐4：对于AChR抗体阳性眼肌型重症肌无力患者，若对胆碱酯酶抑制剂无应答且拒绝使用免疫抑制或免疫抑制治疗无效或存相关禁忌指征，可以考虑胸腺切除。

（病例提供者：邵永慧　首都医科大学附属北京同仁医院眼科）
（点评专家：姜利斌　首都医科大学附属北京同仁医院眼科）

参考文献

[1]Ai-Haidar M，Benatar M，Kaminski HJ.Ocular myasthenia[J].Neurologic clinics，2018，36（2）：241-251.

[2]O'Hare M，Doughty C.Update on ocular myasthenia gravis[J].Seminars in neurology，2019，39：749-760.

[3]Cogan DG.Myasthenia gravis：a review of the disease and a description of lid twitch as a characteristic sign[J].Archives of ophthalmology，1965，74：217-221.

[4]Averbuch-Heller L，Poonyathalang A，von Maydell RD，et al.Hering's law for eyelids：still valid[J].Neurology，1995，45（9）：1781-1783.

[5]Pelak VS，Galetta SL.Ocular myasthenia gravis[J].Current treatment options in neurology，2001，3（4）：367-376.

[6]Kaminski HJ，Li Z，Richmonds C，et al.Susceptibility of ocular tissues to autoimmune diseases[J].Annals of the New York Academy of Sciences，2003，998：362-374.

[7]Osher RH，Griggs RC.Orbicularis fatigue：the "peek" sign of myasthenia gravis[J].Archives of ophthalmology，1979，97（4）：677-679.

[8]Vaphiades MS，Bhatti MT，Lesser RL.Ocular myasthenia gravis[J].Current opinion in ophthalmology，2012，23（6）：537-542.

[9]Shuey NH.Ocular myasthenia gravis：a review and practical guide for clinicians[J].Clinical & experimental optometry，2022，105（2）：205-213.

[10]Galassi G，Mazzoli M，Ariatti A，et al.Antibody profile may predict outcome in ocular myasthenia gravis[J].Acta Neurologica Belgica，2018，118（3）：435-443.

[11]Fortin E，Cestari DM，Weinberg DH.Ocular myasthenia gravis：an update on diagnosis and treatment[J].Current opinion in ophthalmology，2018，29（6）：477-484.

[12]Rousseff RT.Diagnosis of myasthenia gravis[J].Journal of clinical medicine，2021，10（8）：1736.

[13]Pasnoor M，Dimachkie MM，Farmakidis C，et al.Diagnosis of myasthenia Gravis[J].Neurologic clinics，2018，36（2）：261-274.

[14]Fisher K，Shah V.Pediatric ocular myasthenia gravis[J].Current treatment options in neurology，2019，21（10）：46.

[15]Narayanaswami P，Sanders DB，Wlofe G，et al.International consensus guidance for management of myasthenia gravis：2020 Update[J].Neurology，2021，96（3）：114-122.

第三节　周围神经源性病变

病例26　鼻咽癌所致外展神经麻痹

一、病历摘要

（一）基本信息

患者男性，53岁。

主诉：突发视物成双11天，吞咽困难7天。

现病史：患者于入院前11天无明显诱因晨起后发现双眼水平复视，向左注视时明显。复视症状无波动性，持续不缓解。9天前就诊于我院眼科门诊，查体示"双眼验光视力右眼0.8、左眼1.0，眼压正常，左眼外展受限、不过中线，眼前节、眼底均未见明显异常"，诊断为"左外展神经麻痹"。当天转诊至我院神经内科门诊，查体仅示"左眼外展不能"。7天前出现轻微吞咽困难，进食固体食物需用水送服，无明显饮水呛咳及味觉异常，同时自觉左侧颈部肿物较前有所增长伴局部疼痛。

既往史：高血压20余年，规律服药，控制可。左侧颈部肿物10余年，直径2~3cm，未治疗。高尿酸血症7年余，规律服药。高脂血症2年，未服药。

家族史：父母均有高血压病及糖尿病史，父亲因直肠癌去世。

（二）体格检查

1. 神经系统查体　神清语利，双眼近视力Jr1a，双侧睑裂等大（8mm），双瞳等大等圆，直径3mm，光反射可，眼底大致正常，左眼外展完全受限（不过中线），余方向眼球活动均正常，眼震阴性，面纹对称，双侧软腭抬举对称，双侧咽反射消失，转颈耸肩力正常，伸舌居中。四肢肌力、肌张力正常，腱反射对称，病理征阴性，脑膜刺激征阴性。洼田饮水试验1级。

2. 其他系统查体　左侧下颌部、颈部及耳后肿物，直径6~7cm，质硬固定，无明显压痛；左侧颈部可触及多发肿大淋巴结，部分界清，活动度差。余体格检查未见明显异常。

（三）辅助检查

血液检查：血尿便常规、凝血7项、糖化血红蛋白、甲功5项、感染8项（乙肝5项、丙肝、梅毒、HIV）、肿瘤6项：大致正常。

生化全项：尿酸427μmol/L↑，同型半胱氨酸17.6μmol/L↑，胆固醇5.28mmol/L↑，甘油三酯1.86mmol/L↑，高敏CRP 6.3mg/L↑，余大致正常。

血沉：27mm/h↑。抗核抗体、抗ds-DNA均阴性。抗ENA多肽谱（2022-10-25）：抗Ro-52（+++），余阴性。

显然验光：右眼0.8，左眼1.0。

眼眶MRI增强扫描：双眼眼位不一致，左侧海绵窦前下部较对侧略增厚，双眼泪腺脱垂伴眶隔脂肪疝。

颅脑MRI＋MRA：双侧脑室前角旁脱髓鞘改变。右侧大脑前动脉A1段细，考虑发育所致。

甲状腺超声：未见异常。

颈部肿物及浅表淋巴结彩超：左侧颈部多发淋巴结肿大［左侧颈部及锁骨上窝多发肿大淋巴结较大3.50cm×1.80cm（左Ⅳ区）、3.90cm×1.61cm（左Ⅲ区），门髓质分界不清，见丰富的淋巴门型血流信号或混合型血流信号］，淋巴瘤可能；右侧颈部可见多发淋巴结显示，性质待定。左颈部腮腺后外方、胸锁乳突肌深侧不均质回声包块，5.0cm×4.1cm×3.6cm，考虑多个淋巴结融合。

全身PET-CT：鼻咽部左侧壁软组织增厚，代谢显著升高；左侧海绵窦区、双侧颈部多发肿大淋巴结、第2肋、T_1椎体、T_8椎弓根、S_2右侧、右侧髂骨、左侧坐骨局灶代谢升高。考虑：恶性病变可能性大，鼻咽癌伴多发转移？淋巴瘤多发累及？（病例26图1）

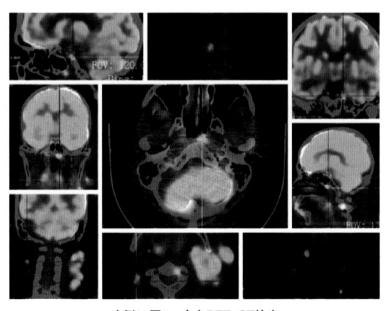

病例26图1　全身PET-CT检查

2022年10月27日行左侧颈部淋巴结穿刺活检。病理结果：（左颈根部淋巴结）淋巴组织内重度异型细胞巢，结合免疫组合符合非角化性鳞状细胞癌，原位杂交EBER（+），提示鼻咽癌可能。

2022年11月4日行鼻内镜下鼻咽肿物取活检＋部分切除术。组织病理免疫组合及原位杂交：P53（野生型），Ki-67（30%），P16（-），CD20（+），CD3（+），CK（+），EGFR（3+），34βE12（+），P63（部分b+）；EBER（+）。病理诊断：（鼻咽肿物）鼻咽癌（非角化性未分化型）。

鼻咽部MRI：鼻咽侧壁软组织增厚，累及左侧海绵窦，考虑鼻咽癌；颈部多发肿大淋巴结，左侧为著，淋巴结转移？寰枢椎骨异常强化，考虑转移（病例26图2）。

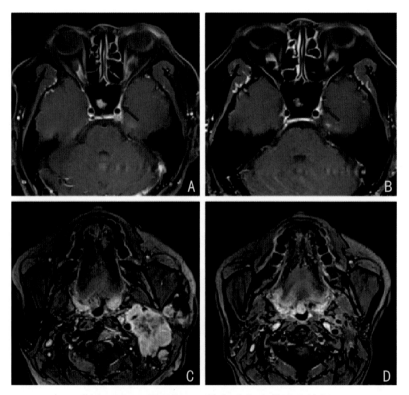

病例26图2　鼻咽部MRI检查（化疗前后比较）

A、C. 化疗前。提示鼻咽侧壁软组织增厚，累及左侧海绵窦，考虑鼻咽癌；颈部多发肿大淋巴结，考虑淋巴结转移；寰枢椎骨异常强化，考虑转移。B、D. 化疗后。提示鼻咽侧壁软组织增厚略减轻，左侧海绵窦略厚，较前变化不明显；颈部多发淋巴结较前减少、变小；寰枢椎骨质异常强化较前无明显变化

（四）诊断

1. 外展神经麻痹（左）

2. 鼻咽癌

3. 颈部淋巴结转移

4. 全身骨转移（Ⅳb期）

（五）治疗经过

患者转我院肿瘤科行全身系统治疗（GP化疗方案联合替雷利珠单抗免疫治疗）。经3个周期治疗后，左眼外展神经麻痹无明显缓解，吞咽困难基本完全缓解，复查鼻咽部MRI（2023-05-02）前后对比，提示"鼻咽部软组织增厚较前减轻，颈部多发肿大淋巴结减少、变小（病例26图2）"。疗效评价PR。

二、疾病介绍

外展神经麻痹导致同侧眼球外展受限和内斜视，是引起双眼水平复视的一类常见的颅神经疾病。据报道，外展神经麻痹的发病率在美国是11.3/100 000[1]，尚没有国内的相关流行病学数据。引起外展神经麻痹的疾病众多，其中绝大多数为后天获得性疾病，最多见的病因类型为肿瘤（39%～45%）、外伤（5%～20%）以及微血管病（8%～36%）[1~3]。

导致外展神经麻痹的获得性病因及伴发的症状体征均可用局部神经解剖结构来解释（病例26表1）[5~6]。外展神经是第六对颅神经，发源自位于脑桥第四脑室水平的被盖内侧的外展神经核。外展神经核包含两种神经元：一种是核间神经元，发出轴索、穿过中线、在对侧的内侧纵束上升，与对侧内直肌亚核形成突触联系，支配眼球的水平共轭运动；一种是运动神经元，发出运动神经纤维，组成同侧的外展神经束。外展神经束在脑桥基底部穿行至脑桥腹侧，自脑桥延髓交界部穿出脑干，形成外展神经，进入脑干腹侧的蛛网膜下隙，沿枕骨斜坡上行至颞骨岩尖，穿过Dorello管进入海绵窦，紧邻颈内动脉外侧在海绵窦的正中穿行，通过眶上裂进入眼眶，穿过Zinn环和肌椎，进入并支配同侧外直肌。

外展神经在蛛网膜下隙和海绵窦内走行相对自由，因此对该部位的各种压迫性损害（如肿瘤、动脉瘤、血管扩张等）和创伤、牵拉相对敏感。50岁以上的孤立性外展神经麻痹，若合并动脉粥样硬化、血管炎等血管病危险因素，则通常为微血管病变导致的外展神经损害，伴随疼痛者并不少见[6]，影像学检查通常无明显异常。此外，各种原因所致的颅内压改变（增高或降低）均可导致单侧或双侧外展神经麻痹，考虑为外展神经颅内段受压力变化牵拉所致。海绵窦病变常导致多颅神经损害，但仅引起孤立性外展神经受累并不少见；因眼交感神经纤维在海绵窦内离开颈内动脉而与外展神经短暂伴行，故单纯外展神经麻痹合并同侧节后Horner综合征是特征性的海绵窦综合征之一。

病例26表1　各部位所致获得性外展神经麻痹的症状体征及常见病因

病变部位	症状体征	病理过程	常见病因
神经核（脑桥）	双眼向患侧共轭性水平凝视麻痹 可合并：同侧面瘫、核间性眼肌麻痹	脑血管病	脑干梗死、脑出血（海绵状血管瘤、动静脉畸形）
		肿瘤	胶质瘤、转移瘤
		炎症 / 脱髓鞘病	多发性硬化
		其他	Wernicke 脑病
神经束（脑桥）	患侧外展麻痹 可伴随症状体征：对侧偏瘫；同侧周围性面瘫；同侧听力下降、面部感觉减退、Horner 征；对侧疼痛、温度觉减退、共济失调	脑血管病	脑干梗死、脑出血（海绵状血管瘤、动静脉畸形）、微血管病
		肿瘤	胶质瘤、转移瘤
		脱髓鞘病	多发性硬化、病毒感染后介导、Miller-Fisher 综合征
		感染	弓形虫感染、脑脓肿
		其他	Wernicke 脑病
蛛网膜下隙	多为单纯外展神经麻痹 可合并疼痛及视盘水肿	微血管病变（缺血性单神经病变）	糖尿病、高血压、胶原血管病、巨细胞动脉炎、动脉硬化
		肿瘤	听神经瘤、脑膜瘤、小脑肿瘤、鼻咽癌、脑膜癌病、斜坡脊索瘤、斜坡脉络膜瘤、室管膜瘤、延髓神经母细胞瘤、神经胶质瘤、淋巴瘤、转移瘤等
		感染（脑膜炎、中耳炎）	结核、隐球菌、AIDS、梅毒、细菌
		外伤	颅脑损伤、颅底骨折、腰椎穿刺后牵拉伤
		颅内压增高	颅内占位、水肿、出血等
		颅内压降低	脑脊液漏、腰穿性、自发性
		其他	Chiari 畸形、椎动脉基底动脉瘤或扩张
海绵窦	同侧外展麻痹 可合并：动眼神经、滑车神经、三叉神经 1、2 支受累；眼部交感神经受累；疼痛	微血管病变（缺血性单神经病变）	糖尿病、高血压、胶原血管病、巨细胞动脉炎、系统性红斑狼疮、动脉硬化
		肿瘤	脑膜瘤、颅咽管瘤、脊索瘤、神经鞘膜瘤、淋巴瘤、转移瘤、鼻咽癌、鼻窦肿瘤、垂体瘤、生殖细胞瘤、骨肿瘤
		感染	细菌、毛霉菌病、曲霉菌病、带状疱疹
		血管异常	颈动脉瘤、颈动脉海绵窦瘘、海绵窦血栓形成
		炎症	特发性肥厚性硬脑膜炎
		肉芽肿	结节病、Tolosa-Hunt 综合征

续表

病变部位	症状体征	病理过程	常见病因
眶尖/眼眶	同侧外展麻痹 可合并：动眼神经、滑车 神经、三叉神经1、2支受 累；眼部交感神经受累； 视神经受累；疼痛	肿瘤 炎症 感染 外伤	脑膜瘤、眶内肿瘤、外展神经鞘瘤、 转移瘤 特发性眼眶炎症 真菌 眼眶外伤
部位不确定	同侧外展麻痹	偏头痛	

　　除获得性外展神经麻痹外，先天性外展神经麻痹相对罕见，包括先天性外展神经缺失、Möbius综合征、Duane综合征、水平凝视麻痹伴进行性脊柱侧凸等（详见延伸阅读）。此外，有外展受限的患者尚需鉴别其他可能病因，如会聚痉挛、丘脑性内斜视、离散麻痹、眼肌型重症肌无力、Graves眼病、特发性眼眶肌炎、创伤性内直肌嵌顿等。

　　外展神经麻痹的评估，取决于患者的年龄、病史、发病形式、伴发的症状体征等因素。所有患者均应进行彻底的神经系统体格检查。外展麻痹的形式及伴随的其他神经系统症状体征具有重要的定位意义，可为进一步选择合适的神经影像学检查提供依据。常规颅脑MRI检查可为脑干病变（展神经核、外展神经束）提供线索，但是对于大多数外展神经麻痹（外展神经蛛网膜下隙段、海绵窦段以及眶尖/眶内段），进行颅脑、海绵窦、眼眶及一些特殊部位（如鼻咽部、内耳、眼运动神经等）的增强MRI扫描具有至关重要的病因诊断及鉴别意义。怀疑血管病变的患者尚需完善MRA或CTA、MRV或CTV甚至全脑血管造影等检查。部分患者需进行腰穿、系统的全身评估、血液学检查及耳鼻喉科检查等。诊断存疑者需对相关易混淆疾病（延伸阅读）进行仔细排查。

　　外展神经麻痹的治疗因病因而定。超过73%的孤立外展神经麻痹患者可完全缓解，其中包括几乎全部的缺血性外展神经麻痹、88%的外伤性、62%的血管病性及40%的肿瘤相关或动脉瘤相关性外展神经麻痹，但部分存在严重病变者（如恶性肿瘤、卒中、动脉瘤等）可完全无恢复[2]。没有痊愈可能的陈旧性外展神经麻痹可考虑斜视手术、佩戴棱镜、内直肌注射肉毒素等治疗。

三、病例点评

　　彭静婷主治医师：患者中年男性，急性起病，表现为两大主要症状"快速进展的双眼水平复视"及"吞咽困难"。主要的查体阳性体征包括"左眼外展完全受限、咽反射消失及左侧颈部肿物和多发淋巴结肿大"。定位诊断：①左眼外展麻痹，提示支配眼球外展功能的神经通路受累。患者表现为单侧孤立性外展麻痹，无波动性，且眼眶MRI

未见明显眼肌异常。因此左眼外展麻痹定位考虑为左侧外展神经病变（颅内段或眶内段）可能性大。②吞咽困难，伴咽反射消失，提示真性球麻痹，考虑为舌咽神经、迷走神经病变可能性大。定性、定因诊断：恶性肿瘤可能性大。快速进展的外展神经麻痹及吞咽困难，同时出现了颈部肿物增大和多发淋巴结肿大，首先考虑局部占位性病变迅速增长，即恶性病变快速进展导致局部转移或浸润的可能性大，肿瘤来源首先考虑淋巴系统、颈部、口咽部。针对以上分析，快速进行了局部肿物、淋巴结超声，全身PET-CT扫描，血液科及耳鼻咽喉科会诊，局部活检明确为鼻咽癌。

本病例映证了由于外展神经走行路径长且特殊，故孤立性单侧外展神经麻痹的最常见病因就是占位压迫性病变。鼻咽癌除常见的鼻部首发症状外，60%~80%的患者可以出现颈部肿物及颈部淋巴结肿大，神经系统症状最常见的是头疼及颅神经损害（面部麻木、听力下降及复视）[7, 8]。本患者以单眼外展麻痹作为晚期鼻咽癌的首发症状，相对比较少见。本病例的诊疗过程在多个学科（神经内科、耳鼻喉科、肿瘤科、影像科、病理科、眼科、血液科等）的密切配合下行迅速明确诊断，突出体现了神经眼科作为一个交叉融合学科的特色。

王奎吉主任：本例鼻咽癌确实与常见的典型病例有不同之处。多数鼻咽癌恶性程度比较高，属于低分化或者未分化，进展比较迅速，但是此例患者颈部肿物病史很长，10多年进展到这个程度，整体速度偏慢，后期进展迅速；另外，多数鼻咽癌出现海绵窦累及时，会通过卵圆孔、破裂孔，对蝶窦、颅底等骨质产生破坏[9]，但此患者最初从海绵窦MRI均未见到以上表现，仅提示海绵窦略增宽，很难考虑为鼻咽癌，容易漏诊。病理是金标准，淋巴结活检和鼻咽肿物的病理诊断均符合鼻咽癌，诊断明确，但是症状不典型。鼻咽癌一般分为三种类型：菜花型、溃疡型、黏膜下型，其中黏膜下型比较隐秘，内镜下容易漏诊。PET-CT的诊断对于肿瘤的整体评估提供了重大线索，发现了多处转移，促使了进一步的专科介入。这个病例的诊断过程完成得非常迅速，多学科合作和整合非常高效优秀。

四、延伸阅读

1. 先天性外展神经麻痹通常较容易与获得性外展神经麻痹相鉴别[4, 5]。

（1）先天性外展运动缺失：非常罕见，多发生于产前或产时外展神经损伤。

（2）Duane综合征：为外展神经（核或干）先天性发育不良，外直肌常被动眼神经分支异常支配。表现为单侧或双侧外展明显受限，伴不同程度内收不足；患眼外展时，由于内外直肌同时收缩，导致眼球回缩和睑裂缩小。常到成年后才发病，需与获得性疾病仔细鉴别。

（3）Möbius综合征：累及脑干多个神经核团的先天性畸形，导致双侧外展麻痹、双侧舌下神经麻痹和双侧面瘫。患儿常为面具样面容，口持续张开，眼睑不能完全闭合，多数双眼直视前方，不能做水平运动。可合并其他先天性缺陷：耳聋，多指、蹼状指（趾），舌肌、颈胸部肌肉萎缩，精神发育迟缓等。

2. 易与外展神经麻痹相混淆的其他外展受限的疾病在临床上非常多见[4, 5]

（1）失代偿性先天性内斜视：表现为先天性双眼共同性内斜视，伴有其他表现，如隐性眼震、斜肌功能不全及近视。

（2）丘脑性内斜视：丘脑病变引起对侧内直肌抑制水平下降，导致单眼或双眼会聚，常伴上视障碍。

（3）会聚（集合）痉挛：见于背侧中脑综合征。表现为双眼向鼻侧会聚，瞳孔缩小，常伴有中脑损伤的其他症状体征。

（4）眼肌型重症肌无力：最常见的神经肌肉接头疾病，可出现任何一种眼球运动障碍，包括孤立性外展受限，特别是不伴有上睑下垂和明显波动性者，极易与支配眼球运动的颅神经麻痹相混淆。

（5）甲状腺相关眼病：早期仅内直肌受累时，可仅表现为限制性内斜视，而缺乏其他典型表现（如眼球突出、眼睑退缩）。

（6）眼眶肌炎（眼眶炎性假瘤）：可累及外直肌导致麻痹性内斜视，或累及内直肌导致限制性内斜视。

（7）创伤性内直肌嵌顿：内直肌外伤后嵌顿可出现限制性内斜视。

（病例提供者：彭静婷 江汉秋 首都医科大学附属北京同仁医院神经内科）

（点评专家：彭静婷 首都医科大学附属北京同仁医院神经内科；

王奎吉 首都医科大学附属北京同仁医院耳鼻咽喉头颈外科）

参考文献

[1]Patel SV，Mutyala S，Leske DA，et al.Incidence，associations，and evaluation of sixth nerve palsy using a population-based method[J].Ophthalmology，2004，111：369-375.

[2]Elaer C，Hainline C，Galetta SL，et al.Isolated abducens nerve palsy：update on evaluation and diagnosis[J].Current Neurology and Neuroscience Reports，2016，16（8）：69.

[3]Kung NH，Van Stavern GP.Isolated ocular motor nerve palsies[J].Seminars In Neurology，2015，35（5）：539-548.

[4]Walsh and Hoyt.精编临床神经眼科学（第2版）[M].张晓君，魏文斌，主译.北京：科学出版社，

2009，437-445.

[5]江汉秋，主译.图解神经眼科学[M].天津科技出版社，2020，399-410.

[6]Wilker SC，Rucker JC，Newman NJ，et al.Pain in ischaemic ocular motor cranial nerve palsies[J]. British Journal of Ophthalmology，2009，93：1657-1659.

[7]中国医师协会放射肿瘤治疗医师分会，中华医学会放射肿瘤治疗学分会.中国鼻咽癌放射治疗指南（2022版）[J].中华肿瘤防治杂志，2022，29（9）：611-622.

[8]Wang FH，Zhang XT，Li YF.The chinese society of clinical oncology（CSCO）clinical guidelines for the diagnosis and treatment of nasopharyngeal carcinoma[J].Cancer Communications，2021，1-33.

[9]Wong WM，Young SM，And Amrith S.Ophthalmic involvement in nasopharyngeal carcinoma[J]. Orbit，2017，36（2）：84-90.

病例27　动眼神经麻痹

一、病历摘要

（一）基本信息

患者男性，43岁。

主诉：突发视物成双伴右上睑下垂7天。

现病史：患者于入院前7天晨起时出现视物成双，自觉视物模糊，单眼视物时症状减轻。同时照镜子时发现右眼睑轻度下垂。上述症状逐渐加重，3天后右眼睑完全闭合，并发现右眼球转动费力。发病期间断右侧头痛、头胀，眼痛，可忍受，不影响日常生活。病程中上睑下垂无晨轻暮重，无恶心呕吐，无饮水呛咳及吞咽困难，无肢体活动不灵及麻木表现。在入院后完善各种检查的第6天，突然出现头部广泛皮下结节，精神萎靡，头痛、眼胀等症状进行性加重。

既往史：甲状腺功能亢进10年，现口服甲硫咪唑5mg，1次/日。20天前因"龋齿"，双下颌麻木，右口角歪斜。吸烟史20余年，20支/日。

（二）体格检查

神经专科查体：双侧眼球轻度突出，右眼睑完全下垂。双瞳孔圆，右5mm，光反射迟钝；左瞳孔3mm，光反射灵敏。右眼呈右下斜位，右眼上、下视及内收完全不能。左眼球各方向活动充分。双额面部针刺觉对称。双侧下颌可疑痛觉减退。余神经系统查体大致正常。

入院后第6天查体：双侧前额、顶、枕部多发皮下结节，余查体同前。

（三）辅助检查

1. 实验室检查

（1）血常规检查：患者入院后血常规变化（病例27表1）。

病例27表1 入院后血常规变化

	白细胞 （×10⁹/L）	红细胞 （×10¹²/L）	血红蛋白（g/L）	血细胞比容	血小板 （×10⁹/L）
8月27日	8.53	4.47	134	0.38	87 ↓
8月31日	7.92	3.88 ↓	115 ↓	0.332 ↓	75 ↓
9月3日	6.86	3.66 ↓	109 ↓	0.314 ↓	60 ↓
9月5日	7.58	3.61 ↓	105 ↓	0.307 ↓	48 ↓
正常参考区间	4 ~ 10	4 ~ 5.5	120 ~ 172	0.38 ~ 0.508	100 ~ 300

（2）血生化：总蛋白50.5g/L↓，白蛋白32.1g/L↓，乳酸脱氢酶1325U/L↑，不饱和铁结合力12.30μmol/L↓，总铁结合力24.7μmol/L↓，转铁蛋白饱和度50.2%↑，余大致正常。

（3）血液感染相关检查：血沉41mm/H↑，C反应蛋白195.8mg/L↑，降钙素0.34ng/ml，乙肝系列、梅毒特异抗体、HIV-P24抗原/抗体均阴性。

（4）血液免疫指标检查：ANA、ds-DNA及ENA多肽谱（-），ANCA（-），HLAB27（-），抗心磷脂抗体谱（-），IgG亚型（-）。轻链κ11.30mg/dl↓，轻链λ30.00mg/dl↓。免疫球蛋白A5 11.37mg/dl↓，免疫球蛋白A4 7.32mg/dl↓，免疫球蛋白M 35.14mg/dl↓。

（5）尿检：常规正常；本周蛋白（-）。

（6）甲状腺功能：TT_3 0.58nmol/L↓，TT_4 81.67nmol/L，FT_3 3.18pmol/L，FT_4 10.56pmol/L，TSH 1.681mIU，TGAB 20.30U/ml↑，TMAB 83.60U/ml↑，TRAB 0.96U/ml。

2. 影像学检查

（1）头MRI平扫（外院）：未见异常。

（2）全脑血管造影（DSA）（病例27图1）：右颈内动脉C6段微小动脉瘤（1mm×2mm）。

（3）口腔正位X线：左下7牙槽骨吸收、软组织增生。

（4）海绵窦MRI（病例27图2、病例27图3）：右侧海绵窦增宽，左侧海绵窦轻度增厚；双侧脑膜增厚强化；右侧动眼神经异常强化；双侧蝶窦炎；双侧筛窦及上颌窦黏膜增厚。

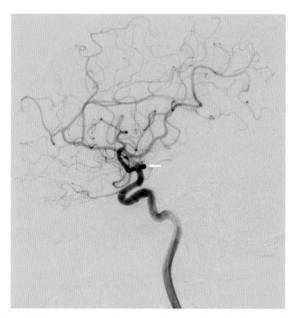

病例27图1　全脑血管造影（DSA）：箭头示右颈内动脉C6段微小动脉瘤（1mm×2mm）

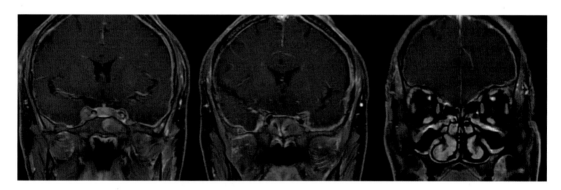

病例27图2　海绵窦冠状位增强MRI扫描

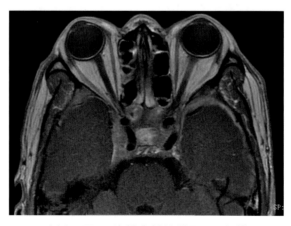

病例27图3　海绵窦轴位增强MRI扫描

（5）全身浅表淋巴结B超：右颈区、腹股沟区淋巴结性质待定。胆囊壁不规则增厚，胰头体交界处低回声；脾大。（综合考虑肿瘤，淋巴瘤可能）

（6）副鼻窦CT：双筛窦、上颌窦、蝶窦占位性病变，累及海绵窦。

（7）全身PET/CT扫描：全身广泛分布代谢增高病变，考虑侵袭性淋巴瘤可能性大，累及多组淋巴结、头部皮下、蝶窦、甲状腺、双肺、胆囊、胰腺、脾脏、肾上腺、肌肉、骨髓。

3.组织病理活检及骨髓穿刺结果

（1）右鼻甲及周围组织活检：黏膜组织轻度慢性炎症。

（2）骨髓形态学（病例27图4）：骨髓增生明显活跃；粒系各阶段比例明显减低，形态大致正常；红系比例形态大致正常；原始淋巴细胞占65%；巨核细胞45个，产板巨核2个。

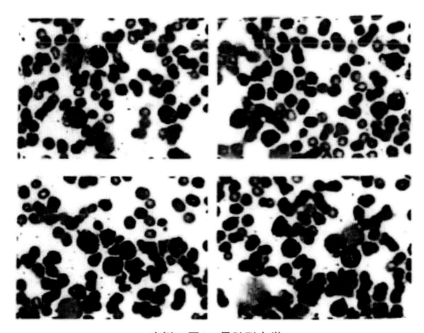

病例27图4　骨髓形态学

骨髓增生明显活跃；粒系各阶段比例明显减低。原始淋巴细胞占65%，该细胞胞质及细胞核上易见空泡，核仁清晰。成熟淋巴细胞形态大致正常

（3）骨髓免疫分型：流式细胞结果示CD_{19}^{+} B细胞占51.04%，SSC较大，表达CD19、CD38、Lambda、CD20、PMC7、CD10、Ki-67，部分表达CD22dim。B淋巴细胞淋巴瘤，Burkitt可能。

（4）骨髓基因：IgH基因重排阳性，P53突变阳性，染色体复杂核型，可见t（8：14）。

（四）诊断

1．动眼神经麻痹

2．非霍奇金淋巴瘤Ⅳ期

3．伯基特（Burkitt）淋巴瘤 全身多脏器累及

（五）治疗经过

患者发生明显血小板变化及颅脑皮下结节后，紧急转入血液科诊治。明确诊断后第一时间进行了积极的化疗。第一疗程后，患者皮下结节及颅内海绵窦病变明显缩小。目前仍在随访中。

二、疾病介绍

动眼神经麻痹即动眼神经走行的各区域的病变引起动眼神经及其支配组织功能丧失称为眼神经麻痹。

1．病理解剖　动眼神经核位于中脑被盖部，中脑导水管腹面灰质内。从神经核发出的运动和副交感神经元轴索在动眼神经束内向前穿行，至中脑导水管的腹面，由大脑脚间的动眼神经沟穿出中脑，进入脚间池。在小脑上动脉和大脑后动脉（近基底动脉尖处）之间穿行，然后沿着后交通动脉内侧、颈内动脉外侧走行，进入海绵窦外侧壁，在滑车神经上面走行，后经眶上裂和Zinn环进入眼眶。动眼神经在眼眶内分为上下两支。上支较小，支配提上睑肌和上直肌，下支较大，支配眶内睫状神经节，即副交感神经、内直肌、下直肌和下斜肌。以上任何结构受损，均可产生完全或部分动眼神经麻痹。

2．动眼神经麻痹分级[1]

（1）部分性：并非动眼神经支配的所有眼外肌受累，或者眼外肌只有中等程度受累。

（2）完全性：动眼神经支配的所有眼外肌受累，且表现为完全性麻痹。

（3）伴瞳孔受累：双侧瞳孔不等大，而且动眼神经麻痹（部分或完全）侧的瞳孔散大、对光反射迟钝。

（4）瞳孔回避：双侧瞳孔对称，对光反射灵敏，同时伴有病侧部分性或完全性动眼神经麻痹。

本例患者为伴有瞳孔受累的完全性动眼神经麻痹，故以下仅讨论该类型动眼神经麻痹。

3．病因及发病机制　由于支配瞳孔的副交感神经纤维在动眼神经背外侧走行，因此瞳孔散大经常是蛛网膜下隙段动眼神经压迫性损伤的首发表现。在蛛网膜下隙段，支配瞳孔的神经纤维在动眼神经表面走行，而支配眼外肌的神经纤维在神经的深部走行。因

此，瞳孔扩张通常是动眼神经压迫性病变的第一个临床指征。成人孤立的动眼神经麻痹伴瞳孔受累通常与颅内动脉瘤导致的压迫性动眼神经损害有关，典型的动脉瘤位于后交通动脉和颈内动脉的移行处。同时伴有瞳孔受累的完全性动眼神经麻痹可能是肿瘤、创伤性病变或其他各种罕见的实体病变引起的。由于动脉瘤是危及生命的急症，甚至一些少见肿瘤发展迅速，而可能危及生命，故识别血管或肿瘤来源尤为关键。

4. 临床表现　成人后天获得性伴有瞳孔散大的动眼神经麻痹多急性或亚急性起病，少数为缓慢进行性加重病程。经典临床特点为持续或进行性加重的眼外肌麻痹、伴有头痛或眼眶疼及瞳孔受累。

（1）眼外肌麻痹：一般动眼神经压迫性病变病初眼外肌麻痹均为不完全，随着疾病的进展，可逐渐加重。但对于一些急性病变，如动脉瘤扩大、肿瘤迅速增长等，从部分动眼神经麻痹至完全受损仅需2～3天。但并不是所有压迫性病变均可造成完全性动眼神经麻痹。部分患者可仅表现为单纯上视不能伴或不伴上睑下垂。原因可能为动眼神经在入眶前即分为动眼神经上支和下支，而上支主要位于背外侧，故压迫性病变可能仅对上支造成压迫而仅出现其支配肌肉的麻痹，并未出现其他眼外肌受累，尤其可能瞳孔影响并不明显。

（2）瞳孔改变[2]：大多数压迫性动眼神经麻痹可导致瞳孔散大并固定，尤其动脉瘤压迫发生率可高达90%。但由于动眼神经副交感纤维位于神经干表面的背内侧，故理论上非背内侧的压迫性病变瞳孔改变可不明显，从而出现"瞳孔回避"现象，即指动眼神经患侧瞳孔和对侧差异小于1mm并光反射正常。但研究显示，在完全保留瞳孔的动眼神经麻痹中，可以从临床角度排除压迫性病变。

（3）局部疼痛：头痛或局部眼眶、眶周疼痛被认为是压迫性动眼神经麻痹的另一临床表现，尤其是在颈内动脉-后交通动脉瘤中更为常见。这可能与压迫性病变可造成局部海绵窦受累，影响三叉神经第一支有关。也有学者认为三叉神经的分支在动眼神经上可有少量分布，可能是动眼神经麻痹出现局部疼痛的原因。如为动脉瘤，其造成疼痛的原因还包括动脉瘤壁的牵拉或急剧扩张的动脉瘤少量血液渗漏即"预警性渗漏"，也可造成局部疼痛[3]。需要指出的是，头痛或眶周不疼痛并不是压迫性动眼神经麻痹都具有的临床表现，有些病变尤其是慢性压迫性病变，多为无痛性。

（4）其他：眼球突出、第Ⅳ、Ⅵ及Ⅴ第一支颅神经受累也是压迫性动眼神经麻痹常伴随的神经眼科体征。这与动眼神经受损的部位明显相关，多提示海绵窦段病变。如出现视力下降，病变可能累及眶尖造成视神经受损表现。

三、病例点评

本病例特点为中年男性，急性病程。突发视物成双伴右上睑下垂，病程中有右侧头痛及眼痛，发病后期出现头部广泛皮下结节。查体为典型的完全右侧动眼神经麻痹伴瞳孔散大。定位诊断为动眼神经病变（从中脑脚间窝至入眶前均可能）。定性诊断：患者表现为伴有瞳孔散大的完全单侧动眼神经麻痹，故首先考虑压迫性病变可能。因起病急，且伴有局部疼痛，需首先排除危及生命的颈内动脉-后交通动脉瘤。紧急进行血管评估，完善诊断动脉瘤的金标准DSA检查，虽颈内动脉C6段小动脉瘤，但该动脉瘤微小且该部位非动眼神经经过，故排除颈内动脉-后交通动脉瘤压迫，需考虑其他压迫性病变。随后增强的海绵窦MRI证实为广泛的占位性病变累及动眼神经所致。由于患者很快出现了局部淋巴结肿大，副鼻窦病理并无确切病因提示，血小板入院后数天内及急剧变化，支持血液系统疾病诊断。后经骨髓穿刺，证实为Burkitt淋巴瘤。该类型淋巴瘤在我国较为罕见，且发展迅速，较易误诊。瞳孔扩大的动眼神经麻痹，是神经眼科急症，需要医生迅速定位，除需排除危及生命的动脉瘤外，仍需重视非动脉瘤性疾病。此外，更应注意神经眼科体征外的非神经系统临床表现，如迅速增大的皮下结节，重视化验检查的动态变化等。本病例患者血小板的急剧降低，综合判断，多学科会诊，以明确病因，为患者的诊治争取时间，从而挽救生命。

四、延伸阅读

Burkitt淋巴瘤是一种来源于滤泡生发中心的高度恶性肿瘤，属于非霍奇金淋巴瘤的一种亚型。本病多发生于非洲儿童，男性多于女性[1]。在我国也有少数病例报道，多发生于儿童和青年人。本病主要包括地方性Burkitt淋巴瘤（非洲儿童多见）、散发性Burkitt淋巴瘤（可见于欧美地区，我国少见）及免疫缺陷相关性Burkitt淋巴瘤（多合并HIV感染）。一般认为本病的发病与EB病毒感染密切有关，目前已发现瘤细胞基因突变，可能与发病有关。病变可累及全身各器官组织，表现为迅速增大的肿块，其中颌面骨、腹部、骨髓、中枢神经系统等是最常受累及的部位。约5%～20%中枢神经系统受累，可发生在所有类型的Burkitt淋巴瘤，通常是软脑膜或与脊髓压迫有关，很少是脑实质受累[4]。患者的症状通常为该病晚期或肿瘤巨大时，肿瘤的短时间倍增压迫所引起。患者在接受治疗后出现肿瘤溶解综合征是很常见的，这需要提早预判。对疑诊为Burkitt淋巴瘤的患者应被视为医疗紧急情况，诊断和分期评估需要紧急完成。该疾病的诊断需要由具有丰富经验专业知识的血液病理学家进行组织学诊断至关重要，因为在区分其他侵袭性B细胞淋巴瘤是具有挑战性的。该病的诊断在血常规、生化及全身CT扫描、骨髓活检都是必不可少的，也可通过脑脊液腰椎穿刺细胞学和流式细胞术进行脑脊液分析。所有累及中枢神经系统和或骨髓的Burkitt淋巴瘤即为临床Ⅳ期。由于Burkitt淋巴瘤的肿瘤细胞增生迅速，治疗必须在诊断后尽早开始，在充分预防肿瘤溶解综合征的基础上，尽可能迅速降低肿瘤负荷。该疾病易侵犯中枢神经系统，治疗期间需鞘内注射化疗药物，预防或治疗中枢神经系统侵犯。经过积极的化疗，90%的儿童和50%~60%的成年人无病存活[5]。

（病例提供者：江汉秋　首都医科大学附属北京同仁医院神经内科）

（点评专家：江汉秋　首都医科大学附属北京同仁医院神经内科）

参考文献

[1]Biousse V，Newman NJ.Neuro-Ophthalmology Illustrated（2nd Edition）[M].Thieme，2017.

[2]Moeller JJ，Maxner CE.The dilated pupil：an update[J].Current Neurology and Neuroscience Reports，2007，7（5）：417-422.

[3]Kwon JY，Song HS，Kim JS.Superior divisional oculomotor paresis due to intracavernous internal carotid artery aneurysm[J].Neurology，2009，72：1875.

[4]Dunleavy K，Little RF，Wilson WH.Update on burkitt lymphoma[J].Hematology-oncology Clinics Of North America，2016，（30）：1333-1343.

[5]Lopez C，Burkhardt B，Chan JC.Burkitt lymphoma[J].Nature Reviews Disease Primers，2022，8（78）：1-28.

病例28　自发性下跳性眼震

一、病历摘要

（一）基本信息

患者男性，59岁。

主诉：双眼视物上下跳动11个月。

现病史：患者于11个月前出现双眼视物上下跳动，症状持续，左右侧注视时明显，伴头晕。否眩晕感，闭目后症状消失。无复视、耳鸣。无听力、视力下降，无肢体麻木无力。在转诊期间，曾疑诊为偏头痛、良性阵发性位置性眩晕及焦虑抑郁等疾病，并先后接受氟桂利嗪、倍他司汀、手法复位及盐酸丁螺环酮等药物治疗，但症状无明显好转，视景上下跳动的症状持续存在。

既往史：10年前接受肝血管瘤手术，3年前体检肺CT示肺部阴影，考虑肺部感染，治疗后好转。否偏头痛病史。

家族史：父亲及父亲的兄弟有肿瘤病史，父亲（霍奇金淋巴瘤）、大伯（食管癌）、二伯（皮肤癌）。

（二）体格检查

神志清楚，言语流利，双眼视力Jr1，双侧瞳孔直径3mm，对光反射灵敏。双眼自发性眼球震颤，快相向下，双眼向左右侧凝视时呈斜向眼震（快相朝向凝视侧水平性眼震＋下跳性眼震），未见旋转性眼震，眼动范围大致正常，双耳听力大致正常，余颅神经大致正常。四肢肌力、肌张力大致正常，病理征阴性，双侧指鼻试验、跟膝胫试验大致正常。闭目难立征可疑阳性，直线行走不能。

（三）辅助检查

外院颅脑MRI检查未见异常。

外院前庭功能检查：前庭双温试验提示右侧水平半规管功能减弱。自发性眼球震颤，体位诱发实验提示滚转试验、Dix-Hallpike试验（＋），摇头眼震（＋）。

实验室检查：血常规大致正常，HbA1C 6.3%↑，血糖6.5mmol/L↑，凝血功能、免疫四项、肿瘤六项、甲功八项、免疫球蛋白、补体、血沉均未见异常。

腰椎穿刺：颅内压190mmH$_2$O，脑脊液细胞数正常，脑脊液生化提示糖4.7mmol/L↑，蛋白、氯化物水平正常。脑脊液普通细菌染色、真菌涂片、抗酸染色、新型隐球菌抗体（－）。细菌、真菌、厌氧菌培养（－）。脑脊液和血清副肿瘤相关抗体检测：GAD65抗体阳性（＋＋＋），Amphiphysin、CV2、PNMA2、Rovoverin、SOX1、zic4、Tr、titin、Ri、Hu、Yo抗体（－）。

视频眼震图检查可见自发性眼震，端坐直立第一眼位时，可见慢相向上、快相向下的下跳性眼震，左眼有细小快相向右的水平性眼震，右眼水平方向上眼震不明显（病例28图1）。

颅脑MRI检查：无论患者在外院就诊，还是在我院的多次颅脑MRI检查时，影像报告均未提示小脑异常，但是仔细对比患者小脑结构，可见小脑下蚓部容积减少（病例28图2）。

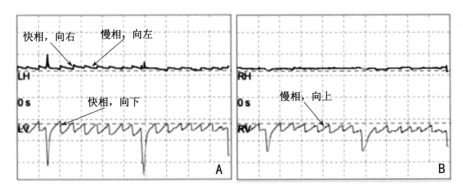

病例28图1　视频眼震图检查（A. 左眼眼动轨迹；B. 右眼眼动轨迹）

可见双眼慢相向上、快相向下的眼球震颤（即下跳性眼震），左眼可见细小慢相向左、快相向右眼震。LH：左眼，水平眼动记录；LV：左眼，垂直眼动记录；RH：右眼，水平眼动记录；RV：右眼，垂直眼动记录

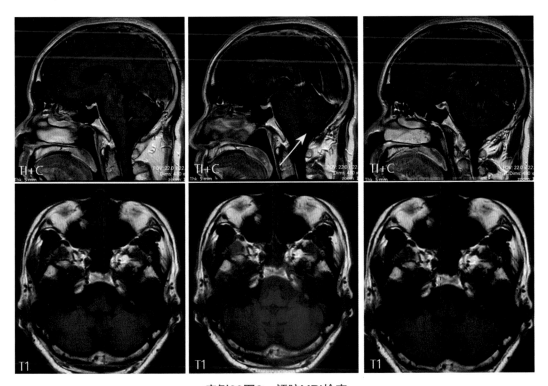

病例28图2　颅脑MRI检查

箭头所示提示小脑下蚓部萎缩。T1C：T1增强；红色虚线为矢状切面图的对应位置

全身PET-CT扫描：未见提示肿瘤的高代谢病灶。

（四）诊断

1. 自发性下跳性眼震

2. 抗GAD65抗体相关自身免疫性小脑炎

（五）治疗经过

确诊后给予患者丙种球蛋白（0.4g/kg×5天）治疗，同时甲强龙冲击治疗500mg、1次/日×5天，然后改为口服激素序贯减量，诊治团队建议患者加用免疫抑制剂，但患者拒绝，最终4mg、1次/日维持，振动幻视症状明显好转。复查视频眼震图可见眼震幅度、强度好转。

二、疾病介绍

下跳性眼震是快相向下的眼震，而自发性下跳性眼震（spontaneous downbeat nystagmus，sDBN）是在直立头位、直视眼位出现的下跳性眼震，是前庭中枢性眼震的常见形式[1]。患者常主诉振动幻视，即一种虚幻的环境运动感，感觉所看见的环境在不停地跳动，所以很多患者首诊于眼科，但是由于sDBN通常由前庭小脑功能障碍（多为累及小脑绒球或旁绒球的病变）引起，常见病因有压迫、遗传变性、炎症等（病例28表1），故经常容易被漏诊、误诊。患者也可因同时伴有的头晕和（或）眩晕感、平衡障碍、步态异常等症状、体征就诊于神经内科、耳科。据国外文献报道，sDBN可以由各种累及小脑绒球或旁绒球的病变引起，如颅-颈交界部压迫性病变、脊髓小脑变性、副肿瘤综合征、Wernicke脑病、脑血管疾病或脑炎等，而且在这些疾病早期，部分患者甚至在较长时间内，sDBN及其导致的振动幻视可能是主要症状体征。

病例28表1　sDBN常见病因

小脑变性
家族性发作性共济失调
副肿瘤性小脑炎
多系统萎缩
颅颈交界区异常
Arnold-Chiari 畸形
Paget 病
颅底凹陷症
延髓空洞症
脑干、小脑梗死
椎 - 基底动脉迂曲扩张综合征
多发性硬化
小脑肿瘤
脑炎
脑外伤

续表

颅内压增高和脑积水
中毒代谢因素
抗癫痫药物、锂剂、酒精中毒，胺碘酮、阿片类药物、甲苯滥用以及维生素 B_{12}、维生素 B_1 或镁缺乏
热休克
破伤风
先天性
婴幼儿一过性
特发性

现有临床和基础研究均提示[2]，前庭神经上核接收来源于前庭小脑绒球、旁绒球的GABA能抑制性神经投射，sDBN的机制为各种原因导致的前庭神经上核（上半规管）功能失抑制。当前庭小脑绒球、旁绒球病变时，对前庭神经上核的抑制功能下降，导致前庭神经上核的功能相对活跃，进而通过上半规管—眼球运动通路激活双眼向上转动（慢相），当眼球在眼眶内上转到一定程度时，继而出现矫正性的向下扫视眼动（快相，即下跳性眼震）。文献报道最常见的原因是小脑变性、Arnold-Chiari畸形和药物中毒（尤其是抗癫痫药和锂剂），偶见于多发性硬化、自身免疫性脑炎（抗GAD抗体相关脑炎、抗NMDA受体抗体脑炎）、脊髓小脑性共济失调及特发性因素等[3]。

GAD即谷氨酸脱羧酶，它是中枢神经系统抑制性神经递质 γ-氨基丁酸（GABA）的突触前合成酶，可将谷氨酸转化为GABA，目前认为存在两个亚型（GAD65和GAD67），GAD67主要在细胞质中，产生少量GABA，GAD65主要存在于神经末梢，是合成中枢神经系统GABA的主要合成酶。文献报道抗GAD65抗体相关自身免疫小脑炎多见于50~60岁女性[4]，多数患者亚急性或慢相起病，绝大多数患者存在共济失调，患者可同时伴有脑干症状，少数患者合并帕金森综合征、舞蹈病、肌张力障碍、僵人综合征等，也有部分患者可合并肺癌、神经内分泌肿瘤、乳腺癌等肿瘤。本例患者临床表现为sDBN，病因学确认为抗GAD65抗体相关自身免疫性小脑炎，该病变可导致中枢神经系统内GABA合成减少，结合颅脑MRI可见到小脑下蚓部相对萎缩，能解释本病的症状、体征。

三、病例点评

本病诊断的关键点在于对自发性下跳性眼震相关症状、体征和病理生理机制的理解。一旦基于临床特征确定患者的眼征为sDBN，那么其定位诊断就在前庭中枢，最常见的受累部位包括小脑绒球/旁绒球、小脑背蚓部及延髓。本例患者接受过多次颅脑、颅底MRI及增强检查，均未能提示小脑结构异常，一方面可能是存在临床影像专家沟通的问题，另一方面也是由于这种非占位性、毁损性的病变，本身确实难以确定。但是结合临床定位和生物标记物检查，是可以相互印证，最终确定小脑下蚓部的容积减少（萎缩），其病因为抗GAD65抗体相关小脑炎。

视频眼震图在临床上主要用于前庭系统功能的评估，在神经眼科的应用尚有待于进一步推广，但是其结果分析，要结合临床情况，尤其是在中枢神经系统、眼外肌、眼动神经受累的时候，比如本患者在外院的前庭功能检查、视频眼震图检查中提示的"异常"，并不能归因于半规管功能下降或者良性阵发性位置性眩晕，因为存在小脑病变的时候，也会出现各种类型的眼震。

对于sDBN患者的治疗首先要针对原发疾病，如后颅窝颅-颈交界的压迫性病变，手术减压通常是首选；各种自身免疫疾病应考虑糖皮质激素和免疫抑制剂治疗，副肿瘤综合征患者应先切除原发肿瘤，同时进行免疫治疗。

四、延伸阅读

对于下跳性眼震所导致的振动幻视症状，以下药物可能有一定帮助：GABA-α 激动剂（氯硝西泮，0.5mg/次，3次/日）、GABA-β 激动剂（巴氯芬，10mg/次，3次/日）和钙通道阻滞剂（加巴喷丁）；抗胆碱能药物也可能对症状改善有一定作用，但应注意不良服药；一项对照研究表明钾通道阻滞剂（3，4-二氨基吡啶，20mg/次，3次/日和4-氨基吡啶，10mg/次，3次/日）可缓解症状、改善平稳跟踪。部分患者可选择棱镜进行屈光矫正，使双眼在阅读过程中处于向上凝视眼位，从而减轻下跳性眼震的程度、改善阅读体验[5~7]。

（病例提供者：崔世磊　首都医科大学附属北京同仁医院神经内科）

（点评专家：江汉秋　首都医科大学附属北京同仁医院神经内科）

参考文献

[1]John Leigh R，David S.ZEE.The neurology of eye movements （fourth edition）[M].Oxford，2006：491-492.

[2]Hufner K，Stephan T，Kalla R，et al.Structural and functional MRIs disclose cerebellar pathologies in idiopathic downbeat nystagmus[J].Neurology，2007，69（11）：1128-1135.

[3]崔世磊，孙晓静，孔秀云，等.自发性下跳性眼震12例病因及临床特征分析[J].中国神经免疫学和神经病学杂志，2021，28（2）：120-130.

[4]Baizabal-Carvallo JF.Vertical nystagmus associated with glutamic acid decarboxylase antibodies responding to cyclophosphamide[J].Journal of Neuroimmunology，2018，317：5-7.

[5]Hoftberger R，Titulaer MJ，Sabater L，et al.Encephalitis and GABAB receptor antibodies：novel findings in a new case series of 20 patients[J].Neurology，2013，81：1500-1506.

[6]Kalla R，Glasauer S，Schautzer F，et al.4-aminopyridine improves downbeat nystagmus，smooth pursuit，and VOR gain[J].Neurology，2004，62：1228-1229.

[7]Sprenger A，Rambold H，Sander T，et al.Treatment of the gravity dependence of downbeat nystagmus with 3，4-diaminopyridine[J].Neurology，2006，67：905-907.

第四节 中枢神经源性病变

病例29 顶盖前区综合征

一、病历摘要

（一）基本信息

患者男性，31岁。

主诉：突发双眼复视2周。患者2周前晨起后发现双眼复视，无眩晕、无头痛及明显肢体麻木无力。发病前4周有感冒史，否认高血压、糖尿病病史。否认遗传性疾病家族史。

（二）体格检查

神志清楚，语言流利。双眼瞳孔等大等圆，直径3mm，光反应灵敏。眼位：原在位正位，眼球运动：双眼上转明显受限，下转轻度受限（病例29图1），但垂直眼前庭反射（VOR）保存；辐辏痉挛；其余各方向眼球运动未见异常。双侧上睑退缩，上睑缘位于上方角膜缘上0.5mm。右侧鼻唇沟略浅，伸舌偏右，四肢肌力、肌张力正常，四肢腱反射对称，病理征阴性，双侧感觉检查对称，共济运动未见异常。

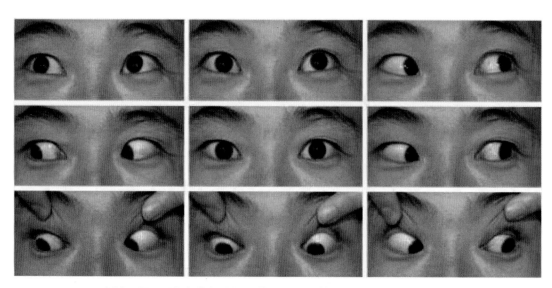

病例29图1 治疗前九眼位照片：双眼上转明显受限，双上睑退缩

（三）辅助检查

患者完善脑脊液、自身抗体、肿瘤标志物及颅脑MRI检查。

脑脊液检查白细胞 14×10^6/L，蛋白0.48g/L。风湿3项、ANCA、抗核抗体、抗ds-DNA抗体、抗心磷脂抗体、肿瘤六项均为阴性。发病5天时颅脑MRI示左丘脑低 T_1WI 高 T_2WI 信号（病例29图2），增强未见明显强化，DWI高信号。

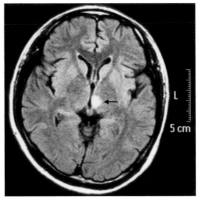

病例29图2　颅脑MRI示左丘脑高 T_2WI 信号（黑色箭头）

（四）治疗经过

以"脑干炎性脱髓鞘病，临床孤立综合征"诊断收入院。入院后经甲泼尼龙冲击治疗3天后渐减量，10天后改口服甲泼尼龙片（1mg/kg）治疗，糖皮质激素治疗12天。

至病程26天时查体见双眼下转受限、辐辏痉挛及眼睑退缩明显好转，上转受限减轻。复查颅脑MRI显示左丘脑低 T_1WI 高 T_2WI 信号，病灶较前稍缩小，左侧半卵圆中心区亦可见多发小片状高 T_2WI 信号影，边界欠清。出院后继续口服糖皮质激素治疗并逐渐减量。

发病2个月复查，双眼运动各方向基本正常（病例29图3），鼻唇沟正常，伸舌居中。

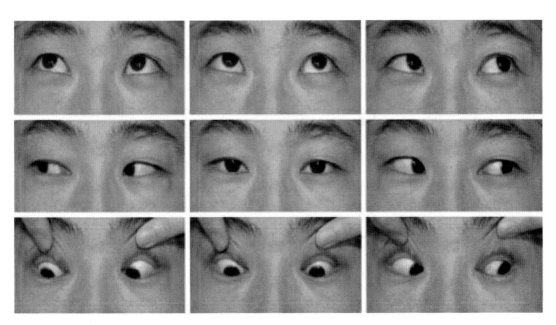

病例29图3　发病2个月9个眼位各方向运动基本正常，双眼睑退缩消失

颅脑MRI示左侧丘脑及双侧半卵圆中心区多发小片状高T$_2$WI信号影，病灶明显缩小（病例29图4）。

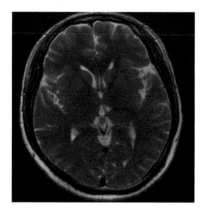

病例29图4　发病2个月时MRI表现，病灶大小较发病5天时明显缩小

（五）最终诊断

顶盖前区综合征

二、疾病介绍

顶盖前区综合征，又名parinaud综合征、中脑顶盖综合征、后联合综合征等，是一组表明背侧中脑受损的神经系统体征，一般为控制眼球垂直共轭运动的内侧纵束头端间质核。多见于患有松果体或中脑肿瘤导致脑积水的年轻患者，20～30岁的患有多发性硬化的女性或者是脑干卒中后的老年患者。尽管支配眼球垂直运动的神经调控通路尚未完全明确，但通常认为其主要结构位于中脑的顶盖前区。

眼球垂直运动其中有三个最重要的结构，即内侧纵束头端间质核（rostral interstitial nucleus of the medial longitudinal fasciculus，RIMLF），Cajal间质核（interstitial nucleus of cajal，INC）及后联合（posterior commissure，PC）。RIMLF主要参与垂直扫视，INC参与垂直凝视和维持注视，后联合令双眼活动同步。值得注意的是，眼球上视和下视的传导路径不同，上视靠背侧，下视靠腹侧。当眼球向上运动时，RIMLF内神经元发出垂直扫视指令，投射到双侧动眼神经核的相应部分；INC发出的纤维在后联合交叉后投射到动眼神经核。当眼球向下运动时，RIMLF和INC均投射至同侧下直肌亚核和滑车神经核。所以当后联合病变时，眼球上视首先受累。

Parinaud综合征是由对背侧中脑直接或间接的压迫性损伤引起。对中脑顶盖的压迫或缺血性损伤，都会导致眼球运动功能障碍。脑积水、中脑出血、脑动静脉畸形、外伤和脑干梗死、脱髓鞘、弓形体感染、颅窝的肿瘤和巨大动脉瘤都与中脑综合征有关。有时也与代谢紊乱有关，例如尼曼–皮克病（niemann–pick disease），肝豆状核变性（wilson's disease）、核黄疸和巴比妥类药物过量。Parinaud综合征是一组眼球运动异常和瞳孔功能障碍，其完全型临床表现为上方垂直注视麻痹、下方注视较少受到影响、瞳孔光—近反射分离、集合—眼球后退型眼震、病理性眼睑退缩、眼球集合运动异常（辐辏麻痹或痉挛、分开麻痹）及扭曲偏斜等[1]。上方垂直注视麻痹：通常保留向下垂直注视。这种垂直麻痹是核上性的。在极端情况下，双眼同时向下凝视，甚至观察到落日征。神经外科医生最常在脑积水患者中看到这种迹象。假argyll robertson瞳孔：伴随调节麻痹，瞳孔变得中度散大，并表现出光—近反射分离。集合—眼球后退型眼球震颤：试图向上凝视时经常会产生这种现象。快速向上凝视时，指当快速向上凝视时出现眼球会聚运动伴有向框内回缩，提示中脑背盖区受损。

　　诊断可以通过结合体格检查，特别是相关脑神经的体格检查。还可以通过CT或MRI成像进行确认。急性、亚急性垂直凝视麻痹起病的鉴别诊断包括：①顶盖前区综合征：又称为中脑导水管综合征或背侧中脑综合征。常见病因有缺血性、脱髓鞘、炎症等。病变位于中脑间脑之间的顶盖前区。临床表现：上方垂直凝视麻痹、下方凝视较少受到影响、瞳孔光—近反射分离、集合—眼球后退型眼震、病理性眼睑退缩、眼球集合运动异常等。②percheron动脉梗死：罕见。Percheron动脉供血的双侧丘脑旁正中区梗死，临床表现三联征：意识障碍、眼球垂直运动障碍、认知障碍。③基底动脉尖综合征：通常起病急、病情危重。病因为基底动脉末端分支大脑后动脉和小脑上动脉供血区梗死，包括中脑、丘脑、小脑上部、颞叶内侧和枕叶。临床表现有眼球运动障碍、瞳孔异常、一过性意识障碍，伴有记忆力丧失、对侧偏盲或皮质盲，取决于上述四条动脉病变的组合。

　　慢性垂直凝视麻痹起病的鉴别诊断包括：①Parinaud综合征：由中脑上丘的眼球垂直同向运动皮质下中枢病变所致。累及上丘的破坏性病灶可导致两眼向上同向运动不能，双侧瞳孔散大或不等大、光反应消失，调节反射存在。常见于松果体肿瘤、胼胝体肿瘤等。若发生瘤卒中，可表现为急性起病。②正常压力性脑积水：第三脑室扩张导致中脑顶盖部受压，可出现眼球垂直运动障碍。急性脑积水有典型颅高压表现；正常压力性脑积水可有三联征：痴呆、步态异常和小便异常。③进行性核上性麻痹：一种少见的神经系统变性疾病，以假性球麻痹、垂直性核上性眼肌麻痹、肌强直、共济失调步态和轻度痴呆为主要临床特征，MRI扫描可见中脑萎缩、蜂鸟征。

三、病例点评

　　该病例显示双眼垂直运动障碍，以上转受限明显，伴有辐辏痉挛，但瞳孔光反射正常，无集合-眼球后退型眼震，符合不完全型顶盖前区综合征。但是其病变部位在左侧丘脑而非顶盖前区。推测其机制与支配眼球垂直运动的神经结构的复杂性有关。Schlag 和Schlag-Reu[2]的研究发现，来自额叶眼区和补充眼区的、支配垂直眼动的神经冲动经过内侧丘脑传递。既往的文献也有少数单侧或双侧丘脑病变导致顶盖前区综合征的报道[1, 3]，因此，推测本例可能属于类似情况。另外，本例患者未出现光-近反射分离，可能也与病变部位不在顶盖前区而位于丘脑有关[4]。该病例临床表现为顶盖前区综合征，但在发病初期病变性质较难确定[5, 6]。MRI所示异常改变即可见于炎性脱髓鞘，也可见于脑梗死。结合患者为青壮年，不具备各项缺血性脑血管病危险因素，而在发病前有上呼吸道感染史，在病后8周左右症状缓解完全，以及CSF中白细胞总数和蛋白轻度升高，考虑更为符合脑干炎性脱髓鞘病。值得注意的是，首次发病的中枢神经系统炎性脱髓鞘病灶通常是多发性硬化（multiple sclerosis，MS）的首次临床事件，国外的大系列、前瞻性研究报告，30%～70%的患者在5～10年内进展为MS[7]，但是早期应用免疫调节治疗可以减少CIS向MS的转化[8]。因此，应对该患者进行定期随访，必要时采取免疫干预治疗以减少其复发。另外，由于本例的临床表现和某些伴随症状如眼睑退缩等，所以首诊于眼科时还应该与双侧动眼神经麻痹、甲状腺相关眼病等相鉴别，以免延误诊治。

四、延伸阅读

Parinaud综合征的治疗主要针对顶盖前区综合征的病因。包括神经影像学在内的影像学检查对于排除解剖学上的损伤或该综合征的其他原因至关重要。手术进行双侧下直肌退缩可以缓解明显的上视麻痹[9]。集合-眼球后退型眼震和会聚运动通常也会通过该手术得到改善。

（病例提供者：刘志瀚　首都医科大学附属北京同仁医院眼科）

（点评专家：傅　涛　首都医科大学附属北京同仁医院眼科）

参考文献

[1]Rosa PR，Mendonca KB，Maduro LM，et al.Parinaud's syndrome secondary to thromboembolism from myocardial infarction associated with myelofibrosis[J].Arquivos de Neuro-Psiquiatria，2009，67（1）：109-111.

[2]Schlag J，Schlag-Rey M.Neurophysiology of eye movements[J].Advances in Neurology，1992，57：135-147.

[3]Clark JM，Albers GW.Vertical gaze palsies from medial thalamic infarctions without midbrain involvement[J].Stroke，1995，26（8）：1467-1470.

[4]Irene E，Loewenfeld，Lowenstein O.The Pupil：Anatomy，Physiology，and Clinical Applications，VolumesI[J].1999，118（6）：1-1590.

[5]Guerrero-Peral AL，Rojo-Martinez E，Gutierrez-Gomez JM，et al.Paralysis of upward gaze and eyelid retraction as isolated symptoms of posterior commissure infarction[J].Revue Neurologique，2009，49（9）：496-497.

[6]初曙光，沈天真，陈星荣.弥散成像在分析脑多发性硬化病灶病理改变中的价值[J].中华医学杂志，2005，（35）：71-75.

[7]Pirko I，Blauwet LA，Lesnick TG，et al.The natural history of recurrent optic neuritis[J].Archives of Neurology，2004，61（9）：1401-1405.

[8]Comi G，Filippi M，Barkhof F，et al.Effect of early interferon treatment on conversion to definite multiple sclerosis：a randomised study[J].Lancet（London，England），2001，357（9268）：1576-1582.

[9]Buckley EG，Holgado S.Surgical treatment of upgaze palsy in Parinaud's syndrome[J].Journal of Aapos，2004，8（3）：249-253.

病例30　一个半综合征

一、病历摘要

（一）基本信息

患儿女性，5岁。

主诉：左眼畏光眯眼1年。1年前家长发现患儿畏光，见光喜眯眼，伴走路不稳，视力下降。曾于外院行颅内肿物（第四脑室枕骨大孔区）切除术，术后左眼畏光无缓解。

（二）体格检查

神志清，表达力稍差，检查欠合作。四肢活动正常，生理反射存在，病理征未引出。视力：右眼0.1，左眼0.1，矫正视力：右眼0.3，左眼0.15。眼位：右眼注视与左眼注视斜视角相等，呈间歇外斜15°。双眼原在位有垂直注视诱发的眼球震颤，呈上跳性，上方注视时出现。眼球运动：双眼上、下转不受限；右眼内收和外展受限；左眼内收受限，外展运动基本正常，左眼外展时伴水平性眼球震颤（病例30图1）。辐辏反射正常，余眼前节未见明显异常。眼底：双侧视乳头边界清，色略淡。

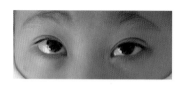

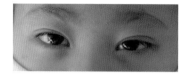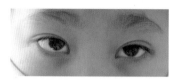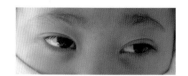

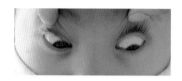

病例30图1　5个眼位照片

（三）辅助检查

外院行颅脑MRI检查示第四脑室枕骨大孔区有一类圆形低T_1WI高T_2WI信号，DWI呈高信号，大小约2cm×3cm占位病变，增强后病变无明显强化，相应处延髓受压变形（病例30图2）。

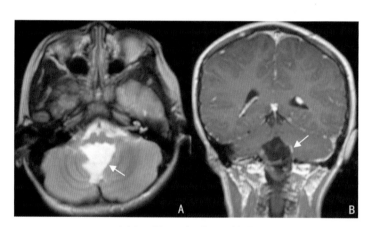

病例30图2　颅脑MRI检查

A. 水平位T_2WI像可见第四脑室类圆形高T_2WI信号；B. 冠状位T_1WI增强像显示第四脑室内类圆形病灶并无明显强化（箭头）

（四）治疗经过

为明确病变，遂于外院行手术治疗，术中见枕大池被肿物充填，肿物表面光滑，向前压迫延髓，与小脑蚓部粘连。术后病理显示病变符合单胎层成熟性囊性畸胎瘤。

（五）诊断

1. 第四脑室病变致一个半综合征

2. 第四脑室囊性畸胎瘤

二、疾病介绍

一个半综合征是脑桥病变所致眼球运动障碍的一组综合征，由于病变损害了一侧脑桥旁正中网状结构（paramedian pontine reticular formation，PPRF）中的眼球侧视中枢和（或）外展神经核及内侧纵束（medial longitudinal fasciculus，MLF）所致。外展神经核群分三组：运动神经元、核间神经元和投射至小脑绒球的神经元。其中的核间神经元发出的纤维交叉至对侧，在MLF内走行，支配动眼神经核群中的内直肌亚核，这部分纤维受损导致核间性眼肌麻痹。临床表现为病灶侧眼内收运动缓慢、受限或不能，合并病灶对侧眼外转时眼球震颤。PPRF或外展神经核受损表现为双眼向病灶侧水平注视麻痹。辐辏反射可以存在也可以受损，如果靠近病灶尾侧，可保留辐辏反射，称为后核间性麻痹；如靠近嘴侧，辐辏反射则多受损，称为前核间性麻痹[1~2]。由于大多数患者的辐辏运动正常，包括调节性集合和融合性辐辏均可完整保留，所以患者可以没有明显斜视。

三、病例点评

本例患者临床表现右眼固定，不能内收、外展；左眼不能内收，外展运动正常且外展时合并水平眼震，为典型的一个半综合征。肿瘤位于第四脑室，辐辏反射未受损，属于后核间性麻痹。另外，患者还伴有垂直注视诱发的上跳性眼球震颤，上跳性眼震多由延髓和中脑的旁正中病灶导致，本例可能与第四脑室肿瘤压迫，导致投射至小脑绒球的神经纤维受损有关，同时也提示眼动异常的中枢性[3]。

临床遇到眼球运动障碍的患者时，首先应先鉴别眼动异常是中枢性的还是周围性的。周围性眼球运动异常的患者常常主诉复视，在向肌肉或神经麻痹的方向运动时加重；常一眼受累，但在重症肌无力、甲状腺相关眼病和进行性眼外肌麻痹等可表现多条眼外肌和（或）双眼受累。中枢性眼动异常多累及双眼，常主诉视物模糊。水平和垂直扫视运动的中枢分别位于PPRF和MLF的嘴侧间质核（riMLF），所以独立出现的水平注视麻痹提示脑桥病变，独立出现的垂直扫视运动麻痹提示中脑病变。本例患者表现双眼右侧水平注视麻痹，提示中枢性眼球运动异常，容易与间歇性外斜视、外展神经麻痹、动眼不全麻痹、Duane眼球后退综合征等鉴别。

四、延伸阅读

一个半综合征常见的病因有多发性硬化、脑干卒中、脑干肿瘤及影响脑桥被盖区的动静脉血管畸形[4,5]。本例患者结合颅脑CT和术后病理检查，确诊为第四脑室囊性畸胎瘤。世界卫生组织2007年中枢神经系统肿瘤分类中将畸胎瘤分为未成熟的、发育成熟的和畸胎瘤恶性变3个类型。颅内畸胎类肿瘤多发生在中线部位，最常见于松果体区，其次好发于鞍上池区，前、后颅凹近中线部位是少见的发病部位，偶可发生于幕上、幕下脑实质内。也可发生于第三脑室。但发生于第四脑室者少见。临床表现多数症状为颅高压。查阅中外文献，国内王会喜[6]报告一个半综合征22例患者的病变均位于脑桥被盖部，病因为脑桥梗死或出血。仅有两篇文献报道由于第四脑室表皮肿瘤[7]和皮样肿瘤[8]（各1例）引起双侧核间性麻痹，尚未发现有文献报道由于第四脑室肿瘤导致典型的"一个半综合征"。外部病灶引起核间性麻痹的机制尚不明确，如果肿瘤组织去除后眼球运动在较短时间内恢复，则考虑是肿物对脑干的直接压迫作用；另外，有学者认为主要是由于基底动脉受牵拉导致内侧纵束选择性缺血[5]。本例患者在第四脑室畸胎瘤摘除后，眼球运动没有恢复，考虑缺血因素在其"一个半综合征"的发病中起主要作用。

　　总之，在临床遇到首诊于眼科的眼球运动异常的病例时，需要对患者眼球运动特征及伴随的眼球震颤仔细检查，以辨别眼动异常是中枢性还是周围性，如存在提示中枢性眼球运动障碍的临床表现如本例的水平注视麻痹和垂直（本例是上跳性）眼球震颤，则需要及时进行相关的神经系统检查，帮助明确病因以提供及时合理的治疗。

（病例提供者：常　笛　首都医科大学附属北京同仁医院眼科）

（点评专家：傅　涛　首都医科大学附属北京同仁医院眼科）

参考文献

[1]Thomke F，Hopf HC.Abduction paresis with rostral pontine and/or mesencephalic lesions：pseudoabducens palsy and its relation to the so-called posterior internuclear ophthalmoplegia of Lutz[J].BMCNeurology，2001，18（1）：4.

[2]Leigh RJ，Zee D.The neurology of eye movements[M].4th ed.New York：Oxford University Press，2006.

[3]Brandt T，Dieterich M，Strupp M.Vertigo-Leitsymptom Schwindel[M].Darmstadt：Steinkopff，2011.

[4]De Seze J，Lucas C，Leelere X，et al.One-and-a-half syndrome in ponfine infarcts：MRI correlates[J].Neuroradiology，1999，41：666-669.

[5]Espinosa PS.Teaching neuroimage：one-and-a-half syndrome[J].Neurology，2008，70（5）：20.

[6]王会喜.一个半综合征22例临床分析[J].中国实用神经疾病杂志，2011，14（1）：71.

[7]Schraeder PL，Cohen MM，Goldman W.Bilateral internuclear ophthalmoplegia associated with fourth ventricular epidermoid tumor[J].Journal Neuro-Surgery，1981，54（3）：403-405.

[8]Tekkok IH，Ayberk G，Kansu T，et al.Bilateral intranuclear ophthalmoplegia associated with fourth ventricular dermoid tumor[J].Journal of Neuro-Ophthalmology，1989，9（4）：254-257.

病例31　Skew偏斜

一、病历摘要

（一）基本信息

患儿女性，5岁。

主诉：家长发现歪头视物2年。患儿出生时体重3kg，身长50cm，足月剖宫产。否认颅脑外伤史及遗传性疾病家族史。

（二）体格检查

神志清，表达能力稍差，查体欠合作。生命体征平稳，双侧瞳孔等大等圆，直径约3mm，对光反应灵敏。四肢活动正常，生理反射存在，病理征未引出。双眼裸眼视力检查不配合，矫正视力右眼0.7+，左眼0.7-。代偿头位：头向右肩倾斜（病例31图1），单眼遮盖后头位无缓解。眼位：角膜映光法查左眼注视与右眼注视斜视角相等，左高右5°；三棱镜法查：坐位时左高右10°，水平侧方注视时，第2注视眼位的斜视度均为左高右10°。卧位时左高右5°。Bielschowsky头位偏斜试验阴性。眼球运动：右眼上转轻落后，左眼下转落后；双眼内收外展运动基本正常。

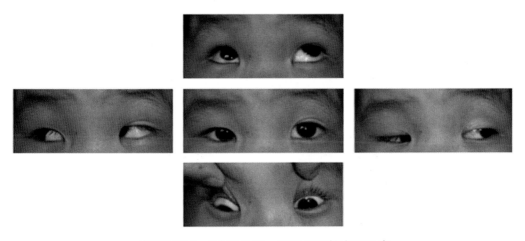

病例31图1　5个眼位图，可见左眼较右眼位高

（三）辅助检查

患儿完善同视机、眼底像、颅脑MRI检查。

同视机：Ⅰ：–2°，Ⅱ：无，Ⅲ：（–），无近立体视；客观角：–5°，左高右2°。
眼底像：提示患者右眼外旋，左眼内旋（病例31图2）。

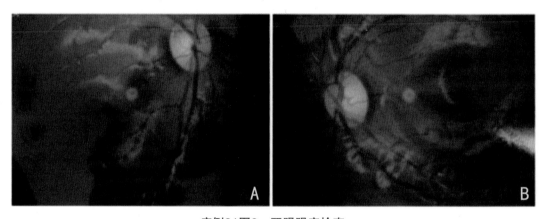

病例31图2　双眼眼底检查

A. 右眼，为外旋；B. 左眼，为内旋

颅脑MRI示左侧小脑半球、桥臂肿胀，呈片状等T_1WI、混杂稍高T_2WI信号影，边缘
不清晰，大小约35.6mm×25.9mm。增强扫描呈轻度不均匀强化；左侧桥臂增粗，第四脑
室受压、变形；考虑胶质瘤可能性大（病例31图3）。

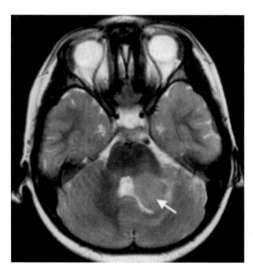

病例31图3　颅脑MRI检查

左侧小脑半球、桥臂肿胀（箭头），呈片状等T_1WI、混杂稍高T_2WI信号影

（四）诊断

1. Skew偏斜

2. 左小脑胶质瘤

二、疾病介绍

Skew偏斜是一种核上性、共同性或非共同性眼位的垂直偏斜，常常伴有眼球旋转斜视、头位倾斜，经典的Skew偏斜是眼倾斜反应的一部分[1]。它可由后颅窝的急性病变引起，如缺血、梗死、多发性硬化、肿瘤、外伤、脓肿、出血、延髓空洞症及神经外科手术[2]。大多数病例见于脑干卒中，但脑干和小脑受累并不是引起Skew偏斜所必需的，急性的单侧前庭病变也可导致Skew偏斜。

当健康人头沿鼻—枕轴倾斜时，椭圆囊被激活，产生代偿性的与头部倾斜反应相反的眼旋转运动，使头位的垂直轴和眼球的垂直子午线校准在一条直线上。椭圆囊眼通路的损伤导致大脑对绝对子午线的错误估算，假如左侧椭圆囊有病变时，双侧椭圆囊的传入冲动不对称，导致患者自己内在估算的重力子午线异常向左倾斜。为了保持眼球垂直子午线与重力子午线一致，患者的头就会向左侧倾斜，即眼倾斜反应中的头位歪斜、Skew偏斜和异常眼球旋转是一种矫正反应，目的是将头部和眼球的垂直轴重新调整至与大脑估算的绝对垂直子午线一致[3]。椭圆囊的投射至同侧前庭神经核，前庭神经核发出的神经纤维交叉至对侧，在内侧纵束内走行，投射至支配4条垂直眼外肌的亚核：滑车神经核（上斜肌）、动眼神经核的上直肌、下直肌、下斜肌亚核。因内侧纵束，包含前庭–眼通路的神经纤维，在脑桥水平交叉，导致位于交叉水平上或下方的病变临床表现不同：如果病变位于交叉水平下方如椭圆囊，表现同侧眼倾斜反应（ocular tilt reaction，OTR）；如果病变位于交叉水平上方如脑桥和中脑的病灶，表现对侧OTR。

Skew偏斜所表现的垂直偏斜可以是共同性的，也可以是非共同性的。眼倾斜反应包括Skew偏斜、眼旋转倾斜和头位倾斜三联征[4]。头位倾斜至低位眼侧。同时眼球旋转方向是双眼垂直轴的上极，与头位旋转方向一致，即低位眼外旋而高位眼内旋[4]。并且眼球旋转偏斜可以是双眼共轭性的也可以是双眼分离的，或者只表现一眼有旋转偏斜。Bielschowsky头位偏斜试验在共同性Skew偏斜常为阴性，但在非共同性Skew偏斜可以为阳性，从而与上斜肌麻痹临床表现类似。Parulekar等[5]研究发现Skew偏斜患者当体位由直立位转变为平卧位时，眼球旋转和垂直偏斜明显偏小，即当垂直偏斜度的变化大于50%，高度提示Skew偏斜，需要进行颅脑MRI以排除后颅窝病变，并进一步被Wong等证实[6, 7]。因此，Skew偏斜患者特征性表现为低位眼外旋、高位眼内旋；卧位时垂直偏斜角度比直立位显著减小（差异≥50%），通过这些特殊表现可以与其他斜视鉴别。

本例患者临床表现为左眼眼位高于右眼，头向右肩倾，右眼外旋、左眼内旋，MRI提示左侧小脑半球、桥臂胶质瘤，为典型的Skew偏斜。本例患者病变主体位于左侧桥臂，脑桥亦可见散在病灶，同时左侧脑桥受压，第四脑室受压也变形，所以可以引起前庭–眼通路的神经纤维交叉上方的临床表现：右眼上直肌功能障碍，左眼下直肌功能障碍，最终致左眼位高，右眼位低；左眼下斜肌功能障碍，高位眼内旋；右眼上斜肌弱，低位眼表现外旋。

因为大部分的眼倾斜反应是暂时的并可以自发缓解[8]，外科治疗应该延迟几个月。在这段时间，可以采用三棱镜或者肉毒素治疗缓解垂直复视。三棱镜、肉毒素和垂直肌肉后退是治疗持续存在的Skew偏斜的有效方法。

但必须认识到这些治疗均不能消除头位倾斜。患者常常没有意识到歪头，并常常在成功地治疗了垂直复视后对治疗效果感觉满意。对持续存在的头位的治疗常常会陷入一种进退两难的境地。因为歪头代表患者将头位与主观的垂直方向调整一致，任何治疗头位的方法需要将眼球向头位倾斜的方向做更多的旋转，从而产生与患者视觉感知的世界相反方向的旋转，从而消除代偿头位。其治疗原则类似治疗特发性斜颈和先天性眼震，利用垂直肌肉或斜肌的水平移位。在眼倾斜反应的患者，这个过程可以与垂直肌肉后退联合。

三、病例点评

本病例患者临床表现为左眼眼位高于右眼，头向右肩倾，右眼外旋、左眼内旋，MRI提示左侧小脑半球、桥臂胶质瘤，通过Parks三步法、眼位旋转和直立位–卧位试验与上斜肌麻痹相鉴别，诊断为Skew偏斜。本病例症状较为典型，为眼科医生加深对本病的认识有所启发。

在临床上遇到首诊于眼科的具有垂直斜视、代偿头位的患者，需仔细寻找与Skew偏斜有关的症状与体征，将其与上斜肌或下斜肌麻痹及原发性斜肌功能亢进相鉴别。因大部分眼位倾斜反应是暂时的并且可以自发缓解，外科治疗应该延迟几个月，期间可以用三棱镜或注射肉毒素缓解垂直复视。

四、延伸阅读

Skew偏斜的病因较多，又由于其大部分眼倾斜反应是暂时的，并且可以自发缓解。现在国际上多推荐延迟斜视手术治疗，针对原发病进行治疗，如对脑梗死导致Skew偏斜患者进行溶栓抗凝治疗，经过一定时间随访，垂直斜视症状有所缓解[9]，在这段时间里，三棱镜或者肉毒素注射是缓解复视症状的有效方法。

（病例提供者：程璐瑶　首都医科大学附属北京同仁医院眼科）

（点评专家：傅　涛　首都医科大学附属北京同仁医院眼科）

参考文献

[1]Halmagyi GM，Gresty MA，Gibson WP.Ocular tilt reaction with peripheral vestibular lesion[J].Annals of neurology，1979，6（1）：80-83.

[2]Keane JR.Ocular skew deviation.Analysis of 100 cases[J].Archives of neurology，1975，32（3）：185-90.

[3]Wong A.Eye movement disorders[M].Oxford：Oxford University Press，2008.

[4]Bateman JA，Chang A，Capo-Aponte J.Cerebellar ischemia manifesting as vertical diplopia：a case study on skew deviation[J].Military medicine，2015，180（1）：e168-e173.

[5]Parulekar MV，Dai S，Buncic JR，et al.Head position-dependent changes in ocular torsion and vertical misalignment in skew deviation[J].Archives of ophthalmology（Chicago，Ill：1960），2008，126（7）：899-905.

[6]Wong AM，Colpa L，Chandrakumar M.Ability of an upright-supine test to differentiate skew deviation from other vertical strabismus causes[J].Archives of ophthalmology（Chicago，Ill：1960），2011，129（12）：1570-1575.

[7]Wong AM.New understanding on the contribution of the central otolithic system to eye movement and skew deviation[J].Eye（London，England），2015，29（2）：153-156.

[8]Brodsky MC，Donahue SP，Vaphiades M，et al.Skew deviation revisited[J].Survey of ophthalmology，2006，51（2）：105-128.

[9]Teo SK，Mohd Khialdin S，Yong MH，et al.Case report：ocular tilt reaction with internuclear ophthalmoplegia and multiple cranial nerve palsies[J].Optometry and vision science，2020，97（12）：1018-1022.

病例32 核间性眼肌麻痹伴眼倾斜反应

一、病历摘要

（一）基本信息

患者女性，46岁。

主诉：双眼视物成双伴头晕、眩晕3天。

现病史：患者于3天前晨起后突发双眼视物成双，表现为垂直—交叉型上下重影，伴头晕、视物旋转，无恶心、呕吐，无言语不利、饮水呛咳，无肢体麻木无力、行走不稳等症状。次日症状不缓解，至首都医科大学附属北京同仁医院急诊神经内科就诊，考虑"脑梗死"，给予阿司匹林抗血小板聚集、阿托伐他汀调脂治疗，后收入院。

既往史：25岁左右开始出现头痛症状，30岁左右时头痛症状加重，伴视觉先兆，与月经周期、情绪及劳累有关，头痛剧烈时需止痛药治疗，曾多次因剧烈头痛就医，近几年头痛较前缓解。患者自述，近两年有记忆力下降情况，曾有一次找不到家的情况。

家族史：父亲于70岁时因脑梗死去世，其余病史不详。有两个姐姐，大姐记忆力减退，二姐有反复发作的偏头痛病史，女儿18岁，体健，否头痛发作。

（二）体格检查

神清，语利，高级认知功能大致正常。头位略向左侧偏斜（病例32图1），右眼位略高，右眼内收、下视受限，左眼上视受限（病例32图2），左眼外展时可见快相向左的水平眼震，平卧位双眼垂直分离情况好转（病例32图3）。水平扫视检查可见右眼向左扫视欠冲、延迟，双眼会聚差，余神经系统查体未见异常。

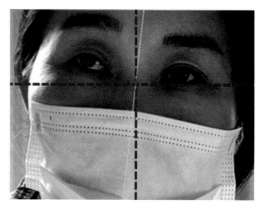

病例32图1　患者端坐位

红色横线代表于地面平行水平线，红色竖线代表与地面垂直的重力垂直线。黄色线与红色垂直线夹角代表患者头向左侧倾斜角度

双眼上转可

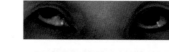

右眼外转、左眼内收可　　　　　　　　右眼内转受限，左眼外转可

右眼下转略受限，左眼下转可

病例32图2　眼球运动检查简图

第一眼位右眼高位，右眼内收受限，右眼下转受限，左眼外展正常

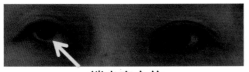
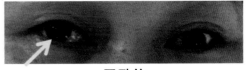

端坐直立位　　　　　　　　**平卧位**

病例32图3　双眼垂直分离在不同体位的情况

端坐直立双眼直视位，可见右眼高位，黄色箭头所指为右眼高位导致的角膜下部球结膜显现。平卧直视眼位时，右眼高位情况好转（黄色箭头所示）

（三）辅助检查

患者完善血液学相关检查、颅脑CT、颅脑MRI及MRA、颅外动脉B超、眼底检查。

1. 血液学相关检查　血脂LDL升高，余血常规、生化、凝血功能、自身免疫抗体、血栓相关因子等均正常。

2. 颅脑CT　可见右侧基底节及脑桥腔梗灶，双侧侧脑室旁脱髓鞘改变。

3. 颅脑MRI　右侧脑桥背侧DWI高信号，ADC低信号，考虑为亚急性脑梗死，双侧基底节区、侧脑室周围、放射冠区及半卵圆中心多发缺血脱髓鞘改变，右侧额叶、右侧丘脑、左侧颞叶及脑桥内多发腔隙性软化灶（病例32图4）。颅脑MRA未见明显颅内动脉粥样硬化改变。

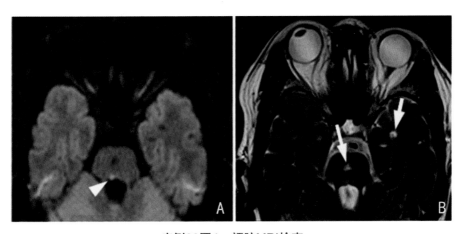

病例32图4　颅脑MRI检查

A. 颅脑MRI DWI像，可见脑桥被盖部中线偏右侧高信号（三角箭头）。B. T_2WI像，脑桥中线偏右侧、左侧颞极点状高信号，提示腔隙性梗死软化灶（箭头）。

4. 颅外动脉B超检查　除左侧颈动脉存在粥样硬化伴斑块，余均未见异常。

5. 眼底检查　右眼（高位眼）内旋、左眼（低位眼）外旋（病例32图5）。

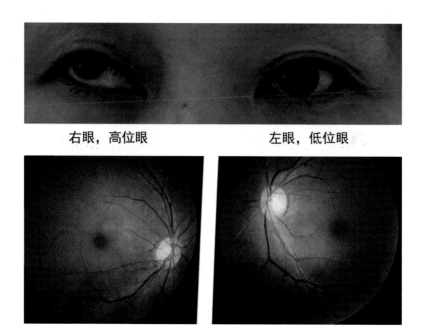

病例32图5　眼底检查

眼底照相可见右眼内旋，导致右侧视盘位置低于黄斑水平，左眼外旋，导致左眼视盘位置高于黄斑水平

6. 全外显子测序　NOTCH3第五外显子c.778T＞A（p.C260S）突变。

（四）诊断

1. 核间性眼肌麻痹伴眼倾斜反应

2. 伴有皮层下梗死和白质脑病的常染色体显性遗传性脑动脉病（CADASIL）

（五）治疗经过

急性期患者介绍阿托伐他汀调脂稳定斑块及阿司匹林抗血小板聚集治疗，考虑到CADASIL患者存在远期出血风险，2周后停用阿司匹林，长期服用阿托伐他汀。

二、疾病介绍

患者的主要临床症状为复视、眩晕和头晕，其临床体征符合右侧核间性眼肌麻痹（右眼内收受限，尤其是右眼向左扫视欠冲、延迟，伴左眼外展时眼球震颤）、眼倾斜反应（头向左侧倾斜，右侧高位眼内旋、左侧低位眼外旋）。

核间性眼肌麻痹（internuclear ophthalmoplegia，INO）是内侧纵束（medial longitudinal fasciculus，MLF）病变导致的。MLF中的神经纤维可将来源于外展神经核间神经元（位于脑桥旁正中网状结构的水平扫视中枢）的水平共轭眼球运动信息传递至对侧的动眼神经核内直肌亚核，从而完成水平共轭眼球运动。MLF受累部位不同（交叉前或交叉后），其临床眼征也不同，但是由于该传导通路自外展神经核间神经元（脑桥水平）发出后走行交叉至对侧上行至动眼神经核内直肌亚核（中脑）水平，绝大部分神经通路走行在动眼神经核一侧，所以临床表现上多表现为病灶侧眼内收受限、扫视欠冲延迟，病灶对侧眼外展可见眼球震颤，有些临床症状较轻的患者甚至只表现为，双眼共轭运动时病灶侧眼内收动作落后，而没有明显的内收受限[1]。

内耳感受直线加速度（如重力）的耳石器（椭圆囊和球囊），可通过前庭眼反射和前庭颈反射，在头位倾斜时导致相应的眼外肌和胸锁乳突肌收缩，形成与头位倾斜相反的肌肉张力，形成并维持头位、眼位的调整，以利于视觉稳定。椭圆囊参与前庭眼反射神经纤维投射至对侧Cajal间质核（垂直眼动凝视中枢，位于中脑上端）的神经纤维也在MLF内走行，所以单侧INO的患者经常合并出现眼倾斜反应的征象。椭圆囊向眼外肌的兴奋性投射主要为同侧眼上直肌和上斜肌、对侧眼下直肌和下斜肌，球囊的兴奋性投射主要是同侧胸锁乳突肌。在正常生理情况下，当身体一侧倾斜时（如左侧），该侧（左侧）椭圆囊在重力作用下兴奋性相对增加，将兴奋性神经冲动通过前庭眼反射、前庭颈反射通路投射，导致同侧眼上转（左眼上直肌）、内旋（左眼上斜肌），对侧眼下转（右眼下直肌）、外旋（右眼下斜肌），头位右侧倾斜（同侧胸锁乳突肌收缩，导致头向对侧转）；但是当一侧耳石器通路毁损性病变时（如右侧前庭外周的耳石器病变），右侧前庭冲动发放减少，而左侧正常的前庭感受器存在的正常前庭张力发放依然存在，所以就导致左侧前庭相对兴奋，进而出现上面在正常生理状态下身体左倾的前庭眼动反射和前庭颈反射，出现病灶对侧眼上转（左眼上直肌）、内旋（左眼上斜肌），病灶侧眼下转（右眼下直肌）、外旋（右眼下斜肌），头位右侧倾斜（同侧胸锁乳突肌收缩，导致头向对侧转）。上述两种状态激活的眼外肌和胸锁乳突肌都是相同的，不同的是，第一种正常状态是身体左侧倾斜后反射性的头位右倾，而第二种病理状态下并没有初始的身体倾斜（或者头位倾斜），但是由于前庭颈反射出现了头位右倾，这时就出现了病理状态下的反向偏斜（Skew deviation），即双眼垂直分离，高位眼（左眼）内旋、低位眼（右眼）外旋（病例32图6）。但以上示例为前庭外周耳石感受器病变，若病变发生在神经通路交叉至对侧以后，则临床征象相反。

CADASIL是一种由NOTCH3基因突变引起的显性遗传性疾病，其常见突变位点位于外显子4，其次为外显子3、外显子11，由于NOTCH3突变中存在种族地区差异，故其临床表型也有一定的不同[2, 3]。CADASIL典型的临床表现包括偏头痛、缺血性卒中或短暂性脑缺血发作（TIA）、认知障碍和精神异常。偏头痛通常出现最早，卒中及TIA发生率约为52%~85%。认知障碍及精神障碍发生率分别为46%和24%。偏头痛平均发病年龄约40岁左右，随着疾病的进展，神经功能缺失会产生积累效应。另外，还有一些非典型临床表现在既往的报道中出现，如癫痫、脑出血、运动障碍（共济失调、帕金森症状）等，

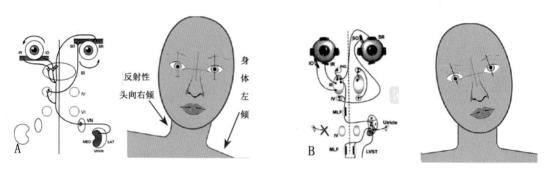

病例32图6　前庭眼动反射通路示意图

A．正常生理状态下，身体左倾时的前庭眼动反射通路（未标识前庭颈反射通路）。B．右侧耳石器病变时的病理性状态。红色X代表毁损性病变（B图，右侧）。IR：上直肌；IO：下斜肌；SO：上斜肌；SR：上直肌；Ⅲ：动眼神经核；Ⅳ：滑车神经核；Ⅵ：外展神经核；VN：前庭神经核；Utricle：椭圆囊；INC：Cajal间质核；MLF：内侧纵束；LVST：左侧前庭胸锁乳突肌通路。

脑出血在亚洲人群中更多见。CADASIL影像学上典型表现包括：①颅内对称性白质病变，常累及双侧大脑半球皮层下、半卵圆中心、侧脑室周围，其中双侧颞极及外囊处脑白质异常信号为CADASIL特征性表现，另外脑干、胼胝体等也较常受累。②腔隙性或皮质下梗死灶，由于卒中反复发作，常表现为多发、同时存在的新鲜及陈旧性梗死灶。③7%患者磁敏感加权成像（SWI）可出现微出血灶。与白人相比，亚洲人群双颞极受累少见，脑干受累更多，颅内出血及微出血更多。

三、病例点评

本例患者临床表现为典型的核间性眼肌麻痹，伴有眼倾斜反应。核间性眼肌麻痹源于MLF受累，可有多种疾病导致，常见病因有多发性硬化、脑干梗死等疾病，而脑干梗死也多为脑小血管病，在临床诊治过程中既要注意脱髓鞘疾病和脑血管病的鉴别，也要注意各种脑小血管病的病因鉴别。本患者有非常明确的偏头痛病史和家族史，经基于诊断确定为CADASIL，虽然本病多以颞极多发点状病灶为主，但是研究显示脑干受累者并不少见（45%），其中几乎均存在脑桥受累[4, 5]。

本患者存在反向偏斜的眼征，在临床工作中要注意与滑车神经麻痹鉴别，滑车神经麻痹的代偿头位为头向对侧倾斜，可导致患侧眼高位、外旋，对侧低位眼内旋。

四、延伸阅读

核间性眼肌麻痹的解剖生理基础主要与内侧纵束有关，由于水平眼动的传导通路（脑干部分）由一侧外展神经核邻近的侧视中枢（脑桥旁正中网状结构）开始，经内侧纵束交叉至对侧，上行传递至对侧动眼神经内直肌亚核，故不同部位病变导致的核间性眼肌麻痹临床眼征也有所不同。

耳石器投射至对侧Cajal间质核的神经通路（也在内侧纵束上行）病变可导致眼倾斜反应，包括skew偏斜、眼旋转倾斜和头位倾斜三联征，除了以上征象外，患者还可出现主观垂直觉异常，但是有研究认为半规管相关神经纤维投射损伤也可导致类型眼征。

（病例提供者：崔世磊 首都医科大学附属北京同仁医院神经内科）

（点评专家：江汉秋 首都医科大学附属北京同仁医院神经内科）

参考文献

[1]John Leigh R，David S.ZEE.The neurology of eye movements（fourth edition）[M].Oxford：Oxford University Press，2006：491-492.

[2]Mizuno T.Diagnosis，pathomechanism and treatment of CADASIL[J].Rinsho Shinkeigaku，2012，52（5）：303-313.

[3]Mukai M，Mizuta I，Watanabe-Hosomi A，et al.Genotype-phenotype correlations and effect of mutation location in Japanese CADASIL patients[J].Journal of Human Genetics，2020，65（8）：637-646.

[4]Chabriat H，Mrissa R，Levy C，et al.Brain stem MRI signal abnormalities in CADASIL[J].Stroke，1999，30（2）：457-459.

[5]Chabriat H，Levy C，Taillia H，et al.Patterns of MRI lesions in CADASIL[J].Neurology，1998，51：452-457.